Springer

老年人群跨学科营养管理

基于循证的护士实践指南

Interdisciplinary
Nutritional Management and Care for Older Adults
An Evidence-Based Practical Guide for Nurses

主　编　[冰岛]奥拉夫 · G. 盖尔斯多蒂尔(Ólöf G. Geirsdóttir)
　　　　[澳大利亚]杰克 · J. 贝尔(Jack J. Bell)
主　审　唐举玉　林涨源
主　译　彭伶丽　高　远　刘民辉
副主译　丁俊琴　鲁雪梅　胡三莲　王　洁
　　　　宁　宁　陈亚萍　杨佳琪

中南大学出版社
www.csupress.com.cn
· 长 沙 ·

《老年人群跨学科营养管理　基于循证的护士实践指南》

翻译委员会名单

◇ **主　审**

唐举玉　林涨源

◇ **主　译**

彭伶丽　中南大学湘雅医院

　　　　国家老年疾病临床医学研究中心（中南大学湘雅医院）

高　远　中国人民解放军总医院第一医学中心

刘民辉　宁夏医科大学护理学院

◇ **副主译**

丁俊琴　河北医科大学第三医院

鲁雪梅　首都医科大学附属北京积水潭医院

胡三莲　上海交通大学医学院附属第六人民医院

王　洁　苏州大学附属第四医院

宁　宁　四川大学华西医院

陈亚萍　中国医学科学院北京协和医院

杨佳琪　中南大学湘雅医院

◇ **秘　书**

章紫薇　中南大学湘雅医院

刘庆庆　中南大学湘雅护理学院

戴民慧　中南大学湘雅医院

◇ **协助机构**

中华护理学会骨科护理专业委员会

脆性骨折联盟（Fragility Fracture Network）

湖南省护理学会

湖南省护理学会骨科专业委员会

◇ **译者**(以姓名汉语拼音为序)

陈佳丽　四川大学华西医院

陈　铮　河北医科大学第三医院

陈智灵　上海交通大学医学院附属第六人民医院

戴民慧　中南大学湘雅医院

丁冰杰　首都医科大学附属北京友谊医院

何　丹　上海交通大学医学院附属第六人民医院

洪　洋　苏州大学附属第四医院

蒋莹卿　苏州大学附属第一医院

李佳惠　中国人民解放军总医院第一医学中心

梁小芹　首都医科大学附属北京积水潭医院

刘柯含　中南大学湘雅护理学院

刘庆庆　中南大学湘雅护理学院

莫　岑　中南大学湘雅护理学院

佘　盼　中南大学湘雅医院

宋　咪　中国人民解放军总医院第一医学中心

王立群　四川大学华西医院

许来雨　浙江大学医学院附属第一医院

杨　莹　中国医学科学院北京协和医院

张　莉　中国医学科学院北京协和医院

章紫薇　中南大学湘雅医院

赵　丹　首都医科大学附属北京积水潭医院

主译简介

彭伶丽

中南大学湘雅医院护理部

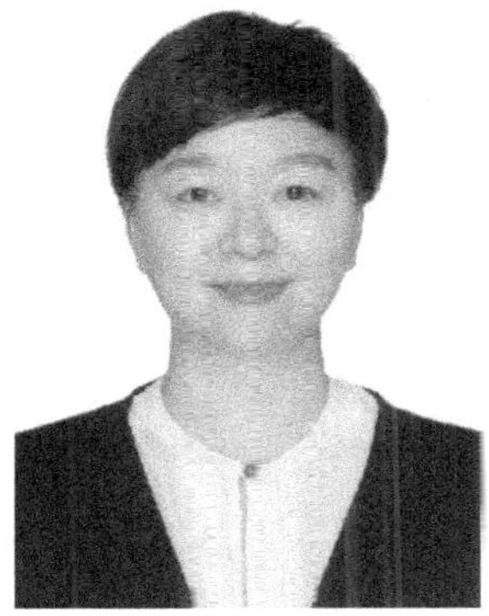

中南大学湘雅医院护理部科护士长、主任护师、硕士生导师。曾作为访问学者前往澳大利亚弗林德斯大学和美国耶鲁大学深造。兼任中华护理学会骨科护理专业委员会副主任委员、湖南省护理学会骨科专业委员会主任委员、*International Journal of Orthopaedic and Trauma Nursing* 副主编。她长期专注于老年脆性骨折护理领域的研究工作，近年来，主持包括国家自然科学基金、湖南省自然科学基金、国际合作项目在内的19项科研课题；作为第一/通信作者发表学术论文57篇(其中25篇被SCI收录)，主编/主译/副主编专著11部；并以第一发明人身份获得国家发明专利6项。

高远

解放军总医院第一医学中心护理部

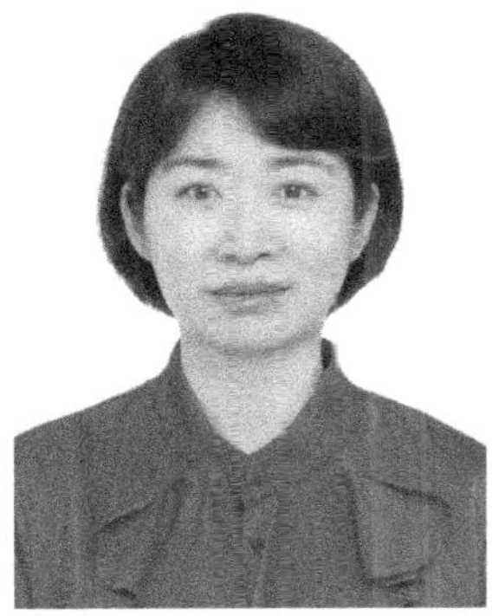

解放军总医院第一医学中心护理部主任、副主任护师、博士生导师及博士后合作导师。兼任中华护理学会副秘书长、中华护理学会骨科护理专业委员会主任委员、北京护理学会伤口造口失禁专业委员会主任委员，并担任《中华护理杂志》编委及多家核心期刊审稿专家。其主要研究方向为骨科加速康复护理、慢性伤口管理及护理信息化建设。近年来，主持国家自然科学基金3项、军队重点课题2项，参与国家重点研发计划项目1项；以第一/通信作者发表学术论文42篇(其中8篇被SCI收录)，主编专著11部；获国家发明专利6项、实用新型专利9项、软件著作权1项。曾获全军优秀硕士学位论文奖、军队教学成果三等奖、中华护理学会科技奖二等奖等多项荣誉。

刘民辉

宁夏医科大学护理学院

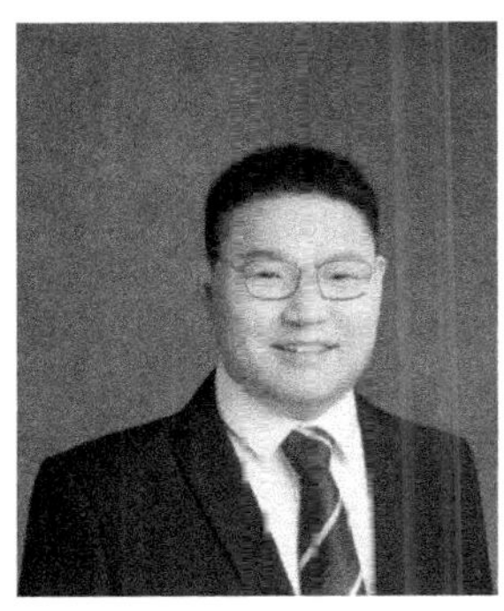

宁夏医科大学护理学院院长、教授、博士生导师、美国华盛顿大学护理学(统计学方向)博士、约翰斯·霍普金斯大学博士后，湖南省“百人计划”专家(护理学科首位入选者)。长期致力于循证运动及行为干预研究，重点开发适合中国老年人的健康促进项目。现任国际知名期刊 *BMC Geriatrics* 和 *Geriatric Nursing* 编委，在老年护理与健康促进领域具有重要学术影响力。近年来，累计发表SCI论文50篇、中文核心论文8篇，主持国家自然科学基金、教育部人文社科项目、湖南省重点研发计划及国际荣誉护理学会基金等13项科研课题。

前言

人口老龄化加剧是全球共同面临的一个严峻挑战，我国是世界上人口老龄化速度最快的国家之一。调查显示，在我国庞大的老年人口规模中，超五成的老年人存在营养不良的问题。营养不良不仅是脆性骨折衰弱的主要因素，也大大增加了临床上出现功能衰退、压力性损伤、肌少症等并发症的发生率。我国"十四五"规划和2035年远景目标纲要中明确提出"实施积极应对人口老龄化国家战略"，国务院办公厅印发的《国民营养计划(2017—2030年)》中也明确强调需加强营养能力建设，开展老年人群营养改善行动，降低营养不良相关疾病的发生率。由此可见，普及营养健康知识、优化营养健康服务、加强医务人员营养能力的建设、开展多学科团队的营养管理是当前阶段迫切需要解决的问题。

本书是脆性骨折联盟(FFN)主导的"老年患者护理新观点"丛书中的一本。冰岛的奥拉夫·G.盖尔斯多蒂尔(Ólöf G. Geirsdóttir)教授、澳大利亚的杰克·J.贝尔(Jack J. Bell)教授将欧洲多个国家的护理专家的经验汇集编撰成书，围绕老年营养护理和老年营养学专题两大部分展开，为跨学科团队的所有成员提供了全面的营养知识、实践方法、教育方法。该书从身体、精神、心理和社会等维度详细介绍了老年人的营养需求，营养不良、机体失调等基础病理生理学知识，深度剖析了心理及社会层面对老年人营养治疗的动力因素的影响，更是深入讨论了进行有效的跨学科营养协作的临床实践方案。同时，本书也得到了中华护理学会骨科护理专业委员会的大力支持，由专委会牵头，集全体专家的智慧组织了本次编译。相信本书的出版，能指导国内从事骨科护理、营养管理的护士及相关工作人员全面地掌握老年人营养管理知识，了解系统的干预方法及跨学科的团队合作对老年人实施整体护理的意义，也为建立适合中国国情的老年人营养管理模式提供借鉴参考，以期进一步改善老年人的营养护理结局，提高老年人的生活质量。

主译：彭伶丽　高　远　刘民辉

主编英文版前言

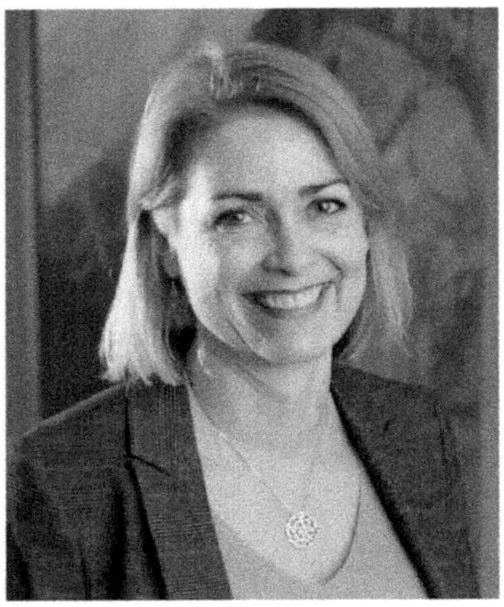

Malnutrition among older adults is a public health problem with increased prevalence as the population gets older (Stratton et al, 2018) where malnutrition is the most costly comorbidity in hip fracture and the one most likely to delay length of stay (Nikkel et al, 2012). Malnutrition has a stronger predictor of 12-month mortality than ASA, Charlson score, time to surgery, or type of surgery (Bell et al. 2016). Malnutrition increases the risk of pressure injuries, skin tears, harmful falls, delirium, wound dehiscence, and other hospital complications (Neziraj M, et al. 2021) and leads to functional decline, reduced quality of life among the old (Blöndal et al. 2022)

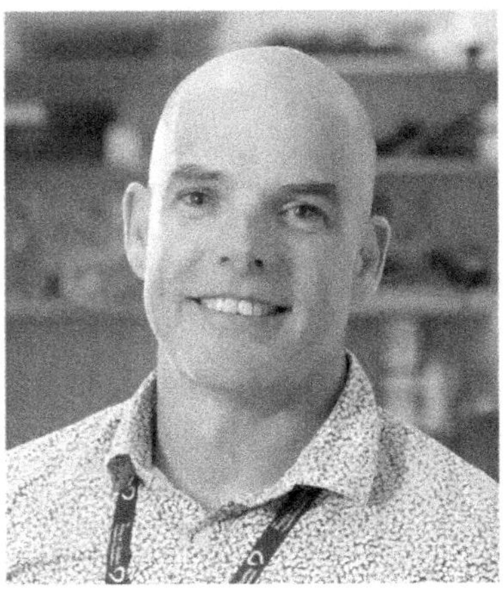

Malnutrition is multifactorial and underlying factors that can lead to malnutrition are many and varied. There are no single "silver bullet" solutions; this is one of many reasons why malnutrition is considered to meet the definition of a "wicked" problem as initially described by Rittel and Webber.

Interdisciplinary nutritional care led by nurses is a foundation for timely, efficient, and effective supportive nutrition care. Practical, low-risk opportunities should be considered across nutrition screening, assessment, intervention, and monitoring domains for many patients with or at risk of malnutrition. Whilst a variety of team members may contribute to supportive nutrition care, the nursing profession provides a clear focal point. Nurses across diverse settings provide the backbone for interdisciplinary teamwork and essential patient care. The nursing profession should consequently be considered best placed to administer interdisciplinary, multimodal nutrition care, wherever specialist nutrition care referrals are unlikely to add value or are simply not available.

The Fragility Fracture Network (FFN) is a global organisation that has set out to lead the worldwide optimisation of the multidisciplinary management of the patient with a fragility fracture, including secondary prevention (www. fragilityfracturenetwork. org). FFN-China is leading this aim across China. In 2019 FFN issued a Global Call to Action that calls for change and development in the following areas of treatment for fragility fractures (Dreinhoffer, et al. 2018):

- acute multidisciplinary care for the person who suffers a hip, clinical vertebral, or other major fragility fracture;
- rapid secondary prevention after the first occurrence of all fragility fractures, including those in younger people as well as those in older persons, to prevent future fractures;
- ongoing post-acute care of people whose ability to function is impaired by hip and major fragility fractures.

The Interdisciplinary Nutritional Management and Care for Older Adults: An Evidence-Based Practical Guide for Nurses which this translation is based on, is part of the series "Perspectives in Nursing Management and Care for Older Adults", with the series editors Julie Santy-Tomlinson, Paolo Falaschi and Karen Hertz. It was developed as a project led by FEN's "new strategies for nursing education for fragility fracture care project".

The project was endorsed by the major international organisations concerned with osteoporosis and fragility fracture (EFORT, ESCEO, EUGMS, FFN, IAGG-ER, ICON, IOF). We owe immense gratitude to both Springer and our industry partners for their support in the publication of the English language version of the book as an open access eBook.

This will always be a work in progress that will have to be updated regularly and maximum global benefit will only be achieved when the book has been translated into many different languages modified for different healthcare cultures. We highly appreciate the Chinese nursing community for embracing the opportunity to translate the book and disseminate it nationally, regionally and locally.

This Chinese version of *Interdisciplinary Nutritional Management and Care for Older Adults: An Evidence-Based Practical Guide for Nurses* is a translation of the original English version edited by Ólöf G. Geirsdóttir and Jack J. Bell. Although the Chinese version is based on the original version, it is the work of the Chinese editors (including Lingli Peng and other Chinese editors) and contributors. The original editors Ólöf G. Geirsdóttir and Jack J. Bell do not accept any responsibility for the content of the translation which is entirely the responsibility of the translators.

参考文献

[1] BELL J J, PULLE R C, CROUCH A M, et al. Malnutrition, mortality and hip fracture[J]. ANZ Journal of Surgery, 2016, 86: 157-161.

[2] BLONDAL B S, GEIRSDOTTIR Ó G, BECK A M, et al. HOMEFOOD randomized trial-beneficial effects of 6-month nutrition therapy on body weight and physical function in older adults at risk for malnutrition after hospital discharge[J]. European Journal of Clinical Nutrition, 2023, 77(1): 45-54.

[3] DREINHÖFER K, MITCHELL P, BÉGUÉ T, et al. A global call to action to improve the care of people with fragility fractures[J]. Injury, 2018, 49(8): 1393-1397.

[4] GEIRSDÓTTIR Ó G, BELL J J. Interdisciplinary nutritional management and care for older adults: an evidence-based practical guide for nurses[M]. Cham: Springer Nature, 2021.

[5] HERTZ K. Fragility fracture nursing[M]. Switzerland: Springer, 2018.

[6] NEZIRAJ M, ANDERSSON M, HELLMAN P, et al. Prevention of pressure ulcers, malnutrition, poor oral health and falls in nursing homes: A focus group study with nurse aides, registered nurses and managers [J]. International Journal of Nursing Studies Advances, 2021, 3: 100056.

[7] NIKKEL L E, FOX E J, BLACK K P, et al. Impact of comorbidities on hospitalization costs following hip fracture[J]. JBJS, 2012, 94(1): 9-17.

[8] RITTEL H W, WEBBER M M. Dilemmas in a general theory of planning[J]. Policy Sciences, 1973, 4(2): 155-169.

[9] STRATTON R, SMITH T, GABE S. Managing malnutrition to improve lives and savemoney[R/OL]. (2018-11-28)[2019-09-15]. https://www.bapen.org.uk/pdfs/reports/mag/managing-malnutrition.pdf.

前言译文

老年人营养不良是一个公共健康问题。随着人口老龄化，老年人营养不良的发病率逐渐上升。营养不良是髋部骨折治疗中花费最高且最有可能延长住院时间的合并症，相较ASA评分、Charlson评分、手术时间或手术类型，营养不良的发生更能准确预测髋部骨折患者的病死率。营养不良增加了压力性损伤、皮肤撕裂、致伤性跌倒、谵妄、伤口裂开和其他并发症的风险，最终导致老年人机体功能下降、生活质量降低。

营养不良是一种多因素的问题，导致营养不良的潜在因素有许多。因此，没有单一的"灵丹妙药"解决方案；这也是Rittel和Webber将营养不良描述为"棘手问题"的重要原因。

由护士领导的跨学科营养护理团队，是及时、有效且高效的支持性营养护理的基石。对于许多患有营养不良或有营养不良风险的患者，应考虑在营养筛查、评估、干预和监测等领域采用实用且低风险的措施。虽然其他专业的团队成员同样对支持性营养护理作出了贡献，但护理专家应是团队的核心焦点。不同专科领域的护士是跨学科团队合作和患者基础照护支持中的骨干人员。因此，在无法及时将患者转诊至其他医疗机构接受治疗，或者转诊去其他机构也无法改善患者营养状况的情况下，护理人员是最适合执行跨学科、多模式营养护理的群体。

脆性骨折联盟(The Fragility Fracture Network，FFN)是一个全球性的组织，致力于领导全球优化脆性骨折患者的多学科管理，包括二级预防(www.fragilityfracturenetwork.org)。中国脆性骨折联盟的成立旨在促进中国实现这一目标。2019年，FFN发布了一项全球行动呼吁，呼吁在以下脆性骨折的治疗领域进行变革和发展(Dreinhoffer，et al. 2018)：

- 对髋关节、椎体或其他脆性骨折患者进行急性多学科护理；
- 首次发生脆性骨折(包括年轻患者和老年患者)后应迅速启动二级预防，预防未来发生再次骨折；
- 为髋部骨折和其他脆性骨折后功能受损的患者提供连续护理。

《老年人群跨学科营养管理　基于循证的护士实践指南》是“老年患者护理新观点”丛书（编者：Julie Santy-Tomlinson、Paolo Falaschi、Karen Hertz）中的一本，这套书是由FFN领导的一个项目——脆性骨折护理教育新策略组编。

该项目得到了与骨质疏松和脆性骨折有关的主要国际组织（EFORT、ESCEO、EUGMS、FFN、IAGG-ER、ICON、IOF）的支持。我们非常感谢斯普林格出版公司和我们的行业合作伙伴对本书英文版本的支持，将该书作为开放获取电子书籍出版。

这将是一项持续的工作，需要定期进行更新。只有将这本书翻译成多种语言，并在不同的医疗文化中进行修订，才能实现全球最大效益。对中国护理组织翻译此书，并将其在全国各地区进行推广传播，我们深感荣幸。

中文版《老年人群跨学科营养管理　基于循证的护士实践指南》是基于编者Ólöf G. Geirsdóttir和Jack J. Bell撰写的英文原版书翻译而成。尽管中文版基于原版，由中国译者[彭伶丽，中国译者的姓名]和贡献者完成，但原书编者Ólöf G. Geirsdóttir和Jack J. Bell对翻译内容不承担任何责任，而由译者对翻译内容负全部责任。

丛书序言

本套丛书旨在为老年护理管理和照护提供全面指导，以期解决护理及相关专业的具体问题。丛书为护士提供了独特资源，适用于所有护理机构来提升老年照护质量，内容着眼于临床实际指导价值，旨在为执业护士提供高度可及的基于循证的老年管理和照护的相关知识。

虽然大家普遍认为人口老龄化问题仅困扰着发达国家，但很明显，类似的问题现在正在影响亚洲和南美洲的发展中国家。因此，这套丛书不仅可以让欧洲、美国、澳大利亚及许多发达地区和国家的护士受益，也会让其他地区及国家的护士同样受益。这套丛书为在住院部和门诊从事老年工作的护士提供了开创性的参考资料，非常适合工作5年内的注册护士使用，有助于其向专科护士和高级实践领域进阶。这套丛书对护生也很有价值，全文通俗易懂，适合广大读者。

关于这个系列的更多信息，请访问 http://www.springer.com/series/15860。

原书前言

当老年人因疾病、创伤或手术需要康复时，满足其营养需求是照护者首先需要考虑的事宜。患者营养充足是优质护理的标志。充足的食物和水是生命的基石，是健康和幸福生活的基本需求。摄入不足是护理质量问题，更会威胁患者的安全。营养不良和脱水与老年人功能衰退、虚弱、肌少症、跌倒和脆性骨折密切相关，并会引发其他并发症和健康问题，影响患者康复和痊愈。进食足量的食物和水能使患者心情愉悦，其过程也是一种社交和精神交流的重要活动。然而，在急慢性疾病期间，进餐的量和过程都不是一件轻松的事情。如果没有良好的营养，患者的疾病、创伤和术后的康复过程将可能延长，甚至难以康复。然而当前卫生与社会保健服务仍然存在不足，很多营养不足和营养不良的老年人没有被及时发现，被发现时也并未采取正确的营养干预。

本书是“老年患者护理新观点”丛书中的一本(https://www.springer.com/series/15860)。该系列丛书旨在为老年人照护和护理管理提供全面指导，解决护理和相关卫生行业的具体问题，帮助护士在所有护理机构中提升老年照护质量。本书各章节的设计旨在为从业人员提供高度可及的基于循证的老年人管理和护理信息，重点是实用指导和建议。此系列丛书均由脆性骨折联盟(https://www.fragilityfracturenetwork.org/)组织编写。因此，部分讨论基于老年骨科展开，但其所提供的信息和学习内容同样适用于其他照护老年人群的机构。

本书的首要主题是跨学科营养护理方法的重要性。本书的目标读者是所有从事老年相关工作的卫生专业人员，因此它对在任何机构中的老年护理人员都有帮助。本书面向所有负责饮食和营养的卫生和社会护理专业人员，尤其是对护理团队的意义更大，这并非因为护士比跨学科团队的其他成员对营养承担的责任更大，而是因为在大多数临床环境中，护士通常比其他专业人员更多，与患者相处时间更长，尤其在进餐时。护士通常是保持良好营养的倡导者和执行者，这可以促使营养护理成为整个团队的重要议程，激发团队成员充分合作的意识，从而对患者结局产生最大的积极影响。目前，针对卫生从业人员营养教育的效果，许多研究都集中在医疗从业人员和医学生身上。事实上，护理团队的影响可能要大得多，因为他们与患者的临床关系密切，可以开展更多工作来确保患者获得充足的知识，并能运用知识来采取及时、适当的营养干预。

本书的编者均是营养学专家。他们为各章节内容贡献了营养护理的专业知识，同时利用自身的专业知识网络，搭建了一个由较高知识和技能水平作者组成的全球编委团队来撰写各章节。然而，本书并非针对营养学家。它针对的是那些在老年人营养护理方面需要基本而非专业技能的卫生专业人员。因此，本书作者代表了一个多样化的群体，体现了整个老年护理的连续性。这种独特的方式意味着本书可以提供一种全面的方法，直接向那些最有可能影响患者护理过程和护理结局的人讲述这个主题。

从业人员可以从中获取专业且全面的知识，并将其应用于实践，本书的每一个章节都为实践者提供了详细信息，以帮助他们将知识应用于实践。各章节既是一个整体，又互相独立，读者可以根据自身能力和需求来选择性阅读。

全书分为两部分。第一部分：老年营养护理，为跨学科团队的所有成员提供了全面的基本知识，以实现优质营养护理。这一部分的章节首先概述了老年机构中营养护理的性质以及接受照护的老年人的营养需求，随后阐述了营养护理的重要内容：评估、诊断、治疗和预防营养不良。探讨护士通过营养护理提升护理质量的核心作用。补水是与营养相关的一个重要的基本护理内容，因此在专门的章节中进行了讨论。第 7 章和第 8 章阐述了在对老年骨科患者进行基础护理时，如何对待老化、营养不良、肌少症、功能衰退、骨骼健康和脆性骨折等问题；考虑到患者积极参与营养护理的重要性，探讨了阻碍患者参与护理的心理问题。此外，这部分内容还讨论了引导临床/实践的发展和变革，以改善、传播和维持营养护理的良好实践以及跨学科团队的教育方法。

第二部分：老年营养学专题，从第一部分的基本主题出发，探讨老年营养学的专题内容。其中包括对老年人专业营养护理与普通营养护理的探讨，让从业者了解自身作为跨学科团队的一部分的作用。阐述了良好的营养与体育活动、锻炼和身体康复密切相关的观点，营养在压力性损伤预防和管理中的根本作用，以及肥胖、身体成分和 BMI 的专题，使从业者能够在实践中关注到这些问题，帮助从业者考虑其评估和干预的科学依据。本书同样关注吞咽障碍、谵妄、药物—食物和食物—药物的相互作用下的营养以及与生命末期的食物和水有关的问题。

准确有效的营养护理既重要又复杂。团队中的任何成员既无法单独完成这项工作又无法将这项工作委托给他人，因为这将是对护理工作的否定。毋庸置疑，营养护理的专家是营养从业者/营养师，他们是经过专业培训和教育的专业人员。他们能够利用广泛的循证知识，通过食物和营养的方法，为个人和群体提供评估、诊断、干预，从而为人类的健康及福祉服务。然而，这些专家非常短缺(有些地方甚至没有)，无法为每一位面临营养不良风险或被诊断为营养不良的患者提供该类服务。因此，跨学科团队的其他成员需要共同努力，以确保营养护理的有效性。

营养护理不是一项可以委托给他人的工作。每一位从事卫生和社会保健的专业人员都要发挥协同作用。要做到这一点，每个成员都需要接受营养培训和教育，能熟练地评估营养状况、制订营养计划和提供营养护理，并在需要时寻求团队中其他成员的支持。本书正是为了让从业人员能够做到这些而专门设计的。书中各章是学习和拓展知识的蓝图，说明为什么以及怎样提供老年人及患者所需的营养护理。因此，对于所有为有健康问题的老年人以及受伤和手术后患者提供治疗和护理的卫生专业人员来说，这本书是必不可少的专业指导工具。

Julie Santy-Tomlinson
丹麦欧登塞大学医院/南丹麦大学
丹麦欧登塞，juliesanty@tomlinson15.karoo.co.uk

Paolo Falaschi
圣安德烈医院/罗马萨皮恩扎大学
意大利罗马，paolo.falaschi@fondazione.uniroma1.it

Karen Hertz
北米德兰大学附属医院/皇家斯托克大学医院
英国斯塔福德郡斯托克，karen.hertz@uhns.nhs.uk

目 录

PART 1
Nutritional Care in Geriatrics

第一部分
老年营养护理

第 1 章

老年病学和老年骨科营养护理概览

Ólöf G. Geirsdóttir, Karen Hertz, Julie Santy-Tomlinson, Antony Johansen, and Jack J. Bell

版本：独立翻译稿

译者：佘　盼　彭伶丽　杨佳琪　刘庆庆　戴民慧　张亚萍　高　远

【摘要】老年人和照护者共同参与是提供优质护理的关键，护士和其他跨学科团队成员也是必不可少的组成部分。跨学科系统化的营养护理对于营养不良或有营养不良风险的老年人而言是一种有效的营养护理方式。本章的目的是概述基本原理和证据，并为本书其他章节提供指引，以便在基础预防、急症护理、康复、二级预防和社区机构等不同方面提供营养护理的重点知识。

【关键词】脆性骨折；营养不良；营养评估；营养护理；老年髋部骨折；肌少症

【学习目标】

- 认识老年人群营养护理的复杂性；
- 解释跨学科综合营养护理在健康保健和社区环境中的作用机制与益处；
- 应用于关键问题，以支持在广泛人群、条件和环境中为老年人提供及时、有效且高效的营养护理。

Ó. G. Geirsdóttir (✉)
Faculty of Food Science and Nutrition, School of Health Science, University of Iceland, Reykjavík, Iceland
e-mail: ogg@hi.is
K. Hertz
Royal Stoke University Hospital, Stoke-on-Trent, UK
e-mail: karen.hertz@uhns.nhs.uk
J. Santy-Tomlinson
Orthopaedic Nursing, Odense University Hospitals/University of Southern Denmark, Odense, Denmark
e-mail: juliesanty@tomlinson15.karoo.co.uk
A. Johansen
Trauma Unit, University Hospital of Wales, Cardiff, UK
National Hip Fracture Database, Royal College of Physicians, London, UK
e-mail: antony.johansen@wales.nhs.uk
J. J. Bell
Allied Health, The Prince Charles Hospital, Chermside, Queensland, Australia
School of Human Movement and Nutrition Sciences, The University of Queensland, St Lucia, QLD, Australia
e-mail: jack.bell@health.qld.gov.au

Ó. G. Geirsdóttir, J. J. Bell (eds.), Interdisciplinary Nutritional Management and Care for Older Adults, Perspectives in Nursing Management and Care for Older Adults, https://doi.org/10.1007/978-3-030-63892-4_1

1.1 营养不良

营养不良广义上指人体摄入能量和(或)营养素的不足、过剩或不平衡的情况。营养不足包括能量或宏量营养素不足(能量-蛋白质营养不良)和微量营养素不足，而营养过剩通常与超重、肥胖和饮食相关的非传染性疾病有关[1, 2]。本书将侧重呈现营养不良中的营养不足。

营养不良没有筛查或诊断金标准[3]。尽管有多种有效的营养评估工具，但营养不良在患有多种合并症的老年人中常常被误诊、忽略或低估，比如髋部脆性骨折的老年人[4-7]。

营养不良的诊断需要全面评估，单一的诊断依据并不可靠。例如，一个慢性营养不良的患者却表现为白蛋白水平正常，一个身体质量指数(BMI)高达 50 kg/m^2 的急症老年人也可能营养不良[4]。反之，一个由于运动神经元疾病导致抓握力下降的老年人也不能立即诊断为营养不良，需要进行进一步的检查。

肌肉力量和功能减弱是正常的衰老过程，因此一个肌力有限的高龄老人不应被直接诊断为营养不良，而是需要进一步确认肌肉量、力量和功能的减退是否部分归因于营养不良，例如老年性厌食症，进而再作出诊断。

1.2 老年营养护理：一个复杂而必要的挑战

老年人营养不良的发生率随着人口老龄化逐年增加[2, 8-10]。社区中老年人营养不良的发生率大约是 20%[11-13]。临床上，老年人营养不良的发生率高达 50%，但发生率的估算因调查人群、医疗机构和评估方法的不同而有很大差异[14-18]。

营养状态差已被证实是老年人不良预后的一个指标，可导致机体功能下降、生活质量降低，以及并发症发病率、病死率、住院时间增加，计划外再入院、入住照护机构的成本和花费增加[19-25]。值得注意的是，营养不良可使老年人死亡风险增加一倍以上[26, 27]。

以髋部脆性骨折入院的社区老年患者为例。虽然手术和骨折愈合可能是成功的，但由于住院期间发生营养不良，可能导致患者住院时间延长，需要入住照护机构，早期病死率增加，同时还容易伴随肌少症、功能衰退和多发压力性损伤。

营养不良导致的另一严重后果体现在老龄化问题上。老年人口赡养比的上升，揭示出劳动年龄人口承受的赡养老年人的负担不断加重[28, 29]，这种情况就要求人们在全生命周期都必须维持良好的营养状态。社会老龄化的深远影响还涵盖以下几个方面：

- 未来社会需要老年人在更长时间内保持生活自理。
- 对于老年人而言,他们看重的不再仅仅是寿命长短,还有生活质量。
- 人口结构改变将非常迅速，给卫生系统和社会保健服务带来的压力越来越大，全社会必须开始适应并立即采取措施。

为老年人提供营养护理面临的挑战是多方面的。只有全社会都对此事加以重视，老年人和医务人员才能认识到全生命周期持续营养护理的重要性。在老年前期，健康的饮食习惯和良好的营养状态必定为健康的老龄化打下基础，但我们需要通过随访，重新评估老年人的健康饮食情况。随着老年衰弱和其他衰老情况的发生，我们需要考虑将营养护理的重点从生活方式的建议、肥胖的预防，转向机体功能下降的预防和肌肉量、骨骼密度和生活质量的维持。例如，给一个发生髋部骨折但有营养不良风险的肥胖患者使用营养补充剂，或为患有心血管疾病的营养不良患者停用长期执行的“低胆固醇饮食”[30, 31]。简单理解为，对于一个存在误吸风险的老年帕金森病晚期患者，允许他们不受限制地进食，以获得进餐过程带来的舒适、愉悦和社交互动。这些营养方案可能与“直觉”或“常识”不符，但营养护理的重点应取决于老年人的需求，营养方案的制定和调整应取决于与年龄相关的变化、合并症、社会文化因素。

1.3　营养不良：一个真正棘手的问题

导致营养不良的潜在因素有很多。在一些案例中，尽管周到的管理可能会改善老年人的预后和护理结局，但营养不良仍然无法解决。没有一个“灵丹妙药”能够作为解决方案，这是营养不良被认为是一个棘手问题的原因之一，这一观点由 Rittel 和 Webber 最先提出（表 1.1）[32, 33]。

表 1.1　为什么老年人的营养不良被视为一个棘手的问题[32, 33]

- 随着时间推移，专业和科学的定义以及诊断标准不断改变
- 衰老、恶病质、衰弱、肥胖、肌少症和其他疾病之间存在共有的和重叠的部分
- 衰老过程中个体的独特表现使得临床算法和评估工具的应用效果有限，准确性也受到影响
- 诊断与其相关的潜在问题不能常规地简化为单一因素影响
- 导致营养不良的潜在因素有很多
- 有不固定的、迭代的和可适应的解决方案，需要在不同机构中量身定制
- 没有“对”或“错”的解决方法；在很多情况下，更合适的方法是进行管理，而不是彻底解决问题
- 没有能解决所有问题的“灵丹妙药”
- 临床营养行动受到证据不足或矛盾、资源有限、食物在用于生存和作为药物之间的平衡、老年人偏好和信仰等的制约
- 干预方案和结果评估经常受到其他因素的混杂影响
- 每位老年人和每种情境都应单独对待

1.4　建立综合营养护理的原理

医务人员及时发现营养不良的个体原因、征兆和症状是营养护理的重点。如果尽早识别，营养不良可以通过个体化的营养干预得到治疗，但这些干预方案的有效实施需要依托完善的营养支持系统和协调的营养护理程序来支撑[1]。早期识别和治疗营养不良对老年人的健康幸福有利，进行营养诊断并及时提供营养护理更能从整体上减少医疗和社会成本[34-36]。

营养护理的本质以及老年病学实践的特点决定了这需要由多名医务人员全程参与完成[37, 38]。老年人的合理营养护理需要通过综合性、跨学科的方法来实现，这样才能在急症、康复和社区环境中提供高效和可持续的营养护理[7, 27, 39, 40]。跨学科护理的关键组成部分有多机构协作、整合的组织和管理架构，所有相关人员共享技能、任务和目标，协同领导力，最重要的是关注老年人的真正需求是什么。这些也是管理营养不良这一棘手问题的必需要素。因此，从孤立的、单学科的模式到跨学科护理模式（图 1.1）的持续改进和不断发展势必对营养护理产生积极影响。

1.5　用 SIMPLE（或其他）方式管理棘手的营养问题

由于营养不良或有营养不良风险及其他营养相关诊断的老年人数量庞大，以及健康支出和竞争性资源需求日益增加，导致对营养专家的需求也日益增加[22]。国际上，现有几个模型支持跨学科医务人员团队提供及时且合适的营养护理，例如，系统化跨学科营养不良项目的实施与评价（SIMPLE），针对改善医院营养文化的 More-2-Eat 实施项目和营养不良通用筛查工具（MUST）[27, 43, 44]。

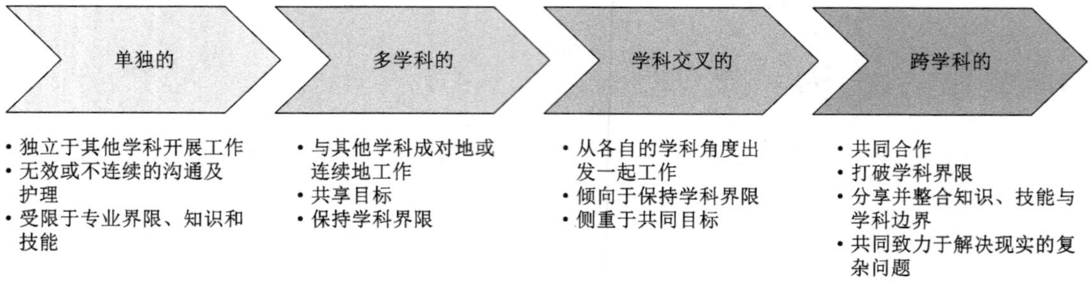

图 1.1 从单独的护理模式到跨学科护理模式[41, 42]

这些模型通常将筛查后的人群分为三类：第一类是“没有风险”并适用于标准护理的；第二类是“有营养不良风险”或是“营养不良”，适用于跨学科或支持性营养护理的；第三类是“可能需要营养专家帮助”，适用于专业营养护理的。针对个体化需求的专业营养干预已在急症和康复阶段中显示出对预后的积极影响[27, 45, 46]。然而，在各种老年护理环境中，对许多人来说，依靠专家的营养护理可能并不能增加基础营养护理以外的收益，而基础营养护理可以且应当由团队其他成员提供支持性的营养护理。专业营养护理可能会因为多个不同原因而出现滞后，如营养专家不足，周末无法提供或没有临床优先要求等。很多机构，尤其是农村或偏远地区的临床机构，既缺乏支持专业营养护理的资金，也缺乏具有相应资质的临床工作人员。

1.5.1 适当的时候保持 SIMPLE 营养护理方式

尽管老年人群的营养护理总是复杂的，但在大量的案例和情境中，支持性 SIMPLE 营养护理方式仍然是合适的。

图 1.2 提供了一个概括性总结，即医务人员如何为具有营养相关诊断风险的老年人群提供系统化、跨学科的支持性营养护理。这个图改编自 SIMPLE 模型，且包括国际上应用的关键营养模型[27, 43, 46-48]。这些详见 Bell 等人的研究[7]。

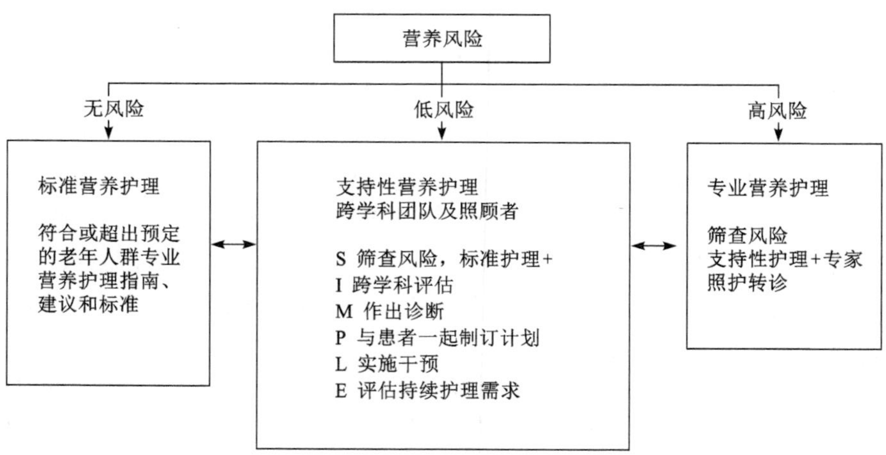

（来源：由主要营养护理模型改进[27, 43, 46-48]。）

图 1.2 SIMPLE 营养护理方式

1.5.2 一个 SIMPLE 模型案例

现提供教学案例以阐释 SIMPLE 模型如何用于实践情境中。

案例

患者Mary，女，83岁，因“髋部骨折”入院。患者4个月前失去了伴侣，没有孩子且独自居住，仅需最基本的饮食服务。

既往史：2型糖尿病、高血压、高脂血症、抑郁和酗酒。此前因心脏手术后出现并发症和败血症多次入院。

药物史：心血管药物（调脂药及降血压类），精神类药物（抗抑郁、抗焦虑和助眠），以及用于2型糖尿病的口服降糖药。

体格检查：身高162 cm，体重82 kg，BMI 31.2 kg/m^2；过去6个月体重下降10 kg。

术后第二天患者出现发热和肺部感染。患者从入院起出现活动抑制型谵妄，现在医学团队考虑她是否有潜在性认知受损以及是否因为术后疼痛而过量用药导致昏昏欲睡。患者自入院起进食很差。尽管她按标准的医院餐进食，但由于糖尿病和肥胖而没有吃甜点和甜面包。一位护士注意到她喝茶时咳了几次。她左足跟还有一处2期压力性损伤。

在老年护理机构工作的医务人员每天都能碰到像Mary这种案例。它强调了营养问题的复杂性，需要跨学科团队综合考虑，同时也为SIMPLE营养护理提供了一个案例。

1.5.2.1 S——筛查风险，标准护理

使用国际上常用且有效的营养不良筛查工具对该患者进行营养不良风险筛查，她将被评估为存在营养不良的风险。

1.5.2.2 I——跨学科评估

然而现实中，并不会对此类患者进行营养不良风险筛查，即使进行了筛查，且结果为阳性，患者也可能不符合专业营养护理的临床优先级标准。在全球范围内的医疗机构中，仅被诊断为存在营养不良风险的患者可以及时获得营养师或医学营养专家的护理几乎是不可能的。因此，患者是否需要支持性或专业营养护理，取决于其所在的医疗机构，而在本案例中，我们建议至少考虑进行支持性营养护理，而不是标准护理。

1.5.2.3 M——作出诊断

与营养相关的诊断往往存在互相矛盾的问题，基于循证的营养护理建议最多只能勉强协调。例如，Mary患有2型糖尿病且超重，自述长期以来一直坚持“低胆固醇、低糖”饮食，因此她对自己的体重下降感到满意。不幸的是，她也存在营养不良问题，部分原因是限制性饮食、过度饮酒以及抑郁和社交脱节导致的进食摄入不足。大多数情况下，解决她的首要营养诊断将是优先问题。

1.5.2.4 P——与患者一起制订计划

确定首要诊断和平衡营养合并症诊断通常不能以循证算法为指导。相反，需要通过临床判断并与患者、家属、陪护者及治疗团队协作，共同制定治疗目标。在这种情况下，跨学科团队可以提供营养护理的部分内容，但前提是他们需要了解核心问题并与患者共同实施解决方案。患者的需求和优先事项是什么？证据建议做些什么？治疗目的是什么？老年患者想要什么？如果营养护理确实复杂，需要专家的参与，那么应优先参考专家的意见。

1.5.2.5 L——实施干预

基于循证的多模式的跨学科方式，倡导“营养也是一种治疗”的理念，加强餐饮服务，提升营养知识和认知，以及协调出院前后营养护理，这样才可能改善此类老年患者的预后[31]。

1.5.2.6　E——评估持续护理需求

确保建立个人和系统流程以评估连续护理需求是整体护理的一个关键部分。在可能的情况下，将老年人参与自我监测作为重点，并由全科医生在其出院后对其营养状况进行随访。

1.6　(骨科)老年整体营养护理的四大关键

本书的后续章节是以像 Mary 一样的老年人和所有的照护者为中心撰写的。这些章节以呼吁关注老年骨科护理行动的关键要点为中心[49]，需要考虑：①初级和二级预防策略的核心事项；②急性期的跨学科管理；③康复阶段，且应认识到康复是要贯穿老年人余生的过程。

为强化以上三个关键点，本书特提出支持老年骨科护理的第四个关键点-通过组建国家级跨学科专业联盟，联合主流行业协会，推动老年骨科护理政策变革与跨专业教育发展，从而为前三项行动的推进提供制度保障。

在探讨这些关键点的推进时，本书各章节既系统评估了老年护理“最佳实践方案”现有的循证依据，亦结合路临床实践中的复杂案例，深入剖析如何平衡理想化的“最佳实践”操作与现实中普遍存在的矛盾、偏见、干扰因素、现实条件、资源差异以及医疗团队与老年患者预期等多方面的差异。

本书的主旨是我们应当避免下达“必须执行的”医嘱，而是让读者思考他们所在的环境背景，并决定如何优先考虑在对的时间、对的地点由对的医务人员为老年人提供高效的营养护理。这一方式也可以支持不同情境下的护理，不论医学营养专家、经验和资源是已经准备好还是有限，甚至是完全没法提供。

第 2 章的主要内容是关于改善老年人营养状况的相关建议，还详细阐述了年龄和疾病所致的营养需求的变化。第 3 章旨在分享老年营养护理专业知识和最佳实践方案。第 4 章重点关注老年人营养不良的预防，以及影响其营养摄入、健康状况和生活质量的因素。本章强调了急慢性疾病、饮食摄入不足是营养不良发生的关键因素，本章的学习目标是增加护士和其他医务人员的营养基础知识以期预防患者发生营养不良。第 5 章主要介绍营养支持的处方，包括营养密集型食物、营养补充剂以及实施肠内/肠外营养的时机。此外，本章还考虑了营养支持的伦理问题，并且以案例形式着重强调了在营养支持过程中，营养师或营养专家采取系统化营养护理流程的必要性。

第 6 章强调了护理人员在老年人营养管理中的领导地位，并详述了护理人员的主要职责包括：为老年人提供饮食指导以维持健康老龄化、预防和管理老年人营养不良，以及关注老年人的内分泌、免疫系统和器官功能、肌肉力量、骨骼健康等方面。第 7 章则涉及脱水的评估、补水的建议、液体摄入和静脉补液等内容。第 8 章旨在理清衰老、营养不良、衰弱、肌少症和机体失调等概念。这些不同的疾病可能在老年人身上叠加出现，疾病干预时机和最终临床结局也不尽相同，跨学科团队需重点关注此类疾病，以便进行早期识别和最佳管理。第 9 章介绍了老年人的骨骼健康，讨论衰老的变化以及如何诊断骨质疏松症。本章详述了应如何从营养和非营养的角度预防骨质疏松的发生。

许多因素都会影响老年人的饮食行为和营养状况。第 10 章强调必须提高老年人的进食积极性，并提醒读者，饮食习惯与老年人的身心健康密切相关。本章重点分析了阻碍老年人参与营养护理的心理因素，证实了动机性干预在提高老年人营养护理依从性方面的重要作用。本章还为未来的相关研究指明了方向。

无论是哪种医疗机构 ，跨学科的团队合作都有利于老年人营养不良的预防、监测和治疗 。第 11 章重点探讨了跨学科营养护理模式的具体实施方案。同时，本章还强调了教育的作用——可推广营养护理改进成果，促进营养管理的跨学科合作。第 12 章详述了医务人员实施跨学科营养教育的方法。这些教育方法的实施不仅可以保证教学效果(团队成员掌握所需知识和技能)，还能改进现有的教育模式。第 13 章介绍了跨学科营养护理的关键模型以及国际临床护理路径，同时，本章还就贯穿第 10~12 章的一个共同主题进行了讨论：医院是否为解决营养不良的最佳临床机构；整个治疗过程是否需要跨学科领导者来保证老年人营养护理的连续性。

第 14 章总结了运动锻炼和身体康复的最新研究，特别强调了饮食营养的重要性。第 15 章重点介绍了营养不良与压力性损伤干预措施之间的关联。第 16 章主要阐述肥胖和身体成分的概念，强调了 BMI 这一指标在判断老年人身体成分方面的局限性 。第 17 章是一个拓展学习章节，重点阐述了脂肪的特性——它不仅能够储存能量，更是一个复杂的人体器官。即使是进行详细的身体评估，也不能有效区分肌肉和脂肪，更不能区分不同类型的脂肪。

口腔是消化的第一阶段。第 18 章主要介绍了口咽性吞咽障碍对老年人营养状况的消极作用。谵妄是住院老年人常见且严重的并发症。营养不良和脱水既是谵妄的危险因素，也是谵妄的结果。第 19 章讨论了谵妄的症状以及护士和其他医务人员在谵妄识别、预防与管理中的作用。食物与药物的相互作用是一个复杂的话题，因为处方药影响老年人的营养吸收，而饮食和进餐时间也能改变药效。因此，第 20 章具体介绍了一些常见补剂以及药物—食物与食物—药物相互作用的具体内容。

临终关怀阶段是老年人极易面临营养风险的重要时期。喂养决策往往会引发家庭成员关于经口进食还是人工喂养的争论。第 21 章强调了临终阶段营养治疗的独特性和复杂性，介绍了如何帮助老年人及其照护者在老年人临终时作出合适的营养决策，如营养治疗的方式（经口进食或人工喂养）。

1.7 总结

我们已经确认营养不良是一个棘手的问题，营养护理通常在高级别综合性的医疗机构才有。因此，认为老年人营养不良是一个简单问题的想法是很天真的。我们已提出，过分依赖临床专家可能会妨碍患者获得及时的支持性营养护理。然而，我们也发现，尽管老年人群营养问题普遍存在，且早期发现和治疗能降低成本，但跨学科医务人员常常忽视及时、合理的营养评估与营养干预[5, 6, 27]。

成功而可持续的营养护理需要老年人、照护者和跨学科团队采用知识转化的方式一起参与。理想情况下，这应当促进共同决策营养护理模式的发展。个体层面计划的干预应考虑共同决策，包括知情同意和目标制定，建立监测和再评估流程，从而评价干预是否有效、是否符合老年人和医疗系统的目标[7, 50]。不论是在初期还是在后续推广、传播阶段，“剪切和粘贴”式的营养护理模式难以成功[40, 51, 52]。

我们可以总结的是，由不同医务人员提供的多模式、共同决策的干预措施对老年人的营养护理至关重要；这些需要整合进急诊护理、康复和社区的初级/二级预防[45, 53-59]。因此，为了从实用角度结束本章，我们提出了一些任何医疗机构的护士或其他医务人员都可能会问的营养问题（表 1.2）。这不是一个详尽的列表，但展示了本书的撰写初衷。该表也为本书相应章节提供了参考，以深入了解为什么应该提出这些问题，以及采取哪些行动来支持像 Mary 这样有营养不良风险或已经营养不良的老年人的整体护理。

表 1.2　当你照护老年人时需要考虑的营养相关问题

问题	进一步信息的重要来源
老年人的营养要求、需要和偏好是什么？	第 2 章：老年营养需求
老年人的要求是否满足了？是否有风险或已有一个营养相关的诊断或症状？	第 3 章：老年营养评估、诊断和治疗
我们能防止该老年人营养不良吗？	第 4 章：营养不良预防 第 5 章：老年营养支持

续表1.2

问题	进一步信息的重要来源
对老年人进行营养支持护理是必须的吗?	第6章:老年人的营养支持及护理:“最佳实践”护理的重要组成部分
老年人是否适当地补充了水分?	第7章:老年人的脱水预防与补液管理
老年人是营养不良还是衰弱?还是别的?	第8章:改善老年人营养不良、机体失调、肌少症、衰弱及恶病质
老年人为什么会发生髋部骨折?我们能否预防它?	第9章:骨骼健康,骨脆性与骨折 第14章:运动、锻炼和身体康复
我如何让老年人参与其营养护理?	第10章:提高患者对营养护理的动机和依从性:克服心理障碍的重要作用
我如何有效促进团队成员共同参与营养护理?	第11章:营养护理改进项目的维持和推广
我如何让所有可能影响老年人营养护理的人丰富营养知识?	第12章:开展跨专业教育,进行跨学科协作,实施有效营养护理
谁还可能帮助支持老年人的营养护理?	第13章:多学科营养护理:让所有医疗保健机构的营养不良患者获益
努力让老年人下床是否值得?	第14章:运动、锻炼和身体康复
我们能预防老年人的压力性损伤吗?营养有用吗?	第15章:压力性损的预防和管理
我还是不理解为什么即使老年人是肥胖的,但他还是出现了营养不良。肥胖为什么还会发生营养不良?	第16章:老年人健康与肥胖 第17章:营养系统
老年人饮水时咳嗽,是只是咳嗽还是有其他问题?	第18章:老年人口咽性吞咽障碍
关于谵妄,我需要做什么?	第19章:营养与谵妄
药物与食物之间有何互相影响?食物可能是一种药物吗?	第20章:老年人的食物—药物相互作用
最后的问题是,食物到底有多重要?	第21章:生命终结和饮食、进水的停止:护理的伦理准则

参考文献

[1] World Health Organisation. Malnutrition[EB/OL]. (2020-04-15) [2023-09-15]. https://www.who.int/news-room/questions-and-answers/item/malnutrition.

[2] AGARWAL E, MILLER M, YAXLEY A, et al. Malnutrition in the elderly: a narrative review[J]. Maturitas, 2013, 76(4): 296-302.

[3] ELIA M, STRATTON R J. Considerations for screening tool selection and role of predictive and concurrent validity[J]. Current Opinion in Clinical Nutrition & Metabolic Care, 2011, 14(5): 425-433.

[4] BELL J J, BAUER J D, CAPRA S, et al. Concurrent and predictive evaluation of malnutrition diagnostic measures in hip fracture inpatients: a diagnostic accuracy study[J]. European Journal of Clinical Nutrition, 2014, 68(3): 358-362.

[5] BELL J J, BAUER J D, CAPRA S, et al. Quick and easy is not without cost: implications of poorly performing nutrition screening tools in hip fracture[J]. Journal of the American Geriatrics Society, 2014, 62(2): 237-243.

[6] BELL J J, BAUER J D, CAPRA S, et al. Barriers to nutritional intake in patients with acute hip fracture: time to treat malnutrition as a disease and food as a medicine[J]. Canadian Journal of Physiology and Pharmacology, 2013, 91(6): 489-495.

[7] BELL J J, GEIRSDóTTIR Ó G, HERTZ K, et al. Nutritional care of the older patient with fragility fracture:

opportunities for systematised, interdisciplinary approaches across acute care, rehabilitation and secondary prevention settings[M]//Falaschi P, Marsh D. Orthogeriatrics: The Management of Older Patients with Fragility Fractures. Cham: Springer, 2021: 311-329.

[8] BURTON-SHEPHERD A. Preventing malnutrition in home-dwelling elderly individuals[J]. British Journal of Community Nursing, 2013, 18(Sup10): S25-S31.

[9] LEGRAIN S, TUBACH F, BONNET-ZAMPONI D, et al. A new multimodal geriatric discharge-planning intervention to prevent emergency visits and rehospitalizations of older adults: the optimization of medication in AGEd multicenter randomized controlled trial[J]. Journal of the American Geriatrics Society, 2011, 59(11): 2017-2028.

[10] BELL C L, TAMURA B K, MASAKI K H, et al. Prevalence and measures of nutritional compromise among nursing home patients: weight loss, low body mass index, malnutrition, and feeding dependency, a systematic review of the literature[J]. Journal of the American Medical Directors Association, 2013, 14(2): 94-100.

[11] ADEBUSOYE L A, AJAYI I O, DAIRO M D, et al. Nutritional status of older persons presenting in a primary care clinic in Nigeria[J]. Journal of Nutrition in Gerontology and Geriatrics, 2012, 31(1): 71-85.

[12] ALIABADI M, KIMIAGAR M, GHAYOUR-MOBARHAN M, et al. Prevalence of malnutrition in free living elderly people in Iran: a cross-sectional study[J]. Asia Pacific Journal of Clinical Nutrition, 2008, 17(2): 285-289.

[13] KABIR Z N, FERDOUS T, CEDERHOLM T, et al. Mini nutritional assessment of rural elderly people in Bangladesh: the impact of demographic, socio-economic and health factors[J]. Public Health Nutrition, 2006, 9(8): 968-974.

[14] VOLKERT D, BECK A M, CEDERHOLM T, et al. Management of malnutrition in older patients-current approaches, evidence and open questions[J]. Journal of Clinical Medicine, 2019, 8(7): 974.

[15] CEREDA E, PEDROLLI C, KLERSY C, et al. Nutritional status in older persons according to healthcare setting: a systematic review and meta-analysis of prevalence data using MNA®[J]. Clinical Nutrition, 2016, 35(5): 1282-1290.

[16] LACAU S T, GUILY J, BOUVARD É, RAYNARD B, et al. NutriCancer: a French observational multicentre cross-sectional study of malnutrition in elderly patients with cancer[J]. Journal of Geriatric Oncology, 2018, 9(1): 74-80.

[17] CEREDA E, VERONESE N, CACCIALANZA R. The final word on nutritional screening and assessment in older persons[J]. Current Opinion in Clinical Nutrition and Metabolic Care, 2018, 21(1): 24-29.

[18] BELL J J, PULLE R C, LEE H B, et al. Diagnosis of overweight or obese malnutrition spells DOOM for hip fracture patients: a prospective audit[J]. Clinical Nutrition, 2021, 40(4): 1905-1910.

[19] DENT E, VISVANATHAN R, PIANTADOSI C, et al. Nutritional screening tools as predictors of mortality, functional decline, and move to higher level care in older people: a systematic review[J]. Journal of Nutrition in Gerontology and Geriatrics, 2012, 31(2): 97-145.

[20] RASHEED S, WOODS R T. Malnutrition and quality of life in older people: a systematic review and meta-analysis[J]. Ageing Research Reviews, 2013, 12(2): 561-566.

[21] SNIH S A, RAJI M A, MARKIDES K S, et al. Weight change and lower body disability in older Mexican Americans[J]. Journal of the American Geriatrics Society, 2005, 53(10): 1730-1737.

[22] ARNOLD A M, NEWMAN A B, CUSHMAN M, et al. Body weight dynamics and their association with physical function and mortality in older adults: the cardiovascular health study[J]. Journals of Gerontology Series A: Biomedical Sciences and Medical Sciences, 2010, 65(1): 63-70.

[23] RITCHIE C S, LOCHER J L, ROTH D L, et al. Unintentional weight loss predicts decline in activities of daily living function and life-space mobility over 4 years among community-dwelling older adults[J]. The Journals of Gerontology Series A: Biological Sciences and Medical Sciences, 2008, 63(1): 67-75.

[24] CHANG M, GEIRSDOTTIR O G, LAUNER L J, et al. A poor appetite or ability to eat and its association with physical function amongst community-dwelling older adults: age, gene/environment susceptibility-Reykjavik study[J]. European Journal of Ageing, 2020, 18: 405-415.

[25] LACKOFF A S, HICKLING D, COLLINS P F, et al. The association of malnutrition with falls and harm from falls in hospital inpatients: findings from a 5-year observational study[J]. Journal of Clinical Nursing, 2020, 29(3-4): 429-436.

[26] MORLEY J E. Assessment of malnutrition in older persons: a focus on the Mini Nutritional Assessment[J]. The Journal of Nutrition, Health & Aging, 2011, 15(2): 87-90.

[27] BELL J J, YOUNG A, HILL J, et al. Rationale and developmental methodology for the SIMPLE approach: a systematised, interdisciplinary malnutrition pathway for impLementation and evaluation in hospitals[J]. Nutrition & Dietetics, 2018, 75(2): 226-234.

[28] OECD(2019), Pensions at a Glance 2019, OECD Publishing, Paris.

[29] DESA U N. World population prospects 2019: Highlights[J]. New York (US): United Nations Department for Economic and Social Affairs, 2019, 11(1): 125.

[30] LEE R J, COLLINS P F, ELMAS K, et al. Restrictive diets in older malnourished cardiac inpatients: a cross-sectional study[J]. Nutrition & Dietetics, 2019, 78(2): 121-127.

[31] BELL J J, BAUER J D, CAPRA S, et al. Multidisciplinary, multi-modal nutritional care in acute hip fracture inpatients-results of a pragmatic intervention[J]. Clinical Nutrition, 2014, 33(6): 1101-1107.

[32] YOUNG A M. Solving the wicked problem of hospital malnutrition[J]. Nutrition & Dietetics, 2015, 72(3): 200-204.

[33] RITTEL H W, WEBBER M M. Dilemmas in a general theory of planning[J]. Policy Sciences, 1973, 4(2): 155-169.

[34] JEEJEEBHOY K N, KELLER H, GRAMLICH L, et al. Nutritional assessment: comparison of clinical assessment and objective variables for the prediction of length of hospital stay and readmission[J]. The American Journal of Clinical Nutrition, 2015, 101(5): 956-965.

[35] CURTIS L J, BERNIER P, JEEJEEBHOY K, et al. Costs of hospital malnutrition[J]. Clinical Nutrition, 2017, 36(5): 1391-1396.

[36] MARQUES-VIDAL P, KHALATBARI-SOLTANI S, SAHLI S, et al. Undernutrition is associated with increased financial losses in hospitals[J]. Clinical Nutrition, 2018, 37(2): 681-686.

[37] WELSH T J, GORDON A L, GLADMAN J R. Comprehensive geriatric assessment-a guide for the non-specialist[J]. International Journal of Clinical Practice, 2014, 68(3): 290-293.

[38] PIOLI G, DAVOLI M L, PELLICCIOTTI F, et al. Comprehensive care[J]. European Journal of Physical & Rehabilitation Medicine, 2011, 47(2): 265-279.

[39] HOLMESLAND A L, SEIKKULA J, NILSEN Ø. Open Dialogues in social networks: professional identity and transdisciplinary collaboration[J]. International Journal of Integrated Care, 2010, 10: e53.

[40] BELL J J, ROSSI T, BAUER J D, et al. Developing and evaluating interventions that are applicable and relevant to inpatients and those who care for them; a multiphase, pragmatic action research approach[J]. BMC Medical Research Methodology, 2014, 14(1): 1-10.

[41] VAN BEWER V. Transdisciplinarity in health care: a concept analysis[J]. Nursing Forum, 2017, 52(4): 339-347.

[42] ROSENFIELD P L. The potential of transdisciplinary research for sustaining and extending linkages between the health and social sciences[J]. Social Science & Medicine, 1992, 35(11): 1343-1357.

[43] ELIA M. Nutrtion BAfPaE(ed) Screening for malnutrition: a multidisciplinary responsibility. Development and use of the malnutrition universal screening tool (MUST) for adults[M]. Redditch: BAPEN, 2003: 1-52.

[44] KELLER H, LAUR C, ATKINS M, et al. Update on the integrated nutrition pathway for acute care (INPAC): post implementation tailoring and toolkit to support practice improvements[J]. Nutrition Journal, 2018, 17(1): 2.

[45] JENSEN G L, COMPHER C, SULLIVAN D H, et al. Recognizing malnutrition in adults: definitions and characteristics, screening, assessment, and team approach[J]. Journal of Parenteral and Enteral Nutrition, 2013, 37(6): 802-807.

[46] KELLER H, LAUR C, VALAITIS R, et al. More-2-Eat: evaluation protocol of a multi-site implementation of the integrated nutrition pathway for acute care[J]. BMC Nutrition, 2017, 3(1): 13.

[47] Writing Group of the Nutrition Care Process/Standardized Language Committee. Nutrition care process and model part I: the 2008 update[J]. Journal of the American Dietetic Association, 2008, 108 (7): 1113-1117.

[48] ISENRING E A, BAUER J D, BANKS M, et al. The malnutrition screening tool is a useful tool for identifying malnutrition risk in residential aged care[J]. Journal of Human Nutrition and Dietetics, 2009, 22(6): 545-550.

[49] DREINHöFER K E, MITCHELL P J, BéGUé T, et al. A global call to action to improve the care of people with fragility fractures[J]. Injury, 2018, 49(8): 1393-1397.

[50] JENSEN G L, MIRTALLO J, COMPHER C, et al. Adult starvation and disease-related malnutrition: a proposal for etiology-based diagnosis in the clinical practice setting from the International Consensus Guideline Committee [J]. Journal of Parenteral and Enteral Nutrition, 2010, 34(2): 156-159.

[51] LAUR C, BELL J, VALAITIS R, et al. The Sustain and Spread Framework: strategies for sustaining and spreading nutrition care improvements in acute care based on thematic analysis from the More-2-Eat study [J]. BMC Health Services Research, 2018, 18(1): 930.

[52] LAUR C, VALAITIS R, BELL J, et al. Changing nutrition care practices in hospital: a thematic analysis of hospital staff perspectives[J]. BMC Health Services Research, 2017, 17(1): 498.

[53] KELLER H, KOECHL J M, LAUR C, et al. More-2-Eat implementation demonstrates that screening, assessment and treatment of malnourished patients can be spread and sustained in acute care; a multi-site, pretest post-test time series study[J]. Clinical Nutrition, 2021, 40(4): 2100-2108.

[54] KELLER H H, VALAITIS R, LAUR C V, et al. Multi-site implementation of nutrition screening and diagnosis in medical care units: success of the More-2-Eat project[J]. Clinical Nutrition, 2019, 38(2): 897-905.

[55] VOLKERT D, BECK A M, CEDERHOLM T, et al. ESPEN guideline on clinical nutrition and hydration in geriatrics [J]. Clinical Nutrition, 2019, 38(1): 10-47.

[56] National Institute for Health and Clinical Excellence (NICE). Nutrition support in adults: oral nutrition support, enteral tube feeding and parenteral nutrition[R]. London: National Collaborating Centre for Acute Care (UK), 2006.

[57] WATTERSON C, FRASER A, BANKS M. Evidence based practise guidelines for the nutritional management of malnutrition in adult patients across the continuum of care[J]. Nutrition & Dietetics, 2009, 66(s3): S1-S34.

[58] NICE. NICE quality standard 24: quality standard for nutrition support in adults[R]. London: NICE, 2012.

[59] TAPPENDEN K, QUATRARA B, PARKHURST M, et al. Critical role of nutrition in improving quality of care: an interdisciplinary call to action to address adult hospital malnutrition[J]. Journal of Parenteral and Enteral Nutrition, 2013, 37(4): 482-497.

推荐阅读：

[1] BELL J J, YOUNG A, HILL J, et al. Rationale and developmental methodology for the SIMPLE approach: a systematised, interdisciplinary malnutrition pathway for implementation and evaluation in hospitals[J]. Nutrition & Dietetics, 2018, 75(2): 226-234.

[2] BELL J J, GEIRSDÓTTIR Ó G, HERTZ K, et al. Nutritional care of the older patient with fragility fracture: opportunities for systematised, interdisciplinary approaches across acute care, rehabilitation and secondary prevention settings[M]//Falaschi P, Marsh D. Orthogeriatrics: The Management of Older Patients with Fragility Fractures. Cham: Springer, 2021: 311-329.

[3] BELL J J, YOUNG A M, HILL J M, et al. Systematised, interdisciplinary malnutrition program for implementation and evaluation delivers improved hospital nutrition care processes and patient reported experiences-an implementation study [J]. Nutrition & Dietetics, 2021, 78(5): 466-475.

[4] VOLKERT D, BECK A M, CEDERHOLM T, et al. ESPEN guideline on clinical nutrition and hydration in geriatrics [J]. Clinical Nutrition, 2019, 38(1): 10-47.

[5] World Health Organization. ICOPE guidelines — World Health Organization[EB/OL]. [2023-09-15]. https://www.who.int/ageing/health-systems/icope/evidence-centre/ICOPE-evidence-profile-malnutrition.pdf? ua=1.

第 2 章

老年营养需求

Anne Marie Beck and Mette Holst

版本：独立翻译稿

译者：许来雨　彭伶丽　杨佳琪　戴民慧　陈亚萍　高　远

【摘要】本章意在提出改善老年人营养状况的相关建议，并详细阐述了因年龄和疾病所致的营养需求的变化，描述了影响老年人营养需求、膳食摄入量、营养状况的关键因素，包括老年患者和老年骨科患者之间具体的细微差别。

【关键词】营养建议；营养状况；营养风险因素

【学习目标】

- 阐述不同老年人群中常见的营养风险因素；
- 列举有关老年人能量、蛋白质和维生素 D 的营养建议；
- 解释因年龄和疾病引起的营养需求改变的原因；
- 识别老年人营养不良潜在的可改变的风险因素；
- 描述可能影响准确膳食评估的、与衰老相关的特征。

2.1 营养建议：老年人群、老年患者和老年骨科患者

本章将重点描述老年人群与年轻人群有关营养需求建议的不同之处[1-5]。许多有关食物和营养的老年医学指南主要适用于具备不同身体活动水平的健康个体[2-4]。对于患病个体以及其他有特殊需求的人群，膳食推荐和营养素组成及总能量可能需要进行相应调整[1]。这部分也将阐述随着年龄

本章隶属于第一部分：老年营养护理。

关于本书章节划分依据，请参见第一章：老年病学和老年骨科营养护理概览。

A. M. Beck (*)
University College Copenhagen, Institute of Nursing and Nutrition, Copenhagen, Denmark
Dietetic and Nutritional Research Unit, Herlev-Gentofte University Hospital,
Herlev, Denmark
e-mail: ambe@kp.dk
M. Holst
Department of Clinical Medicine, Centre for Nutrition and Bowel Disease, Aalborg
University Hospital, Aalborg University, Aalborg, Denmark
e-mail: mette.holst@rn.dk

Ó. G. Geirsdóttir, J. J. Bell (eds.), Interdisciplinary Nutritional Management and Care for Older Adults, Perspectives in Nursing Management and Care for Older Adults, https://doi.org/10.1007/978-3-030-63892-4_2

的变化和疾病的进展，营养需求是如何改变的，尤其是对于能量、蛋白质和维生素 D 的需求。

2.2 营养建议：老年人群

必需营养素的膳食参考值（dietary reference values, DRVs）包括平均需要量（average requirement, AR）、推荐摄入量（recommended intake, RI）、最高摄入量（upper intake level, UL）、最低摄入量（lower intake level, LI）和能量参考值[2]。区分一种营养素的平均需要量和推荐摄入量是非常重要的。推荐摄入量超过普通人营养需求的最低标准，因其包含了大多数人群在营养需求上的个体差异（$RI = AR + 2\ SD_{AR}$，SD 为标准差）（图 2.1）。平均需要量和推荐摄入量之间的安全范围可能会因平均需要量的设定标准不同而有所不同[2]。一般来说，除了能量、蛋白质和维生素 D 之外，衰老不会改变营养素的膳食参考值。然而，需要注意的是，低能量摄入会增加宏量营养素和微量营养素摄入不足的风险[2]。

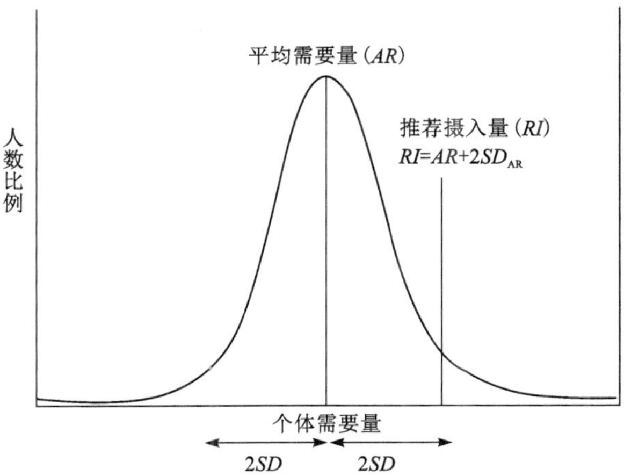

SD 为标准差。

资料来源[2]：https://www.norden.org/en/publication/nordic-nutrition-recommendations-2012。

图 2.1　个体营养需要量频率分布图

2.2.1　能量需求和推荐摄入量

健康个体的日常能量消耗往往会随着年龄的增长而降低，这主要是由于去脂体重（fat-free mass, FFM）的减少和身体活动水平（physical activity level, PAL）的下降[2]。跨学科医疗团队主要有两种方法用于临床能量需求的评估：因子法和比值法。因子法计算的总能量消耗是由静息（或基础）能量消耗乘以表示身体活动水平因子的系数得出的[6]。比值法更加实用，即用受试者的体重乘以特定的热量或千焦来计算总能量消耗[6]。在后者中，肥胖的老年人可以考虑使用调整后的体重。低体质指数的老年人需要增加体重，因此其总能量消耗也应考虑增加体重所需的能量。在这种情况下，要注意再喂养风险（第 3 章）。虽然因子法和比值法在国际临床环境中均得到了广泛应用，但使用哪种方法及应用价值如何，可能需要同时结合当地实践情况及其循证价值进行考虑[2, 7-9]。由于不同人群和临床指南中对营养需求的估算是有差别的[1, 8, 9]，我们建议参考特定国家或疾病的推荐规范。欧洲临床营养和代谢学会（ESPEN）关于老年病学的指南就是一个很有帮助的参考（索引链接 https://www.espen.org/guidelines-home/espen-guidelines）。

本指南建议将 30 kcal/kg 作为老年人能量需求的粗略评估和大致目标。这一推荐数值需要根据所有的相关因素，如性别、营养状况、身体活动水平和临床症状等，进行个体化调整。此外，还需要考虑营养支持的目的（例如，维持体重或增加体重）以及营养干预的接受度和耐受性[illegible]。由于能量需求的高异质性和极大的个体差异，即使是健康的老年个体，也需要通过密切监测体重(同时考虑水分潴留或丢失)并相应地调整目标摄入量来控制总能量的合理摄入。“(疾病)应激系数”适用于因子法或比值法的各种条件。虽然有共识提出应考虑增加急性或慢性疾病患者的营养需求，但缺乏强有力的证据支持[10]。同样需要引起重视的是，计算出来的目标摄入量仅代表老年人营养的初始粗略参考，应该是一个推荐范围而非具体数字。依据优先考虑密切监测而非依赖基础评估，尤其对有明确的高营养需求的个体。此外，还需要关注的是，对于因急性疾病住院的老年患者，其主动经口摄入量通常较低，不能满足其能量需求[1]。当需要进行精确基础代谢测量时，可以考虑采用其他替代方法，例如，间接热量测定法、口服稳定同位素(2H 和 18O)的双标记水法(doubly labeled water, DLW)，但是这些方法目前主要用于研究而非临床应用。

2.2.2　蛋白质需求和推荐摄入量

老年人群中由多发病和慢性病导致的暂时卧床和食欲不振，常常加剧组织分解代谢和机体蛋白质周期性损失。这些损失必须从饮食中补充。因此，与传统建议中维持氮平衡所需的最低蛋白质摄入量相比，老年人对蛋白质的需求增加。在某些情况下，老年人无论摄入多少蛋白质都无法达到正氮平衡[2]。此外，随着年龄增长，老年人肌肉占比和肌力逐渐下降(肌少症相关内容详见第 8 章)。肌少症也可以由其他各种非营养因素导致，如镇静状态下的重症监护患者即使摄入足量的蛋白质和能量，肌肉也会减少[2]。

老年人的蛋白质摄入量一定要充足以维持正氮平衡，一般最低蛋白质推荐摄入量为 1.0~1.2 g/(kg・d)。然而，一项系统性研究表明，老年人的最佳摄入量应为 1.2~1.5 g/(kg・d)或约供能占比 15 E%~20 E%[2]。随着能量摄入减少(<8 MJ/d)，蛋白质供能占比 E%应相应增加[1,2]。这些建议旨在用于预防，仅针对一般人群，而非患病或有其他影响营养需求状况的群体或个体，且不能用于治疗疾病或减重。这些建议一般包括暂时性需求增加的情况，如在短期轻度感染或特定治疗期间。推荐的摄入量通常不适用于长期感染、吸收障碍、各种代谢紊乱或营养状况不佳的患者[1,2]。

患病及术后患者，由于炎症、创伤或感染处于高代谢应激状态，蛋白质需求可能更高。我们对体弱多病的老年人的蛋白质需求知之甚少，目前的临床干预实验证据还不足以得出蛋白质需求的具体数值。因此，在获得更多证据之前，应确保所有老年人的蛋白质摄入量至少为 1.0 g/(kg・d)，尤其是有营养不良风险的个体，如体弱多病的老年人，他们的蛋白质摄入量往往远低于这一数值。而在进行力量训练增肌、营养不良、伤口愈合促进组织再生，抑或是疾病等危重情况下代谢需求增加时，应适当增加蛋白质摄入量来满足机体需求[1]。对于没有营养不良但患有急性或慢性疾病的老年人，建议每日蛋白质摄入量为 1.2~1.5 g/kg；对于重症、创伤或营养不良的老年人，建议每日蛋白质摄入量可高达 2.0 g/kg。此外，能量摄入不足会导致蛋白质需求增加。因此，不仅要保证足量的蛋白质摄入，还要保证足够的能量摄入[1]。

同样值得关注的是，蛋白质水平在常规临床实践或社区环境中难以估算。在缺乏有效替代方案和可靠蛋白质水平生物学标志物的情况下，氮平衡仍然是确定成人蛋白质需求的首选方法[2]。但氮平衡测定主要出于研究目的，临床很少应用。血清生物标志物如血清白蛋白、血清前白蛋白或其他生物标志物，尚未被证明是评估蛋白质水平的有效方法[1]。

2.2.3　微量营养素和膳食纤维

由于老年人总能量摄入较少，满足所有营养物质的需求是很困难的。能量摄入极少时(<6.5 MJ 或 1550 kcal)，建议补充复合维生素或矿物质[1,2]；当膳食纤维摄入量不足或有症状提示其不足时，应考虑增加膳食纤维摄入。

微量营养素的推荐摄入量因人群、合并症、国家推荐意见和临床指南而异。我们建议在无基础疾病的情况下参考国家推荐意见(请参照本章最后的阅读建议)。如存在多种合并症，且预计摄入量不足，应寻求营养师或医学营养专家的建议。

老年患者微量营养素缺乏的问题严重，其中最常见的是维生素D缺乏。除了饮食摄入减少和户外活动时间有限外，皮肤中7-脱氢胆固醇含量随着年龄增长逐渐下降，7-脱氢胆固醇转化为维生素D的效率也低于年轻人。还有证据指出，在血清25-羟基维生素D浓度相似的情况下，老年人甲状旁腺激素的浓度往往高于年轻人。这表明，由于肾功能减退导致的生物转化率降低，可能引起继发性甲状旁腺功能亢进。此外，与男性相比，老年女性骨质流失更快，骨折发生率更高，这与绝经后女性雌激素分泌减少有关。关于维生素D的建议，更多骨骼健康和骨质疏松症的相关内容，请查阅第9章。

2.3　老年人的营养风险因素

如图2.2所示，老年人营养不良与多种因素有关。营养风险因素包括食欲下降、性别(女性)、社会资源匮乏、身体功能差、自身健康状况差、感觉障碍、咀嚼和吞咽问题、身体和认知障碍，以及其他影响老年人社会、心理和身体健康的因素[11]。吞咽困难引起的咀嚼和吞咽问题将在第18章详细讨论。

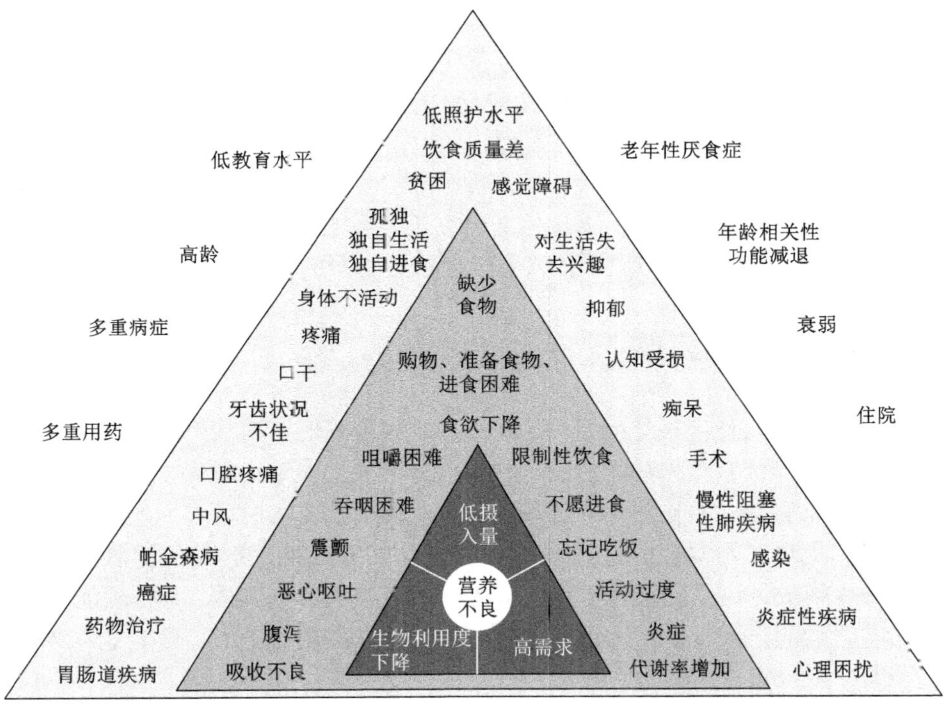

这些因素均被视为营养不良的(潜在)"决定因素"，这意味着它们可能在促成营养不良中起作用。这些层级(用颜色区分)表示其不同的作用方式。1级(深灰色)：核心病因学机制。2级(浅灰色)：该级别的因素直接导致1级机制中的一种(例如，吞咽问题可能直接导致低摄入量)。3级(淡灰色)：该级别的因素可能通过浅绿色三角形中的一种(或多种)因素间接导致1级机制中的一种(或多种)(例如，脑卒中患者可能因为吞咽困难或进食困难导致低摄入量)；三角形之外的文字是与年龄相关的变化和一般因素，也可以导致营养不良的发展，但作用方式更加间接和微妙。

图2.2　老年人营养不良决定因素(determinants of malnutrition in aged persons，DoMAP)模型

目前，人们对可改变的营养风险因素的关注较少。因此，在MaNuEL的一项前瞻性队列研究中，将这些营养风险因素作为研究的重点，纳入65岁以上的老年人为研究对象。营养不良被定义为低BMI、体重下降或营养筛查工具评估结果为阳性[11]，结果详见表2.1。

表 2.1　老年人营养不良的潜在可改变的营养风险因素(基于 O’Keeffe 等 2019 年的研究结果)

风险因素	营养不良的因素	证据等级
住院、饮食依赖、自我感觉健康状况不佳、身体功能差、食欲低下	是	中等
对生活失去兴趣,无法享用食物和行动不便,无法改变饮食结构	是	低
咀嚼困难、口腔疼痛、牙龈问题、共病、视力和听力损伤、吸烟、饮酒和体力活动水平低、对食物味道和特定营养素摄入的抵触	否	中等
心理痛苦、焦虑、孤独、交通不便、饥饿和口渴	否	低
牙齿状况、吞咽、认知功能、抑郁、居住状况、摄入药物、便秘、牙周病	结果有争议	—

老年人饮食摄入的决定因素之一是食欲,食欲随着年龄的增长而下降,这被称为老年性厌食症。据报道,老年性厌食症患病率在居家人群中为 25%,在住院患者中已达 62%,而养老院人群中高达 85%[13]。老年性厌食症的后果包括继发性营养不良、免疫抑制、骨骼肌减少和衰弱,这反过来会使食欲进一步降低,最终导致更高的发病率和病死率。老年性厌食症的原因包括外周激素信号、肠道运动、感官知觉的变化以及社会和环境因素[13]。遗憾的是,迄今为止尚未形成统一、明确的老年性厌食症定义[15]。现有的关于食欲的评估工具,如食欲、饥饿和感觉知觉问卷(appetite, hunger and sensory perception questionnaire, AHSPQ)、简化营养食欲问卷(simplified nutritional appetite questionnaire, SNAQ),并不完善[15]。此外,在最近的一篇系统综述中,作者认为,需要进行标准化的评估,以便充分探讨一系列干预措施的有效性[13]。

老年人蛋白质摄入量不足的风险更大,因为随着年龄的增长,对于高蛋白食物的喜好可能会下降。对于不同环境下低蛋白摄入人群所占比例的研究是有限的。然而,一项应用四个队列和四个国家调查数据进行的荟萃分析显示,蛋白质摄入量低于推荐水平的老年人占比高达 70%[16]。

2.4　评估老年人的饮食摄入量

评估老年人的饮食摄入量应格外谨慎(表 2.2)。老年人的机体功能下降、残疾和疾病状态可能会影响其准确记忆或记录饮食摄入量的能力。在针对老年人的大型流行病学研究中,通常采用与年轻人群相同的饮食评估方法,主要为食物频率问卷法、饮食史 24 小时膳食回顾法。如不考虑年龄差异,这些方法都有其优势和局限性。这些常规的饮食评估方法似乎对身心健康的老年人有效[15]。在临床环境中,最常用的方法是记录食物和饮水的方法。如果医务人员、有自理能力的患者或其家人、朋友能够参与食物的记录过程,则可以很好地了解食物的摄入量[15]。随着老年人身体损伤、衰弱和残疾状态加剧,应投入更多的时间和精力来评估老年人的饮食摄入量。

这些与年龄有关的问题在接受短期或长期照护的老年人中尤为普遍,例如医院和养老院中的老年人。在这些环境中,直接观察和直接测量饮食摄入量的方法是可行的,应当使用以上方法代替或协助老年人的自我报告法。可以从照护者处寻求帮助,也可以从厨房管理员那里获得有关食物烹调方式、食谱和常用分量的信息[15]。这种情况下,就餐前后对老人餐盘里的所有食物进行称重是评估的金标准,当然还必须对零食、正餐之间的食物和饮料进行称重,因此这可能是一项具有挑战性的任务。这种方法非常耗时且费力,通常仅应用于小样本患者的研究[15]。在考虑时间和精力成本时,估算法要更合适,在养老机构的临床实践中,也可推广采用餐盘图(图 2.3)来估算老年人的饮食摄入量[15, 17, 18]。

表 2.2 可能影响准确饮食摄入量评估的年龄相关特征(基于 Volkert 和 Schrader 2013 年的研究结果[14])

- 应对压力的能力下降
- 身体缺陷
  视力损害
  听力障碍
  书写困难
- 心理缺陷
  短期记忆力下降
  认知能力下降、痴呆
  沟通能力下降：注意力有限、分散
- 不参与或很少参与制作食物

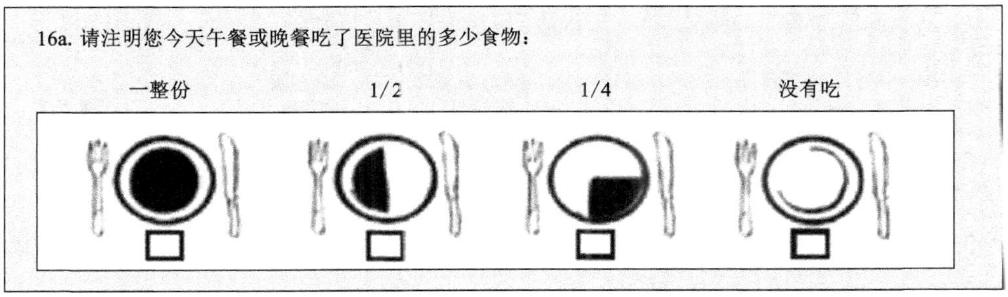

来自医院的营养日调查[18] (https://www.nutritionday.or g/)

图 2.3 评估患者饮食摄入量的餐盘图表示例

2.5 老年人群、老年患者和老年骨科患者的营养状况

根据 WHO 的定义，营养不良包括营养不足(消瘦、发育不良和体重不足)、维生素或矿物质摄入不足、超重、肥胖以及由此引起的与饮食相关的非传染性疾病[19]。老年人的超重和肥胖问题将在第 15 章中介绍。营养不良也可定义为“由于营养摄入或吸收不足导致人体肌肉量(去脂体重)和体细胞量的减少，从而引起生理和精神功能减退及疾病的临床结局变差的状态”[20]。营养不良可由饥饿、疾病或高龄(如>80 岁)等导致[20]。虽然没有针对营养不良诊断的金标准，但临床上关于营养不良的核心诊断标准正在形成全球共识[19]。采用两步法进行营养不良诊断：首先，使用任何经过验证的筛查工具来识别“有风险”的状态；其次，诊断营养不良后，对营养不良的严重程度进行分级[21]。本书的其他部分详细介绍了营养评估、营养诊断和治疗(第 3 章)，预防营养不良(第 4 章)，营养支持(第 5 章)，营养不良、肌少症、恶病质和衰弱的诊断之间的重叠之处(第 8 章)，并解释为什么系统化、跨学科的营养护理是实现高质量的、以患者为中心的护理结局的关键(第 1 章及第 13 章)。

从图 2.4 可以看出，营养不良的发生率在不同机构之间，甚至在同一机构中具有很大差异。这可能与研究纳入的受试者年龄、发病率和机能状态不同有关。尽管如此，研究结果仍旧发现营养不良发生率从社区居民到老年患者、老年骨科患者，甚至在养老院人群中显著增加[22]。这些研究均说明患者患病期间能量摄入减少，原因为营养风险因素增加。营养不良和营养风险因素在多病共存的老年人中的复杂性，进一步凸显了 ESPEN 老年患者指南所推荐的跨学科和多模式干预措施的重要性[1]，也充分强调了在社区环境中主动优先开展筛查和干预的必要性(第 4 章及第 13 章)。

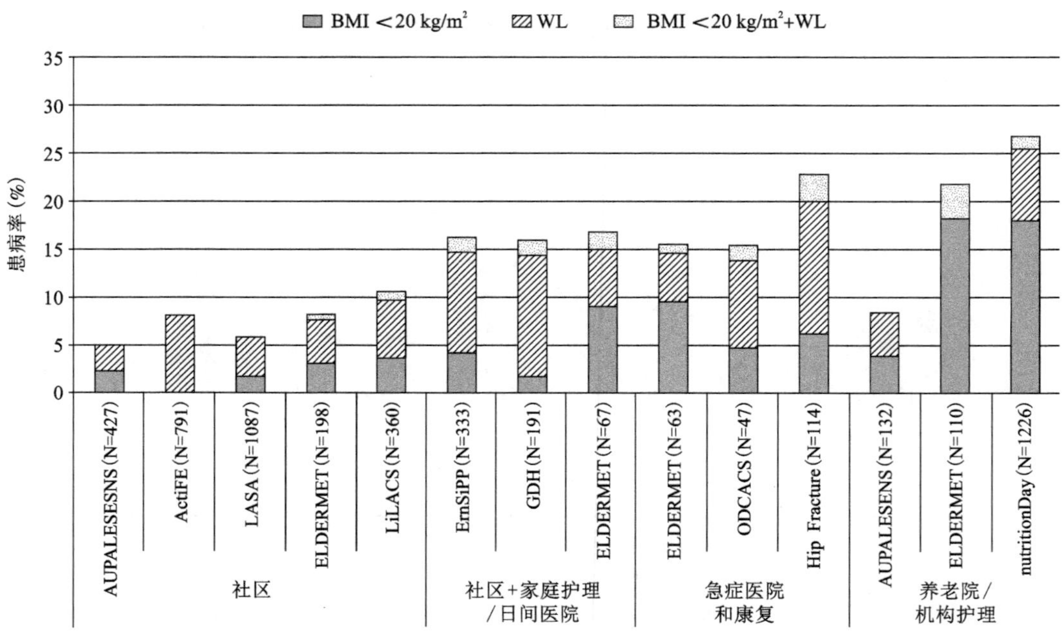

转自：Wolters M，Volkert D，Streicher M，et al. Prevalence of malnutrition using harmonized definitions in older adults from different settings-A MaNuEL Study[J]. Clin Nutr. 2019，38(5)：2389-2398[22].

图 2.4　不同研究样本中，以低 BMI、体重减轻(WL)或两者皆为标准的老年人营养不良的患病率

2.6　总结

老年人营养状况恶化较为常见，且会影响老年人患病后恢复及康复。在老年人中，营养状况恶化可以在急性疾病期间迅速发生，也可以在不同年龄或慢性疾病相关因素的影响下潜伏一段时间。能量和蛋白质摄入不足是老年人营养不良的常见原因，尤其在住院期间。老年人通常由于老年性厌食症面临营养不良的风险，但也有一些营养风险因素是可以改变的。因此，老年营养不良是一种复杂的情况，在这期间，需要跨学科团队合作以支持和维持老年人健康的营养状况。

总结要点

- 营养状况变差在老年患者和老年骨科患者中是常见的。
- 能量、蛋白质及维生素 D 摄入不足是老年人、老年患者和老年骨科患者存在的一个重要问题。
- 制定营养干预措施时应考虑潜在的可改变的营养风险因素。
- 持续监测是非常必要的，这样能确保对营养需求(和摄入量)的评估能切实改善老年人的营养状况。

参考文献

[1] VOLKERT D，BECK A M，CEDERHOLM T，et al. ESPEN guideline on clinical nutrition and hydration in geriatrics [J]. Clinical Nutrition，2019，38(1)：10-47.

[2] Ministers，NCo. Nordic nutrition recommendations 2012：integrating nutrition and physical activity[M]. Denmark：Narayana Press，2014.

[3] BROWNIE S，MUGGLESTON H，OLIVER C. The 2013 Australian dietary guidelines and recommendations for older Australians[J]. Australian Family Physician，2015，44(5)：311-315.

[4] Age Scotland. Eat well：a guide for older people in Scotland[EB/OL]. [2023-09-15]. https://www. eatwellagewell.

org. uk/images/EatWellGuide2020. pdf.

[5] SHLISKY J, BLOOM D E, BEAUDREAULT A R, et al. Nutritional considerations for healthy aging and reduction in age-related chronic disease[J]. Advances in Nutrition, 2017, 8(1): 17-26.

[6] GOMES F, SCHUETZ P, BOUNOURE L, et al. ESPEN guidelines on nutritional support for polymorbid internal medicine patients[J]. Clinical Nutrition, 2018, 37(1): 336-353.

[7] European Food Safety Authority. Scientific opinion on dietary reference values for vitamin D[J]. EFSA J, 2016, 14(10): 4547.

[8] Queensland Goverment. Estimating energy, protein & fluid requirementsfor adult clinical conditions. Consensus document from Dietitian/Nutritioists from the Nutrition Education Matreal Online "NEMO"[R/OL]. (2015)[2015-05]. https://www. scribd. com/document/295124816/Estimating-Energy-Protein-and-Fluid-Requirements-for-Adult-Clinical-Conditions.

[9] EatRight Academy of Nutrition and Dietetics. What are the caloric needs of healthy older adults (over age 65)[EB/OL]. [2009-10-9]. https://www. andeal. org/recommendation-ratings.

[10] Queensland Government. Estimating energy, protein & fluid requirements for adult clinical conditions. Consensus document from Dietitian/Nutritionists from the Nutrition Education Materials Online "NEMO"[R/OL]. Brisbane: Queensland Health, 2015-05[2023-08-20]. https://www. scribd. com/document/295124816/Estimating-Energy-Protein-and-Fluid-Requirements-for-Adult-Clinical-Conditions.

[11] O'KEEFFE M, KELLY M, O'HERLIHY E, et al. Potentially modifiable determinants of malnutrition in older adults: a systematic review[J]. Clinical Nutrition, 2019, 38(6): 2477-2498.

[12] VOLKERT D, KIESSWETTER E, CEDERHOLM T, et al. Development of a model on determinants of malnutrition in aged persons: a MaNuEL project[J]. Gerontology and Geriatric Medicine, 2019, 5.

[13] COX N J, IBRAHIM K, SAYER A A, et al. Assessment and treatment of the anorexia of aging: a systematic review[J]. Nutrients, 2019, 11(1): 144.

[14] CHANG M, GEIRSDOTTIR O G, LAUNER L J, et al. A poor appetite or ability to eat and its association with physical function amongst community-dwelling older adults: age, gene/environment susceptibility-Reykjavik study[J]. European Journal of Ageing, 2020, 18: 405-415.

[15] VOLKERT D, SCHRADER E. Dietary assessment methods for older persons: what is the best approach[J]. Current Opinion in Clinical Nutrition & Metabolic Care, 2013, 16(5): 534-540.

[16] HENGEVELD L M, BOER J. Prevalence of protein intake below recommended in community-dwelling older adults: a meta-analysis across cohorts from the PROMISS consortium[J]. Journal of Cachexia, Sarcopenia and Muscle, 2020, 11(5): 1212-1222.

[17] BJORNSDOTTIR R, OSKARSDOTTIR E S, THORDARDOTTIR F D, et al. Validation of a plate diagram sheet for estimation of energy and protein intake in hospitalized patients[J]. Clinical Nutrition, 2013, 32(5): 746-751.

[18] Worldwide N. NutritionDay worldwide-benchmark & monitor your nutrition care[EB/OL]. [2023-09-15]. https://www. nutritionday. org/.

[19] World Health Organization. Malnutrition[EB/OL]. (2021-06-09)[2023-09-15]. https://www. who. int/news-room/fact-sheets/detail/malnutrition.

[20] CEDERHOLM T, BARAZZONI R, AUSTIN P, et al. ESPEN guidelines on definitions and terminology of clinical nutrition[J]. Clinical Nutrition, 2017, 36(1): 49-64.

[21] CEDERHOLM T, JENSEN G, CORREIA M, et al. GLIM criteria for the diagnosis of malnutrition-a consensus report from the global clinical nutrition community[J]. Journal of Cachexia, Sarcopenia and Muscle, 2019, 10(1): 207-217.

[22] WOLTERS M, VOLKERT D, STREICHER M, et al. Prevalence of malnutrition using harmonized definitions in older adults from different settings-A MaNuEL study[J]. Clinical Nutrition, 2019, 38(5): 2389-2398.

推荐阅读

[1] ASPEN Geriatric Care Resources. https://www. nutritioncare. org/Guidelines_and_Clinical_Resources/Geriatric_Care_

Resources/.

[2] Canada's Food Guide-Healthy eating for seniors. Date modified 11. 12. 2019. https://food-guide. canada. ca/en/tips-for-healthy-eatin g/seniors/.

[3] JENSEN G L, CEDERHOLM T, CORREIA M I T D, et al. GLIM criteria for the diagnosis of malnutrition: a consensus report from the global clinical nutrition community[J]. Journal of Parenteral and Enteral Nutrition, 2019, 38(1): 1-9.

[4] National guidelines for geriatric nutrition. Nordic nutrition recommendations 2012: integrating nutrition and physical activity[M]. Denmark: Narayana Press, 2014.

[5] O'KEEFFE M, KELLY M, O'HERLIHY E, et al. Potentially modifiable determinants of malnutrition in older adults: a systematic review[J]. Clinical Nutrition, 2019, 38(6): 2477-2498.

[6] VOLKERT D, BECK A M, CEDERHOLM T, et al. ESPEN guideline on clinical nutrition and hydration in geriatrics [J]. Clinical Nutrition, 2019, 38(1): 10-47.

第 3 章

老年营养评估、诊断和治疗

Mette Holst and Anne Marie Beck

版本：独立翻译稿

译者：梁小芹　鲁雪梅　戴民慧　陈亚萍　高　远

【摘要】本章旨在分享营养护理专业知识和最佳实践方法，包括营养筛查、评估、诊断、干预和监测，聚焦于在家庭、医院或照护机构中为营养不良或有营养不良风险的老年人提供营养护理。

【关键词】筛查；营养不良；营养评估；营养状况；营养需求；营养治疗；营养支持

【学习目标】

- 阐述老年人的营养护理流程；
- 阐述营养筛查的原因和成功筛查的关键原则；
- 描述营养评估和诊断的关键要素；
- 描述如何根据营养评估、营养需求和营养影响因素制订干预计划；
- 描述监测营养干预效果的基本概念；
- 描述营养治疗开始及结束所涉及的伦理问题。

本章隶属于第一部分：老年营养护理。

关于本书章节划分依据，请参见第一章：老年病学和老年骨科营养护理概览。

M. Holst (*)

Centre for Nutrition and Intestinal Failure, Aalborg University Hospital and Department of Clinical Medicine, Aalborg University, Aalborg, Denmark

e-mail: mette. holst@ rn. dk

A. M. Beck

University College Copenhagen, Copenhagen, Denmark

Dietetic and Nutritional Research Unit, Herlev-Gentofte University Hospital,

Herlev, Denmark

e-mail: ambe@ kp. dk

Ó. G. Geirsdóttir, J. J. Bell (eds.), Interdisciplinary Nutritional Management and Care for Older Adults, Perspectives in Nursing Management and Care for Older Adults, https://doi. org/10. 1007/978-3-030-63892-4_3

Karen 今年 92 岁，过去 5 年一直住在当地的一家养老院。搬到养老院后，她变得精力充沛，并喜欢与工作人员和其他住客为伴。虽然她在日常活动、服用药物和进行一些精细运动时需要一些帮助，但大部分时间能够自理。她特别喜欢在客厅里和其他人共同进食。然而，她最近患上了尿路感染，在服用抗生素后感到恶心和不舒服，所以不再想离开房间。

3 周后，Karen 的护士 Mary 来访，检查她的尿路感染情况。Mary 发现她躺在床上，并注意到她的体重下降了很多，上半身和下半身的肌肉量减少。Karen 之前略微超重，BMI 为 30 kg/m^2，现如今她的体重下降了 4.5 kg。当被问及饮食习惯时，Karen 主诉食欲减退、恶心、难以进食。她还害怕独自如厕，因为她担心自己可能得不到及时的帮助，这让她感到非常不安。进一步的检查发现，Karen 有发热和口腔真菌感染。

Mary 亲切地告诉 Karen，她的营养筛查结果显示她有营养不良的风险，而且可能已经处于营养不良状态了。然后，Karen 和 Mary 讨论了持续营养摄入不足的潜在影响，以及 Karen 是否应该按照自己的喜好进食，还是以补充营养为目的地进食，或两者兼而有之。Karen 迫切希望增加营养摄入，以防止营养状况进一步恶化，并希望在 3 个月内恢复正常躯体功能和生活方式。然后她们开始制订营养计划，从冷软食和每天两次的口服营养补充剂开始。Mary 安排了一位营养师对 Karen 的营养状况进行全面评估，并确定具体的营养护理目标和计划。同时，要求 Karen 的医生检查她的抗生素使用情况和口腔健康，并要求物理治疗师为她制订身体康复计划。

最重要的是，Mary 与 Karen 及其家属达成一致，认为 Karen 在日常生活中需要更多的帮助和更加注意营养加餐，每两周监测她的体重，并制订一个锻炼计划。Mary 将该计划传达给护理团队，并在 Karen 的护理记录中进行预约，以确保每个人都能遵循计划，并持续监测情况和修改计划。

3.1　营养护理程序

营养护理程序（nutrition care process，NCP）是由一系列各自独立但相互关联的步骤组成的系统化程序，以支持像 Karen 这样的老年人，为他们提供营养护理[1,2]。NCP 帮助医务人员识别蛋白质-能量营养不良（以下称为营养不良）的风险，以便为营养不良人群提供适时的、恰当的营养护理。营养不良是《国际疾病分类》（第十一版）（International Classification of Diseases，ICD11）下的一种临床疾病，包括饥饿相关营养不良和急慢性疾病相关营养不良[2-4]。肌少症和衰弱是营养相关疾病，通常与营养不良和老年综合征有关[2,5]（图 3.1）。NCP 旨在关注和解决与营养不良有关的所有问题。

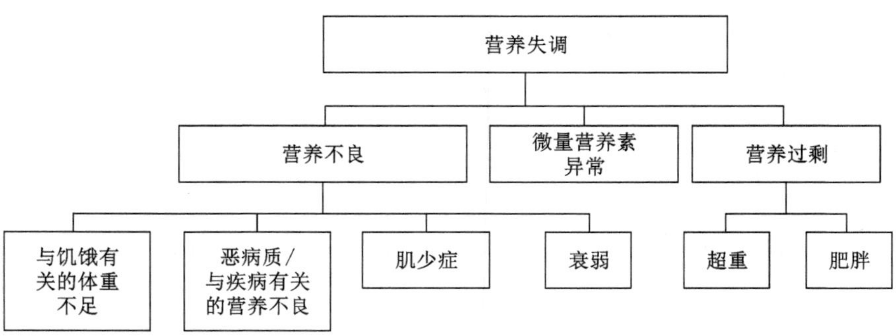

转自：Clin Nutr，34（3），T Cederholm，I Bosaeus，R Barazzoni，et al. A conceptual tree of nutritional disorders.，p. 335-341.，版权所有（2015），经爱思唯尔授权。

图 3.1　营养失调的概念架构[1,2]

NCP 在不同环境和人群中的"表现"原则上是相同的，但使用工具的设计可能有所不同；图 3.2 描述了美国营养与饮食学会（Academy of Nutrition and Dietetics）发布的营养护理程序[1,6,7]。需要注意的是，NCP 模型的外圈结构虽然不是本章的重点，但也将在后面的章节中进行阐述，以确保系统、资源和基础设施到位，从而能够在合适的时间、合适的地点为合适的老年人提供合适的营养护理程序。

全球的营养师、医疗和护理营养专家通常都使用 NCP，以及统一的营养护理流程、重点文件和循证指南，来指导营养不良的治疗和护理。同时，NCP 还提供了针对营养不良或有营养不良风险患者的营养护理模式，为低、中或高风险患者提供营养护理指导。针对许多营养不良中等风险患者的专科营养护理是缺失的，护士及其他多学科医务人员、志愿者、家人和朋友也无法提供有价值的营养护理，所以 NCP 能够及时、高效地向其提供营养护理。这种方法不仅可以让不同的医务人员参与到营养护理过程中，同时能够合理配置营养专家资源[8-11]（第 1 章和第 13 章）。

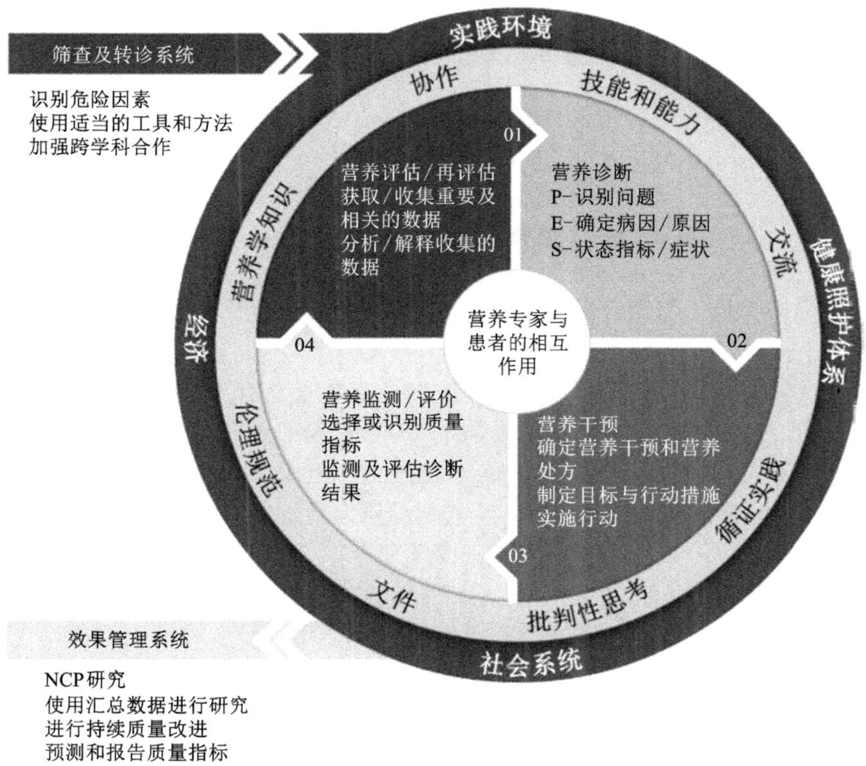

转自：Journal of the Academy of Nutrition and Dietetics，117（12）William I. Swan，Angela Vivanti，Nancy A. Hakel-Smith，Brenda Hotson，Ylva Orrevall，Naomi Trostler，Kay Beck Howarter，Constantina Papoutsakis. Nutrition Care Process and Model Update：Toward Realizing People-Centered Care and Outcomes Management. p. 2003-2014. 版权所有（2017），经爱思唯尔授权。

图 3.2　营养护理程序和模型[1,7]

上面的案例强调了由不同医务人员和照护者实施的非专业营养护理的重要性，它能够确保老年人在任何环境中都可以得到照护。因此，在多学科营养护理程序中提出了一种基于 NCP 的多学科方法，其更大程度上将 NCP 模型的要素转化为行动（图 3.3）。本章其余部分基于多学科营养护理程序，重点强调护士和多学科团队为营养不良或有营养不良风险的老年人实施营养护理的时机。

3.2　营养风险筛查/早期识别

进行系统化营养风险筛查或识别的目的和意义在于，明确营养状况及营养干预的必要性，识别因营养状况而导致感染、恢复期延长或死亡等不良结局的风险人群[12-15]。在案例学习中，我们应用

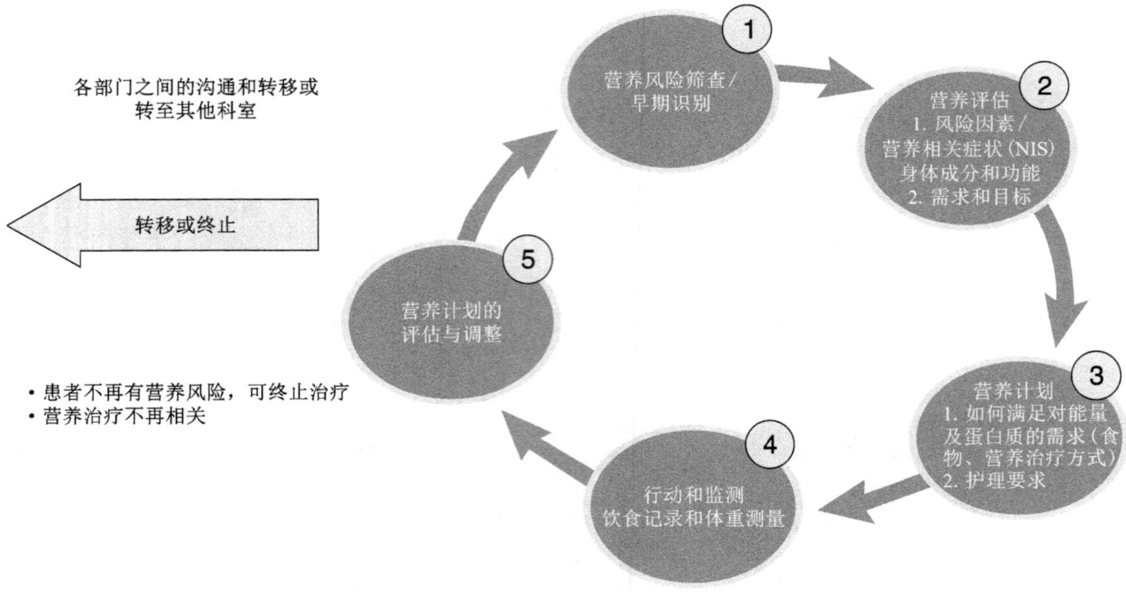

图 3.3　多学科营养护理程序模型(作者 Mette Holst)

了筛查工具来识别营养风险，告知营养干预的必要性，使护士和老年人意识到营养摄入不足与预后之间的关系。

无论在医院、社区还是老年护理机构，都应该对所有接受医疗行为的人群进行营养风险筛查。根据照护场所的不同，营养筛查应在首次联系后的24~48小时内进行，之后再进行定期筛查。通过筛查，医务人员能够及时对相关人群实施精准预防和治疗措施。体重减轻越多，不良结局风险越大，而对于高龄、多病共存的老年人，恢复已经消减的肌肉更加困难，几乎不可能实现。因此，为了防止营养不良导致不良结局，最重要的措施之一是尽早开始营养治疗。

欧洲临床营养和代谢学会(ESPEN)和美国肠外和肠内营养学会(ASPEN)建议使用经过验证的筛查工具[5, 16-18]。营养不良筛查工具通常与体重减轻、食物摄入减少和疾病严重程度相结合。对社区老年人进行筛查时，除当前的营养状况外，应首先考虑身体和功能状态、营养摄入、慢性疾病；而在住院患者中，除上述情况外还应考虑急性疾病。各种筛查工具已经在不同的场所进行了验证，并对各种指标参数进行了适当的调整[19]。非计划体重减轻通常是营养筛查工具中的筛选条目之一，常应用于早期营养不良的识别，也是能尽早发现营养风险的最易获取、最有效的指标参数。探究治疗过程中体重减轻的原因时，不仅要关注近期体重，更要关注整个治疗过程中的体重变化。如果老年人或其照护者无法回答是否在一段时间内出现体重减轻时，许多筛查工具仍将其归为“有风险”[20]，目的是避免漏筛可能从营养治疗中获益的老年人。因此，建议居住于养老院或社区的衰弱老年人每月常规进行体重测量。

虽然我们引用的案例是一个明确的筛查阳性个体，但任何营养筛查工具都具有一定的局限性。例如，心源性恶病质患者可能由于液体超负荷而未出现体重减轻，或患者食欲仍正常，但其实他们仍然存在营养不良风险。因此，医务人员进行筛查时必须运用批判性思维结合临床判断。治疗团队也可以考虑将一组具有特定疾病或治疗需求的老年人判定为“有风险”，例如重症监护室或急性髋部骨折护理病房中的老年人。

根据营养筛查结果启动营养计划。对于没有营养风险的人群，应为其提供标准的营养护理程序，例如，提供医院普通饮食，必要时辅助进食，以及保证充足的进食时间。居住在不同场所的老年人，若初筛为“无风险”，应定期再筛查，以便及时识别营养状态的变化。筛查后发现有营养风险的人群需要进行营养评估[13]。

3.3 营养评估和诊断

3.3.1 营养相关症状

通过营养评估，医务人员可以获取患者营养方面的详细信息，包括营养不良相关症状(nutrition impact symptoms，NIS)、身体成分和功能、应激代谢、心理、社会参数以及营养需求等，以指导营养诊断、目标设定和护理计划制订(图 3.3)。

一些主观的结局指标数据需考虑回忆偏倚、理解偏差和故意迎合等因素。因存在多重病症、急性疾病、住院治疗以及吞咽困难、食欲下降、疲劳和肌无力等营养相关问题，老年人的营养评估变得更加复杂。营养不良、躯体功能障碍、肌少症、衰弱和衰老过程中恶病质的共同作用加剧诊断的难度(第 8 章)。

NIS 评估的目的是识别、减少或消除饮食障碍，同时确保将与饮食相关的生理、心理、社会、环境变化因素纳入营养计划中(表 3.1)。第 2 章和第 4 章重点阐述营养不良的其他决定因素。

针对已识别的、可改善的 NIS 因素，实施进一步的检查并启动相关治疗。在我们的案例分析中，重点阐述了护士 Mary 如何识别可逆性营养相关症状，并与 Karen 和医疗团队其他成员一起制定预期目标并实施干预措施。同时，该案例还强调了营养师、护士、医生和其他医疗服务提供者共同合作的必要性。与单一营养学科相比，多学科团队更能从不同角度分析阻碍患者营养摄入的影响因素。营养不良的决定因素很多，且 NIS 评估工具繁多，为了更全面地了解个体营养摄入障碍因素，推荐采用系统性方法对 NCP 和 NIS 进行评估(第 2 章和第 4 章)。例如，用于评价进食相关症状的营养相关症状评分量表[21]是基于患者自评-主观全面评定量表(Patient-Generated Subjective Global Assessment，PG-SGA)开发的，而 PG-SGA 是经过验证的、癌症患者最适用的 NIS 工具之一[22]。

表 3.1　常见的营养相关症状

医学/生理学		社会心理学
嗅觉和味觉改变	老年厌食症、食欲不振或早饱	照护者负担
认知障碍、谵妄或痴呆	抑郁	社交孤立
口干	吞咽困难	食物缺乏或经济缺乏保障
疲乏	肠胃不适，例如恶心、呕吐	情绪低落
腹泻、便秘	牙齿缺失或假牙不匹配	自我饮食限制和偏好
吸收不良或内分泌紊乱	多重病症	
口腔溃疡	疼痛	**环境**
多重用药或药物不良反应	限制性饮食	老年人、临床医生和社区信仰、偏见和观念
		错误信息、误导和治疗偏差

3.3.2 营养诊断

全球营养不良领导力倡议(Global Leadership Initiative on Malnutrition，GLIM)是近年来由全球几个主要的临床营养学会和专家发起的一项全球倡议和共识[16]，其目的是明确营养风险因素，对营养不良作出“营养诊断”(表 3.2)，从而推动以行动为导向的营养干预治疗。

这个过程首次使用上述经过验证的筛查工具早期识别营养风险。这为全面评估提供了依据，全面评估标准包括表型(非计划体重减轻、BMI 或肌肉量)和病因，病因主要考虑饮食摄入量减少和疾病状态（表 3.2 和图 3.4）。

表 3.2　GLIM 标准：营养不良的表型和病因诊断标准

表型标准[a]			病因标准[a]	
体重减轻/%	低 BMI/(kg/m²)	肌肉减少[a]	摄入量减少或消化吸收障碍	炎症
6 个月内体重减轻>5%或 6 个月以上体重减轻>10%	70 岁以下<20 或 70 岁以上<22	通过人体成分分析反映肌肉减少[a]	摄入量≤50%需求量超过 1 周，或摄入量减少超过 2 周，或存在影响消化吸收的慢性胃肠道疾病	急性疾病/创伤或慢性疾病
	亚洲：70 岁以下<18.5 或 70 岁以上<20			

营养不良严重程度分期临界值：1 期(中度)营养不良和 2 期(重度)营养不良			
	表型标准[a]		
	体重减轻/%	低 BMI/(kg/m²)[b]	肌肉减少[c]
1 期/中度营养不良(需要一项符合此分级的表型标准)	6 个月内体重减轻 5%～10%或 6 个月以上体重减轻 10%～20%	<20，70 岁以下；或<22，70 岁及以上	轻度至中度减少(根据经过验证的评估方法，见下文)
2 期/严重营养不良(需要一项符合此分级的表型标准)	6 个月内体重减轻>10%或 6 个月以上体重减轻>20%	70 岁以下<18.5 或 70 岁及以上<20	重度减少(根据经过验证的评估方法，见下文)

注：a. 严重程度分级基于表型标准，文中和图 3.4 中描述的病因标准用于指导干预和预测结局。

b. 需要进一步研究来获得临床环境中适合亚洲人群的 BMI 共识参考数据。

c. 例如，通过双能 X 线吸收测定法测量四肢瘦体质指数(ALMI，kg/m²)或使用其他身体成分测量方法，如生物电阻抗分析(BIA)，CT 或 MRI。当上述方法不可行或因地域偏好，可以使用体格检查或标准人体测量措施，如上臂肌围或小腿围。握力等功能评估可用作辅助措施[16, 23]。

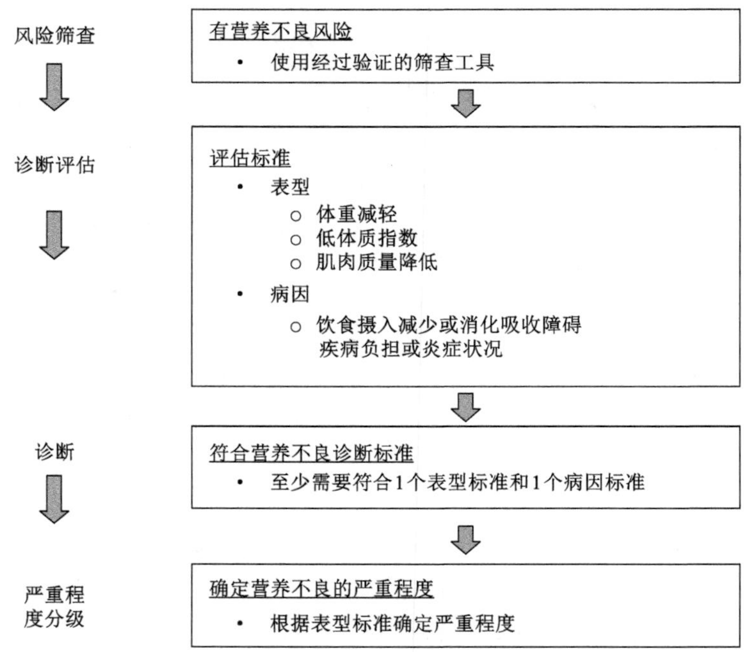

图 3.4　GLIM 标准[16]

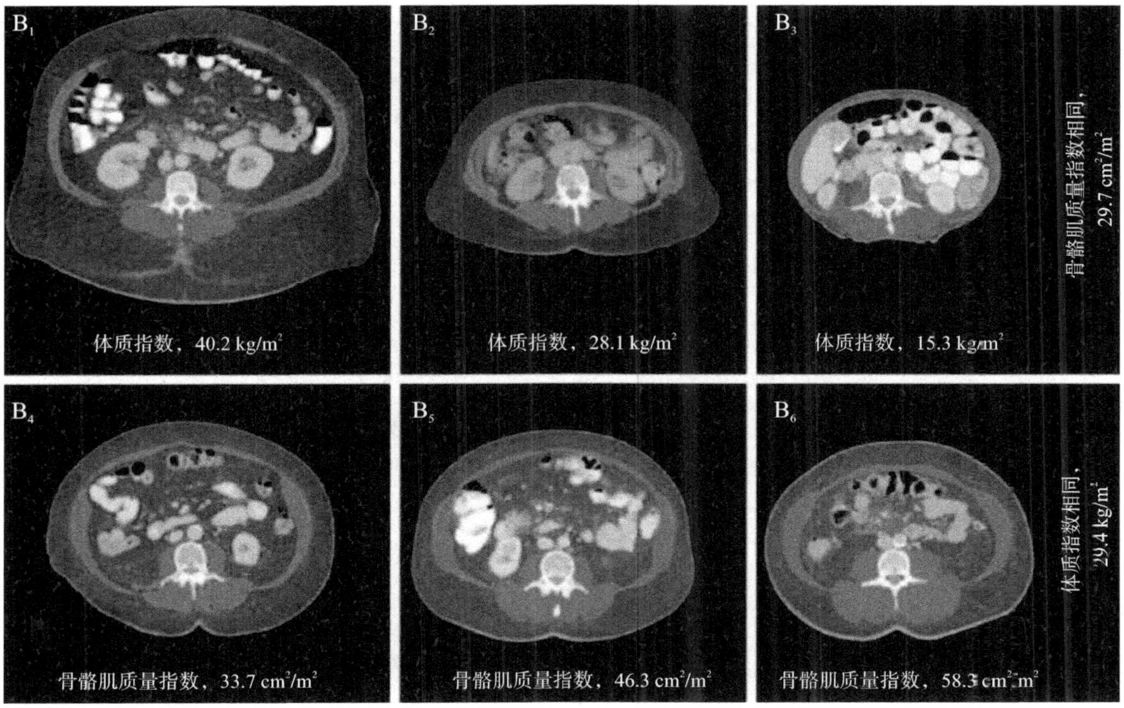

注：B1、B2 及 B3 展示了骨骼肌质量指数相同但是 BMI 不同，即不同的体型但肌肉量相同。B4、B5 和 B6 展示了 BMI 相同骨骼肌质量指数不同，即相同的体型不同的肌肉量(Martin L. et al.[23])。

(经 Martin，L 等人许可，转自：Cancer cachexia in the age of obesity：skeletal muscle depletion is a powerful prognostic factor，independent of body mass index[J]. J Clin Oncol，2013，31(12)：1539-1547.)

图 3.5　骨骼肌质量指数相同但 BMI 不同个体，以及 BMI 相同但骨骼肌质量指数不同个体的对比图(Martin L. et al.[23])

肌肉量在表型标准中是生存状态或并发症最重要的预测指标。在疾病活动期，体重减轻的主要原因是肌肉量的减少。如个体没有足够热量和蛋白质储备用于疾病消耗，肌肉能快速分解产生热量和蛋白质满足机体需求。此外，肌肉量是维持体力活动需要重点关注的指标。肌少症是老年人出现的骨骼肌质量、力量和功能同时降低的一种综合征。肌少症与蛋白质摄入不足和(或)躯体活动减少有关，严重影响个体(自我报告的)生活质量及身体活动水平和功能[24]。

肌肉量的检测有多种方法。在研究中经常采用的可靠方法包括双能 X 射线吸收法(DXA)、磁共振成像(MRI)和计算机断层扫描(CT)。在大多数临床环境中，这些方法所使用的设备因成本过高、辐射暴露而使用受限(图 3.5)。除此之外，我们还有多种工具可以使用。全球范围内，临床常用的肌肉质量测定方法为测量小腿围和上臂围。该测定方法成本低、易于操作，且结果通常与可靠方法结果一致。然而，该方法的局限在于在肥胖人群中其精确度会有所降低[25]。超声作为一种肌肉量测定方法，尽管目前尚未广泛应用，但其潜在价值已逐步显现。生物电阻抗法(BIA)操作简单、快捷，可以快速读取并换算出结果。医务人员经过专业培训后，可以将其广泛应用于不同患者与不同医疗场所中。BIA 可以测量脂肪、肌肉组织和体液的质量和比例。这种方法是通过设备发送的微弱电流经过组织，测量每种组织类型的不同电阻。进行 BIA 测量时，为获得准确结果，需进行严格的准备工作，例如，在测量前需排空膀胱、禁食并避免剧烈活动。BIA 不适用于起搏器植入人群，体液过多或电解质紊乱也会影响测量的准确性。作为一种间接测量方法，BIA 的精确度有限，且在部分老年人群中，其与肌少症不相关[25, 26]。然而，我们认为，目前如果应用准确有效的设备和正确的方法，BIA 能够为临床提供有价值的肌肉信息来源。

在 GLIM 标准中，功能评估可作为辅助测量方法。测量肌肉力量和功能的方法有很多，通常用于评估干预前状态或干预效果。其中，推荐使用握力、步行速度(以日常速度步行 4 min 或 6 min，以米为单位测量距离)、坐立测试(以尽可能快的速度从没有扶手的椅子上完成 5 次起立和坐下动作，测量所需时间)或 30 s 坐立测试(计算 30 s 内从椅子上站起的次数)等单一参数测量指标（表 3.3 EWGSOP2[27]）。患者自我报告结果也是经常联合使用的评估方法[28]。

在上述案例分析中，虽然 Karen 的 BMI 相对较高，但她的体重至少减轻了 5%。因此，她符合营养不良诊断的表型标准，无须进一步的筛查、临床或功能评估。本案例引起了人们对 BMI 的关注：所有体重水平均可能发生肌少症和营养不良，即在消瘦、“健康”、超重或肥胖的老年人中均可能发生。

表 3.3　EWGSOP2 肌少症体能临界值[27]

试验	男性临界值	女性临界值
EWGSOP2 肌少症，通过椅立测试和握力临界值表示低肌力		
握力	<27 kg	<16 kg
坐立测试(5 次)	>15 s	
ASM	<20 kg	<15 kg
ASM/身高^2	<7.0 kg/m^2	<5.5 kg/m^2
EWGSOP2 肌少症低体能临界值		
步速	≤0.8 m/s	
SPPB	≤8 分	
TUG	≥20 s	
400 米步行测试	未完成或≥6 min 完成	

来源：EWGSOP2 欧洲共识，肌少症定义和诊断更新版[27]。ASM(appendicular skeletal muscle mass)：四肢骨骼肌肉量；SPPB (short physical performance battery)：简易体能状况量表；TUG(timed-up and go test)：起立-行走计时测试。

3.3.3　病因标准

“过去一周您的食量是否比平时少?”这一问题经过充分验证，确认对研究 GLIM 病因标准非常重要，因此被纳入多个筛查工具中。它与非计划体重减轻直接相关。许多医疗保健人员不采用具体数值，而是采用四分位数进行粗略估计。护士 Mary 可能会问类似“过去一周您吃得像往常一样多还是比平时少?”的问题，并且为了跟 Karen 继续交流，她可能会进一步询问 Karen 进食量是否为平时的 50%、75%或可能仅 25%。同时，还需进一步评估摄入不足的持续时间。若时间允许或必要，应详细记录既往饮食情况。尽管评估可能需要更多的时间和一定的技能，但详细的既往饮食记录可充分反映摄入量是否充足，以及识别出可改变的潜在障碍和促进因素(图 3.4)[29]。

对于共病严重程度的评估，生物标志物可以帮助诊断营养不良或确定老年人是否需要营养治疗。然而，尽管生物标志物在临床和研究中广泛应用，但是白蛋白水平很大程度上反映的是整体疾病状况，而不是营养状况或营养需求。一项系统研究明确了运用白蛋白这一指标进行营养评估的缺陷，尤其是对无其他基础疾病，但患有神经性厌食症导致饮食摄入量极低的个体。这类人群即使体重减轻，血清白蛋白和前白蛋白水平也保持在正常水平，只有在极度饥饿时，即 BMI 低于 11 时，血清白蛋白和前白蛋白水平才会降低[30, 31]。通过对众多血液标志物进行检测发现，没有任何血液标志物可独立作为营养不良标志物和反映机体营养状况的敏感指标[32, 33]。我们不建议在上述案例分析中检测白蛋白或其他血液标志物，因为这些指标可能会受感染急性期的影响。这并不是说不需要考虑实验室检查，在进行全面营养评估时，可以考虑将电解质、维生素和矿物质、内分泌、肾功能、肝功能、蛋白质和免疫功能等检查作为参考。例如，Karen 已经在家中(室内)待了一段时间，如果她没有服用补充剂，那可能需要检查维生素 D 水平(第 9 章)。作为老年人，如果她尚未服用补充剂，为防止吸收不良也需考虑检测维生素 B_{12} 水平。尽管我们的案例个体没有再喂养综合征的风险，但为了预防和管理再喂养综合征，建议在开始营养治疗时首先对患者进行初步血液检查和监测，尤其是体重下降过多或饮食摄入量大幅降低超过一周的人群[34]。

3.3.4　需求评估

营养护理程序的下一个步骤是评估个体对能量、蛋白质、液体和其他宏量及微量营养素的需求。该部分内容在第 2 章中已阐述。然而，在我们的案例中，护士 Mary 只是作了一个大致的临床判断：Karen 的蛋白质和能量摄入量大幅降低超过 2 周，且明显不能满足 Karen 的需求。

3.3.5　营养诊断

护士必须对老年人的现况进行个体评估，这将有助于与患者在后续治疗中就护理方案进行协商，作出更好的决策。营养护理的最佳实践见第 6 章。

全面的营养评估能够为营养诊断提供依据；准确的营养诊断不仅能够直观反映可改变的营养问题，还可以记录潜在的病因、体征和症状[1, 7]。在上述案例中，Karen 应有营养不良的诊断记录，须告知其诊断结果并与其探讨护理方案。虽然我们关注的是营养不良，但需要注意的是，在整个护理过程中，老年人常见的营养诊断具有多样性[6]。在我们的案例分析中，第二个重要诊断是“蛋白质、能量和微量营养素摄入不足。原因与药物引起胃肠道不适、口腔溃疡和担心失禁有关，在过去 3 周内摄入量<50%需求量和体重减轻>5%可作为营养不良的诊断依据”。

3.4　营养计划和护理需求

营养计划是尽可能满足老年人营养需求、解决营养诊断问题及实现共同治疗目标的个体化营养治疗方案(第 1，5，10，11，13 和 21 章)。对于有积极营养护理目标的个体，所需护理通常遵循 3 个步骤，具体内容将在下文简要概述并在第 5 章中详细阐述。

第 1 步：富含能量和蛋白质的食物/强化食品，包括零食和口服营养补充剂(oral nutritional supplements，ONS)[11]。

对于营养不良或有营养不良风险的老年人，需为其提供富含能量和蛋白质的食物。为了提高饮食摄入量，可以提供强化食品、增加零食和(或)小点心[5]。许多研究表明，如果不使用营养补充剂，具有营养风险的人群很难摄入足够的蛋白质[35]。因此，为了改善饮食摄入、增加体重、降低并发症和再入院的风险，应为营养不良或有营养不良风险的住院老年人提供 ONS[5]。

对于营养不良或有营养不良风险的老年人，治疗团队有时需要考虑限制性饮食处方。有些人群通常需要遵循特殊饮食，如心脏疾病、肾脏疾病、糖尿病和肥胖症患者，但这类人群具有营养风险时，仍需选择进食富含能量和蛋白质的食物。对于心脏疾病和肾脏疾病患者人群，当摄入量可能不足时，营养计划可能需要与营养师协商后共同制订，或由临床治疗团队制订。同样，有严重糖尿病的住院患者需增加胰岛素治疗并提高血糖监测频率，严格的无糖或低脂饮食则可能会导致营养状况进一步恶化。不建议老年人在疾病期间执行减重饮食，当恢复健康或处于疾病稳定期，经过慎重评估后才可恢复减重饮食[5](第 16 章)。在对“共病”患者进行营养护理时，团队之间的有效沟通尤为重要，因为在治疗过程中，不同专科的医生会给予患者治疗基础疾病、改善健康状况的相关建议，这些不同建议可能影响老年人营养计划的执行(第 1 章和第 13 章)。Karen 并未服用营养补充剂，因为她认为这不利于糖尿病治疗，这在上述案例分析中没有阐述。Karen 的医生发现了这一点，并向她保证这些补充剂是促进康复的重要药物。

我们的案例强调护士与多学科医务人员倡导个体化营养护理计划和决策的必要性。团队成员还应向患者提供相关信息并确保患者对信息的理解没有偏差，阐明目标和期望，这是以患者为中心的营养护理的核心要素(第 10~12 章)。当患者及家属在实施计划过程中遇到困难或其他特殊情况寻求帮助时，应为他们提供一个实用且贴心的方法，即何时何地可以寻求帮助，包括专业人员的姓名、电话号码/邮箱及办公时间等信息，并且最好是患者或家属可以带回家的、个体化的书面信息。医务人员全程协调营养护理同样非常重要，且必须明确营养协调工作的主要负责人[36]。

食物、膳食和营养护理需要花费较多心思，因为要满足个人期望、偏好和需求的同时还要满足能量和蛋白质的摄入需求。这种平衡并不容易实现。建议医务人员了解在医院病房、养老院、社区环境中建立集体食堂的可能性，以达成患者与他人共同进食的愿望。第 5 章进一步阐述了以临床为中心的餐饮服务系统的重要性。

每日提供膳食的护士和其他医务人员必须在餐前、餐中和餐后承担“主持角色”，思考如何在当前条件下提供最好的膳食。众所周知，进食持续时间、是否与他人共同进食、周围环境以及食物均会影响个体的摄入量和摄入种类[37, 38]。刺激食欲的环境能够提高个体的进食欲望，例如，去除难闻的气味、餐厅通风和清洁。此外，我们的案例中强调了护士工作的重要性，护士应在进食前协助老年人清洁口腔、手卫生及如厕。

第 2 步：管饲肠内营养。

对于无法经口摄入营养的老年人，可选择管饲喂养。为了满足营养需求，维持或改善营养状况，ESPEN 建议对以下患者进行管饲喂养：预后较好且采取了干预措施仍预计超过 3 天无法经口进食或预计超过 1 周经口摄入能量低于需求的一半的老年人[5, 39]。如果管饲喂养是老年人的最佳选择，应充分告知其详细信息并征得其同意[5, 40]。

吞咽困难患者、重症监护患者、癌症患者以及因疾病或治疗不良反应而食欲不佳的患者通常可以在一段时间内使用管饲。管饲肠内营养，也称肠内营养，可为患者提供完全营养和部分营养。管饲肠内营养的具体细节详见第 5 章。在我们的案例中，Karen 之前曾在她的医疗照护计划中记录，如果她身体严重不适无法进食并有机会康复时，她愿意接受短期管饲喂养，但当她无法自主作出决定时她将不愿意接受长期留置饲管。

第 3 步：肠外营养。

肠外营养 (parenteral nutrition，PN)适用于无法通过胃肠道摄取或吸收足够营养的人群。肠外营养可以通过静脉注射给药，通常使用中心静脉通路，但短期应用肠外营养时也可以使用外周静脉通路。为了满足营养需求并维持或改善营养状况，建议符合以下条件，预后较好且有积极治疗目标(预期获益)的老年人接受肠外营养治疗：预计超过 3 日经口和肠内无法摄入，或预计超过 1 周经口摄入量低于能量需求的一半[5]。肠外营养患者管理和监测的具体内容详见第 5 章。

3.4.1 营养治疗护理

如果缺少护理这一支持性措施，上述三个步骤中的任何一步都难以实现。在许多国家的医院、家庭或养老院中，都由护士制订营养计划，并实施日常护理，评估患者在饮食方面的需求，并与相关医务人员协调。当然，这在各国之间可能会有所不同。研究表明，摄入量不足的患者很难向护理人员寻求饮食方面的帮助，这意味着护士必须特别注意评估这些患者的营养护理需求。在实际工作中，可以与患者周围的其他医务人员、志愿者、护工、家人和朋友共同承担进食协助工作。第 6 章和第 10 章详细描述了护理的工作内容。

3.5 实施和监测

在这一阶段，开始执行、监测并记录营养支持计划的实际实施情况(第 6 章)。根据场所和营养不良风险等级，制订持续评估计划并实施。地方和国家标准可以作为社区和医院实施和监测标准[8, 9]。记录、评估和调整老年人的营养治疗或特殊饮食情况至关重要。在上述案例中，Karen 原本生活得很好，可由于慢性病的诱发她出现感染，并开始自我封闭、食欲减退。这不仅是因为多种急性营养相关症状，同时还因为失去了用餐时附加的社交活动。护士和其他为老年人提供或准备三餐的工作人员必须意识到，一天的膳食对于老年人及其亲属来说具有社会意义。护士和医务人员是识别环境中可能影响食欲因素的最合适人员。

记录患者的饮食摄入量是最佳且应用最广泛的监测方法。如果可以，应考虑自我监测或参与监测，以调动患者的参与积极性，在之后的指导性交谈中，可将监测成效反馈给患者及相关家属。根据患者的饮食记录，医务人员或营养师可以和患者讨论关于膳食和膳食频率的问题，明确患者的问题、期望和需求。个人告知记录是非常必要的，它能够确保患者在任何膳食状况下都能得到恰当的帮助。目前基于计算机办公软件或手机、平板电脑上的 APP 开发的饮食管理表格应用日益广泛。记录方法的选择因个体能力、工具、设备和可用资源而异。24 小时膳食回忆法，是一个相对标准的摄入量评估工具，但无益于护理人员和患者调整全天的摄入量。为了提高患者的积极性，建议使用实时记录方法[41-43]。护士和其他护理人员负责记录饮食，并将患者的摄入量记录在病历中。

体重通常被用作监测参数，尤其是多次体重测量，但对于脱水或水肿的老年人来说，体重本身是一个不确定的参数。为了预防跌倒，建议老年人穿轻便的鞋子和居家服称重。建议每次都穿同类衣服和鞋子，记录称重时的衣服和体重秤的类型等细节，以避免测量误差。测量身高时背靠墙壁，不穿鞋，精确到厘米。如果无法准确测量患者身高，例如，脊柱后凸，可以在平躺并伸展的情况下测量患者从头顶到脚跟的距离。在不同环境和人群中也可以使用其他替代测量方法，例如尺骨测量法[44]。

此外，还要考虑多种其他的监测内容，包括生化指标、临床指标、生理和功能测量、心理和社会环境变化，以及老年人对共同治疗计划的认知、理解和依从情况(第 4 章和第 5 章)。清晰的监测方法和结果记录可以作为跨学科讨论老年人营养计划的基础。如上文所述，跨学科团队成员可能包括营养师、药剂师、医生、理疗师、专业治疗师、社会工作者或语言治疗师(第 13 章和第 18 章)。

3.6 营养计划的评估与调整

上述监测措施可用于评价和调整营养计划。例如，营养师或护士使用每日总摄入量和体重数据来确定患者是否已经实现或正在实现计划目标，否则，必须调整计划。此外，应重新考虑 NIS，以评估是否应调整营养计划，以及是否应转诊至跨学科其他专业继续治疗。当个体摄入量恢复正常且体重稳定时，可以降低监测频率。

3.7 出院或照护者交接

在征得老年人同意的情况下，应当向下一位照护者提供老年人相关信息，以便他们能够进行优质营养护理。提供的信息包括目前的体重、持续调整的营养计划、营养需求和目标、过敏食物或其他食物限制或偏好(例如文化或宗教要求)。之后还应对监测、激励措施以及个体和其他护理人员的参与方式提出建议。如果患者有认知障碍，所提供信息还应包括患者对食物的喜好和喂养偏好。

3.8 营养治疗结束

当目标达到时，营养治疗结束。即使目标没有完全实现，但患者病情趋于稳定，个人能够进行自我监测，并有足够的能力、机会和积极性持续执行营养治疗计划，也可以提前结束营养专科护理。

然而，在鼓励进食，保证充足的食物和液体摄入，监测营养摄入量、相应症状和相关结果测量等方面，仍需要像 Mary 护士这样的核心角色参与。对于老年人，特别是有多重病症或住院的老年人，疾病和不良事件可能会使他们再次面临营养不良的风险。因此，应根据当地建议定期进行营养筛查，并需要增加筛查频率。

3.9 伦理考虑

老年医学，包括老年营养治疗的主要目的是使老年人的功能状态最佳化，从而尽可能确保自主权和最佳生活质量。大量共识指出，口服营养除了提供营养外，还具有重要的心理和社会功能，例如它能刺激味蕾，让我们享受美食带来的愉悦和幸福感。因此，营养支持治疗首选口服营养补充，其中应该包括鼓励进食、定时进餐、高质量的食物选择以及考虑是否需要专门的辅助喂养。这些可能耗时、消耗资源且费力，执行起来有一定难度，因此需要对照护者进行充分的培训[5, 43]。

根据 ESPEN 指南[40]中人工营养和补水部分有关伦理方面的要求，在医疗决策行为中必须贯彻“自主、有益、无害和公正”的伦理原则。在危及生命的情况下，无法作出充分合理的决策时，无论在何种文化环境下，都应该遵循 *in dubio pro vit*（犹豫不决时，生命为先）原则。然而，自主权并不意味着老年人有权获得他们希望的或要求的没有医学指征的治疗。此外，该指南指出，精神正常的患者有权在获得充分信息后拒绝治疗，即使这种拒绝可能会导致他（她）的死亡，此时我们需要注意不同文化和环境在伦理方面的差异[40]。

关于痴呆症患者的营养及补水，该指南表示，停止人工营养后，大众常误认为这是让痴呆症患者停止摄入任何营养（包括进口摄入）的意思。对于需要帮助的饮食障碍患者来说，必须制订个人护理计划。该指南特别指出，关于生命终末期的医疗决策，必须谨慎选择适当的术语。在姑息治疗中，人工营养已经成为不可或缺的一部分，它可以提高晚期案例的存活率，否则患者会死于饥饿而非恶性病。在临终状态下，即使对患者有益处，结束或减少营养或液体治疗都是非常困难的。因此，指南建议从营养治疗的初期开始，在临床上每次治疗都要评估营养治疗效果，就像评估其他药物或治疗效果一样。这一点非常重要，尤其是对进展性或终末期疾病，如癌症、肺纤维化、帕金森病或运动神经元疾病。伦理问题将在第 21 章进一步详细讨论。

3.10 总结

Karen 一直生活在养老院，患病后需要短期住院治疗。虽然她有条件可以住在自己的家里，但无论在哪儿，她都需要良好的营养和护理。这些营养护理程序既需要营养护理专家的指导，也需要与医疗护理团队成员一起完成。

总结要点

- 护士是引领实施营养护理程序的理想人选。
- 营养护理程序需要老年人及其家人、朋友，以及多学科医疗保健人员共同参与。
- 营养相关症状评估对于识别、消除或减少进食障碍至关重要。
- 老年人是营养计划的核心，营养计划需与患者老年人的短期和长期目标达成一致。
- 营养不良或有营养不良风险的老年人，其营养护理不应局限于急性期护理或短期随访。

参考文献

[1] SWAN W I, VIVANTI A, HAKEL-SMITH N A, et al. Nutrition care process and model update : toward realizing people-centered care and outcomes management[J]. Journal of the Academy of Nutrition and Dietetics, 2017, 117

(12): 2003-2014.
[2] CEDERHOLM T, BOSAEUS I, BARAZZONI R, et al. Diagnostic criteria for malnutrition: an ESPEN consensus statement[J]. Clinical Nutrition, 2015, 34(3): 335-340.
[3] The LANCET. ICD-11[J]. Lancet,2019, 393(10188): 2275.
[4] WHITE J, GUENTER P, JENSEN G, et al. Consensus statement : academy of nutrition and dietetics and American society for Parenteral and Enteral Nutrition[J]. Journal of Parenteral and Enteral Nutrition, 2012, 36(3): 275-283.
[5] VOLKERT D, BECK A M, CEDERHOLM T, et al. ESPEN guideline on clinical nutrition and hydration in geriatrics [J]. Clinical Nutrition, 2019, 38(1): 10-47.
[6] SWAN W, PERTEL D G, HOTSON B, et al. Nutrition care process (NCP) update part 2: developing and using the NCP terminology to demonstrate efficacy of nutrition care and related outcomes[J]. Journal of the Academy of Nutrition and Dietetics, 2019, 119(5): 840-855.
[7] LACEY K, PRITCHETT E. Nutrition care process and model: ADA adopts road map to quality care and outcomes management[J]. Journal of the Academy of Nutrition and Dietetics, 2003, 103(8): 1061-1072.
[8] BELL J J, YOUNG A, HILL J, et al. Rationale and developmental methodology for the SIMPLE approach: a systematised, interdisciplinary malnutrition pathway for implementation and evaluation in hospitals[J]. Nutrition & Dietetics, 2018, 75(2): 226-234.
[9] KELLER H, LAUR C, ATKINS M, et al. Update on the Integrated Nutrition Pathway for Acute Care (INPAC): post implementation tailoring and toolkit to support practice improvements[J]. Nutrition Journal, 2018, 17(1): 2.
[10] FALASCHI P. Orthogeriatrics[M]. Cham: Springer International, 2017.
[11] BELL J J, GEIRSDÓTTIR Ó G, HERTZ K, et al. Nutritional care of the older patient with fragility fracture: opportunities for systematised, interdisciplinary approaches across acute care, rehabilitation and secondary prevention settings[M]//Falaschi P, Marsh D. Orthogeriatrics: The Management of Older Patients with Fragility Fractures. Cham: Springer, 2021: 311-329.
[12] KONDRUP J, ALLISON S P, ELIA M, et al. ESPEN guidelines for nutrition screening 2002[J]. Clinical Nutrition, 2003, 22(4): 415-421.
[13] CEDERHOLM T, BARAZZONI R, AUSTIN P, et al. ESPEN guidelines on definitions and terminology of clinical nutrition[J]. Clinical Nutrition, 2017, 36(1): 49-64.
[14] REBER E, GOMES F, VASILOGLOU M F, et al. Nutritional risk screening and assessment[J]. Journal of Clinical Medicine, 2019, 8(7): 1065.
[15] ELIA M, STRATTON R J. Considerations for screening tool selection and role of predictive and concurrent validity[J]. Current Opinion in Clinical Nutrition & Metabolic Care, 2011, 14(5): 425-433.
[16] CEDERHOLM T, JENSEN G L, CORREIA M, et al. GLIM criteria for the diagnosis of malnutritiona consensus report from the global clinical nutrition community[J]. Journal of Cachexia, Sarcopenia and Muscle, 2019, 38(1): 1-9.
[17] KELLER H, DE VAN DER SCHUEREN M A. Global Leadership Initiative on Malnutrition (GLIM): guidance on validation of the operational criteria for the diagnosis of protein-energy malnutrition in adults[J]. Journal of Parenteral and Enteral Nutrition, 2020, 44(6): 992-1003.
[18] MUELLER C, COMPHER C, ELLEN D M, et al. ASPEN clinical guidelines: nutrition screening, assessment, and intervention in adults[J]. Journal of Parenteral and Enteral Nutrition, 2011, 35(1): 16-24.
[19] SKIPPER A, COLTMAN A, TOMESKO J, et al. Adult malnutrition (undernutrition) screening: an evidence analysis center systematic review[J]. Journal of the Academy of Nutrition and Dietetics, 2020, 120(4): 669-708.
[20] VOLKERT D, BECK A M, CEDERHOLM T, et al. Management of malnutrition in older patients-current approaches, evidence and open questions[J]. Journal of Clinical Medicine, 2019, 8(7): 974.
[21] MACLAUGHLIN H, TWOMEY J, SAUNT R, et al. The nutrition impact symptoms (NIS) score detects malnutrition risk in patients admitted to nephrology wards[J]. Journal of Human Nutrition and Dietetics, 2018, 31(5): 683-688.
[22] JAGER-WITTENAAR H, OTTERY F D. Assessing nutritional status in cancer: role of the Patient-Generated Subjective Global Assessment[J]. Current Opinion in Clinical Nutrition and Metabolic Care, 2017, 20(5): 322-329.
[23] MARTIN L, BIRDSELL L, MACDONALD N, et al. Cancer cachexia in the age of obesity: skeletal muscle depletion is

a powerful prognostic factor, independent of body mass index[J]. Journal of Clinical Oncology, 2013, 31(12): 1539-1547.

[24] VERLAAN S, ASPRAY T J, BAUER J M, et al. Nutritional status, body composition, and quality of life in community-dwelling sarcopenic and non-sarcopenic older adults: a case-control study[J]. Clinical Nutrition, 2017, 36(1): 267-274.

[25] BAUER J M, MORLEY J E. Body composition measurements in older adults[J]. Current Opinion in Clinical Nutrition & Metabolic Care, 2020, 23(1): 1-3.

[26] ZAMBONE M A, LIBERMAN S, GARCIA M L B. Anthropometry, bioimpedance and densitometry: comparative methods for lean mass body analysis in elderly outpatients from a tertiary hospital[J]. Experimental Gerontology, 2020, 138: 111020.

[27] CRUZ-JENTOFT A J, BAHAT G, BAUER J, et al. Sarcopenia: revised European consensus on definition and diagnosis[J]. Age and Ageing, 2019, 48(1): 16-31.

[28] FERRUCCI L, KOH C, BANDINELLI S, et al. Disability, functional status, and activities of daily living[M]//Birren JE. Encyclopedia of gerontology. 2nd ed. New York: Elsevier Inc., 2010: 427-436.

[29] BELL J J, GEIRSDÓTTIR Ó G, HERTZ K, et al. Nutritional care of the older patient with fragility fracture: opportunities for systematised, interdisciplinary approaches across acute care, rehabilitation and secondary prevention settings[M]/Falaschi P, Marsh D. Orthogeriatrics: The Management of Older Patients with Fragility Fractures. Cham: Springer, 2021: 311-329.

[30] LEE R J, COLLINS P F, ELMAS K, et al. Restrictive diets in older malnourished cardiac inpatients: a cross-sectional study[J]. Nutrition & Dietetics, 2019, 78(2): 121-127.

[31] KELLER U. Nutritional laboratory markers in malnutrition[J]. Journal of Clinical Medicine, 2019, 8(6): 775.

[32] FRUCHTENICHT A V G, POZIOMYCK A K, REIS A, et al. Inflammatory and nutritional statuses of patients submitted to resection of gastrointestinal tumors[J]. Revista Do Colégio Brasileiro De Cirurgiõs, 2018, 45(2): e1614.

[33] MERKER M, FELDER M, GUEISSAZ L, et al. Association of baseline inflammation with effectiveness of nutritional support among patients with disease-related malnutrition: a secondary analysis of a randomized clinical trial[J]. JAMA Network Open, 2020, 3(3): e200663.

[34] FRIEDLI N, BAUMANN J, HUMMEL R, et al. Refeeding syndrome is associated with increased mortality in malnourished medical inpatients: secondary analysis of a randomized trial[J]. Medicine, 2020, 99(1): e18506.

[35] STRATTON R J, ELIA M. Who benefits from nutritional support: what is the evidence[J]. European Journal of Gastroenterology & Hepatology, 2007, 19(5): 353-358.

[36] HOLST M, RASMUSSEN H H, UNOSSON M, et al. Well-established nutritional structure in Scandinavian hospitals is accompanied by increased quality of nutritional care[J]. European E-Journal of Clinical Nutrition and Metabolism, 2009, 4(1): e22-e29.

[37] WIKBY K, FÄGERSKIÖLD A. The willingness to eat: an investigation of appetite among elderly people[J]. Scandinavian Journal of Caring Sciences, 2004, 18(2): 120-127.

[38] NIEUWENHUIZEN W F, WEENEN H, RIGBY P, et al. Older adults and patients in need of nutritional support: review of current treatment options and factors influencing nutritional intake[J]. Clinical Nutrition, 2010, 29(2): 160-169.

[39] WEIMANN A, BRAGA M, HARSANYI L, et al. ESPEN guidelines on enteral nutrition: surgery including organ transplantation[J]. Clinical Nutrition, 2006, 25(2): 224-244.

[40] DRUML C, BALLMER P E, DRUML W, et al. ESPEN guideline on ethical aspects of artificial nutrition and hydration[J]. Clinical Nutrition, 2016, 35(3): 545-556.

[41] HOLST M, OFEI K T, SKADHAUGE L B, et al. Monitoring of nutrition intake in hospitalized patients: can we rely on the feasible monitoring systems[J]. Journal of Clinical Nutrition and Metabolism, 2017, 1(2): 1-6.

[42] HOLST M, ZACHER N, ØSTERGAARD T, et al. Disease related malnutrition in hospital outpatients, -time for action[J]. International Journal of Food Sciences and Nutrition Research, 2019, 1(1): e000349.

[43] HOLST M, RASMUSSEN H H, LAURSEN B S. Can the patient perspective contribute to quality of nutritional care [J]. Scandinavian Journal of Caring Sciences, 2011, 25(1): 176-184.

[44] ELIA M, STRATTON R, STRATTON R, et al. The 'MUST' explanatory booklet: a guide to the 'malnutrition universal screening tool' ('MUST') for adults[M]. BAPEN, Worcestershire, 2003.

推荐阅读

[1] CEDERHOLM T, BOSAEUS I, BARAZZONI R, et al. Diagnostic criteria for malnutrition: an ESPEN consensus statement[J]. Clinical Nutrition, 2015, 34(3): 335-340.

[2] VOLKERT D, BECK A M, CEDERHOLM T, et al. ESPEN guideline on clinical nutrition and hydration in geriatrics [J]. Clinical Nutrition, 2019, 38(1): 10-47.

第 4 章

营养不良预防

Patrick Roigk and Fabian Graeb

版本：独立翻译稿
译者：赵　丹　鲁雪梅　戴民慧　宁　宁　高　远

【摘要】健康的营养摄入对预防营养不良至关重要。营养与老年人生活质量的提高密切相关，同时，晚年生活的营养摄入受多种因素影响。急性或慢性疾病以及饮食摄入量减少是营养不良发生的关键因素。营养不良与压力性损伤、住院时间延长及病死率增加等不良结局有关。本章旨在提高跨学科团队营养相关知识，以预防各种形式的营养不良。因此，本章应用循证依据，支持不同医疗环境下跨学科合作以期预防老年人营养不良。

【关键词】营养不良预防；危险因素；营养护理；预防；公共卫生；营养不良

【学习目标】

- 了解在营养不良预防过程中的角色职能；
- 阐述对老年人营养需求的认识；
- 识别有营养不良风险的老年人；
- 理解并掌握营养不良的预防时机。

4.1　营养不良及危险因素

摄入多种营养丰富的食物可以帮助老年人保持良好的健康状态。营养不足会导致健康相关物质的流失，在老年人中尤为明显。全球对营养不良的定义各不相同，根据最新的 ESPEN 共识和临床营养术语[1, 2]，营养不良定义如下：

本章隶属于第一部分：老年营养护理。

关于本书章节划分依据，请参见第一章：老年病学和老年骨科营养护理概览。

P. Roigk（*）
Department of Clinical Gerontology and Geriatric Rehabilitation, Robert-Bosch-Hospital, Stuttgart, Germany
e-mail：Patrick.roigk@rbk.de；https://www.rbk.de
F. Graeb
Faculty Social Work, Education and Nursing Science, Hochschule Esslingen – University of Applied Sciences, Esslingen, Germany
e-mail：fabian.graeb@hs-esslingen.de；https://www.hs-esslingen.de

Ó. G. Geirsdóttir, J. J. Bell (eds.), Interdisciplinary Nutritional Management and Care for Older Adults, Perspectives in Nursing Management and Care for Older Adults, https://doi.org/10.1007/978-3-030-63892-4_4

体重显著降低(例如 BMI<18.5 kg/m²);或非计划体重减轻(6个月内减轻>5%或6个月以上减轻>10%);或 BMI<20 kg/m²(70岁以下)/BMI<22 kg/m²(70岁及以上)或肌肉严重减少(例如,女性 FFMI<15 kg/m²,男性 FFMI<17 kg/m²)。

注:FFMI 为去脂体质指数,FFMI = FFM/H²(去脂体重/身高²)。

当老年人营养摄入量低于需求量的50%超过3天,或受各种原因影响饮食摄入量降低时,营养不良的风险就会增加[3]。根据研究发现,医院中老年人营养不良比例高达50%[4-5]。Cereda 等人(2016)最近的一项基于微型营养评定(MNA)®的荟萃分析显示,不同环境中营养不良发生率有所不同,如社区人群(3.1%)、门诊患者(6.0%)、家庭护理服务(8.7%)、医院(22%)、养老院(17.5%)、长期照护机构(28.7%)和康复机构/亚急性照护机构(29.4%)[4]。

导致营养不良的因素有很多(第2、3和10章),因此,需要采取多因素干预方法(第13章)。营养不良的病因有急慢性疾病导致的营养摄入不足、营养物质吸收或利用下降以及营养需求增加[7]。例如,有证据表明老年人容易出现摄入或吸收减少以及与合并症相关的营养需求增加,比如晚年仍然继续保持限制性"健康生活方式"的饮食习惯,就容易出现营养不良。但我们注意到,无论是医疗机构、营养专家还是临床医生,都未评估这类老年人进行限制性饮食的危害,并让他们"停止节食"[8]。

老年人营养不良决定因素(determinants of malnutrition in aged persons, DoMAP)模型主要描述了老年人营养不良决定因素以及其他主要直接和间接影响因素(图4.1)。模型中间为核心病因学机制(1级=深灰色)。浅绿色三角形中的因素(2级=浅灰色)为决定因素,直接对应其中一个或多个1级核心病因学机制,例如,活动过度直接导致对营养的高需求。3级(淡灰色)包含主要因素,其通过2级决定因素间接对应一个或多个1级核心病因学机制。例如,药物治疗的不良反应可能出现食欲下降,从而导致低摄入量。金字塔周围是典型的年龄相关因素,这些因素也会加快营养不良发展的进程[9]。

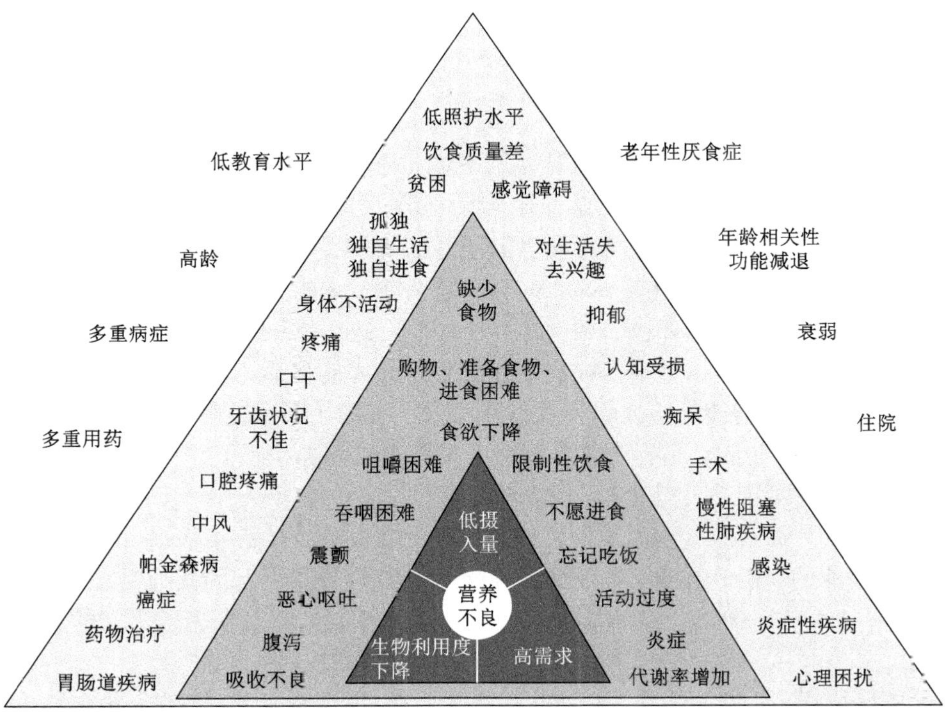

图4.1 老年人营养不良决定因素(determinants of malnutrition in aged persons, DoMAP)模型[9]

住院或多重用药等因素可能是营养不良的诱因。其他因素如衰弱或多重病症，可能会导致老年人的营养状况进一步恶化。在营养不良或有营养不良风险的老年人中，如果能及时识别导致其营养不良的决定性因素并实施个体化治疗，那么无论是他们的身体机能还是生活质量，均能得到改善，病死率也会下降[10]。近期一项荟萃研究分析了导致老年人营养不良发展的社会经济因素。分析结果显示，不仅受教育程度低的人群(OR＝1.48；95%CI：1.33～1.64；P<0.001)存在较高风险，而且独居者(OR＝1.92；95%CI：1.73～2.14；P<0.001)，单身、丧偶或离异者(OR＝1.73；95%CI：1.57～1.90；P<0.001)，低收入人群(OR＝2.69；95%CI：2.35～3.08；P<0.001)的风险也高。因此，营养护理应从多维度进行干预，并且在日常工作中还需了解不同类型老年人的社会经济状况[11]。

4.2 营养不良对老年人、医疗保健系统和社区的影响

营养不良对人体器官系统均产生重大影响[12]。摄入不足或禁食期间，身体会通过调动身体组织如肌肉、脂肪组织和骨骼的功能储备来满足需求。其中肌肉量的减少会导致肌肉功能的下降，例如营养不良的老年人，由于心肌量减少导致心输出量降低，又会进一步导致肾功能减退。慢性营养不良也可能与胰腺外分泌功能、肠道血流量、绒毛结构和肠黏膜通透性的改变有关，这可能导致结肠重吸收水和电解质的功能丧失。严重营养不良的患者，还可能引起腹泻及其一系列负面后果，从轻微的皮肤刺痛到严重的病死率增高。免疫系统也可能受到影响，进而增加感染或伤口延迟愈合的风险。营养不良造成的心理后果常常被忽略。营养不良人群发生焦虑、恐惧或抑郁的风险更高。上述营养不良的影响导致住院患者的住院时间(length of stay，LOS)延长，并对疾病、创伤和手术后的恢复造成严重的不良后果[13]。然而，营养不良不仅与住院老年患者的死亡风险增加有关，还与社区老年人死亡风险的增加有关，对个体和社会均会产生重大影响[14]。在欧盟，约有 2000 万患者被诊断患有营养不良相关疾病，导致欧洲每年支出成本高达 1700 亿欧元[15, 16]。

4.3 常规营养护理和营养不良的预防

对不同环境中的和特殊患者群体，需要采用个体化和多因素干预方法来预防营养不良。在欧洲，ESPEN 会针对特定环境发布特定人群的指南和共识，并不断更新。2019 年最新发布的指南与老年人的需求有关[4]。这些指南通常根据不同国家或地区的需要和专业学会的建议加以调整或更新。例如，在德国，德国营养医学学会(German Society for Nutritional Medicine，DGEM)和德国护理质量发展协会制定并发布了针对不同环境、不同卫生专业人员及目标人群的指南和标准[17-19]。

老年人临床营养干预的目标是维持或提高生活质量，并确保摄入适量的能量、足够的营养素、微量营养素和液体[18]。了解能量摄入量相关计算方法，有助于了解老年人对能量的需求。基础代谢率(basal metabolic rate，BMR)是指个体在清醒而又极端安静的状态下，不受肌肉活动、环境温度、食物及精神紧张等影响时维持身体基本功能的代谢速率。在老年人中，BMR 粗略估计为每天 20 kcal/kg(体重)。然而，每日能量消耗不仅在很大程度上取决于身体活动水平(physical activity level，PAL)，也取决于个体的年龄和体重，以及急慢性疾病或吸收障碍引起的其他需求。个体活动越多，能量需求就越多，老年人的 PAL 通常估计为 1.2～1.4[3](表 4.1)。关于营养需求的具体内容详见第 2 章。

营养摄入应保持均衡，但具体建议仍有很大差别[21]。对宏量营养素(碳水化合物、脂肪和蛋白质)摄入和分配的基本方案可以考虑参考实践指南：“50%—30%—20%”。然而，这些值是近似的“大概值”，应根据不同个体和不同人群的需求、建议和规范而有所不同。碳水化合物是人体最重要的营养物质，并为人体直接提供能量。脂肪作为身体结构(如细胞膜)的组成成分，除了为身体提供

能量和必需脂肪酸，还是其他生物活性物质的代谢前体。蛋白质由大约20种氨基酸组成，在肌肉生长和生命活动中起着重要的作用。蛋白质缺乏会导致肌肉力量减退和跌倒风险增加[22]。然而，蛋白质的需求量因营养状况、PAL、疾病和患者的耐受性而有所不同[23]。哈佛大学公共卫生学院在其网站上提供了丰富、环保且健康的蛋白质来源信息[24]。许多研究、综述和指南建议优先选择经过最少加工的植物蛋白质来源（表4.2），如鸡蛋、低脂乳制品和白肉（如鱼、家禽）而非红肉，同时建议减少或避免摄入加工肉制品。

表4.1 通过基础代谢率评估各类活动能量消耗

PAL	举例
1.2~1.3	卧床或久坐不动者（衰弱、不能自理、卧床不起的人群）
1.4~1.5	久坐、很少或没有剧烈休闲活动者（办公室职员、精密机械师）
1.6~1.7	大部分时间坐位工作，偶尔会有步行和站立活动的能量消耗，很少或没有剧烈休闲活动者（实验室技术人员、学生、流水线工人）
1.8~1.9	主要通过移动和站立进行工作者（家庭主妇、护理人员、服务员、技术人员、工匠）
2.0~2.4	体力要求高的专业工作者或进行非常剧烈的休闲活动的人（建筑工人、农民、林业工人、矿工、竞技运动员）

表4.2 富含蛋白质的植物分类示例[24]

类别	示例
豆类	扁豆，豆类（赤豆、黑豆、蚕豆、鹰嘴豆、芸豆、利马豆、绿豆、斑豆等），豌豆（荷兰豆、绿豌豆、甜豌豆、干豌豆等），毛豆/大豆（以及大豆制品：豆腐、豆豉等），花生
坚果和种子	杏仁、开心果、腰果、核桃、榛子、山核桃、麻籽、南瓜籽、葵花籽、亚麻籽、芝麻、奇亚籽
全谷物	卡姆小麦、苔麸、小麦、藜麦、稻米、菰米、小米、燕麦、荞麦

如果摄入的蛋白质大多数来自植物，就要确保种类多样。健康的老年人至少摄入蛋白质1.0~1.2 g/(kg·d)。对于患有急慢性疾病的老年人，需摄入蛋白质1.2~1.5 g/(kg·d)，而罹患严重疾病或创伤患者需要更高的摄入量[23]。但如果肾功能不全，必须根据疾病阶段调整蛋白质的摄入量。

微量营养素（维生素和矿物质）是无法在体内合成的，必须从饮食中获取。维生素参与许多重要生理过程，维持细胞结构和保护细胞，在骨骼形成或造血过程中至关重要。另外，维生素也是酶的一部分，对调节新陈代谢有重要作用。与脂肪、碳水化合物和蛋白质不同，维生素不参与构成身体组织或提供能量。维生素分为脂溶性维生素（A、D、E、K）和水溶性维生素（C、B_1、B_2、B_6、B_{12}、烟酸、泛酸、生物素、叶酸）。它们以不同的方式储存在体内。除此之外，还有许多矿物质，如微量元素镍、钴、铜、锰、铬和钼，以及超微量元素砷、铅、硼和硅等。德国、奥地利和瑞士（D-A-CH）的专家协会在建议中阐述了其价值。

老年人关键的营养素和维生素包括钙和维生素D，它们是维持骨骼健康和肌肉功能最重要的营养物质（第8章）。维生素D促进肌肉中蛋白质的合成以及钙和磷酸盐的运输[25]。联合国粮食及农业组织（Food and Agriculture Organization，FAO）建议50岁以上人群每天摄入钙800~1000 mg[26]。钙的主要来源是乳制品，还有矿泉水或绿色蔬菜，如西兰花和羽衣甘蓝[27]。维生素D主要通过在暴露于B波段紫外线下的皮肤中合成，通过食物摄入的维生素D较为有限。但在建议日照时间时，需考虑皮肤颜色、年龄、皮肤暴露于阳光下的面积及纬度差异等因素[28]。在德国，建议成年人夏季每天12:00~15:00，将手、脸和手臂暴露在阳光下5~15 min，冬天暴露的时间延长至3倍。关于暴露于阳光下产生适量维生素D所需的时间，可以在国家专业学会网站上查询相关信息。然而，老年人通过暴露于B波段紫外线下，皮肤合成的维生素D是不够的。因此，老年人应定期补充维生素D，每日维生素 D 的推荐摄入量在不同国家和人群中存在差异。国际骨质疏松基金会(International Osteoporosis Foundation, IOF)和多数国家建议 60 岁及以上的老年人每日维生素 D 的补充剂量为 800~1000 IU。

4.4 体力活动和锻炼在预防营养不良中的作用

衰老对人体的每个细胞都会产生多方面的影响。蛋白质合成减少[23]和抗阻/力量运动不足[29]均导致老年人肌肉量减少。营养充足，特别是蛋白质摄入量充足，有助于延缓与年龄有关的功能衰退。此外，结合合理的锻炼可以维持肌肉功能[30]。一项荟萃分析显示，渐进性抗阻力量训练对提高老年人身体功能、增强体力以及改善简单和复杂活动的表现有积极的效果[31]。ESPEN 专家组建议为 65 岁以上的老年人提供保持肌肉健康和身体功能的实践指南，包括所有有活动能力老年人的日常体力活动方案，此外，在可能的情况下应提供抗阻训练内容，作为整体活动方案的一部分[23]。关于体力活动、锻炼和躯体康复的具体内容详见第 14 章。

4.5 护士和其他医务人员预防营养不良的时机

营养不良的预防和干预需要医务人员在整个护理过程中采取综合措施(第 1、6、13 章)。表 4.3 中的质量指标主要强调了预防老年人营养不良的营养护理时机。这些时机被分为三个层面：执行层面、组织层面和教育层面。

表 4.3 跨学科医务人员预防老年人营养不良的时机

执行层面	
营养筛查和评估	• 营养不良的筛查和评估应贯穿于入院、诊疗和全科医疗全过程 • 有营养不良风险的老年人应在 24~48 小时内接受全面的营养评估(第 3 章)[10] • 老年人是脱水高风险人群，应对其进行监测[32]
高品质、高营养的食物选择	• 应常规提供富含宏量营养素和微量营养素(例如蛋白质、钙)的多样化饮食 • 当老年人处于极度不适、疾病恢复期或营养不良时，应补充额外的能量和蛋白质[3] • 在医院、老年护理机构以及其他机构中，老年人应有从优质菜单中选择不同饮食的机会 • 所提供的食物应包括老年人在日常生活中经常食用的当地食品[19, 33] • 应全天候 24 小时提供营养丰富的零食和饮品，尤其是照顾痴呆患者 • 如果出现吞咽或咀嚼问题，首选能刺激食欲的、质地改进过的食品(例如用模具制作的食物，如果冻、蛋糕等)[34]
限制不必要饮食或限制性饮食	• 应避免过度限制性饮食(如极端生酮饮食，非治疗原因的无麸质饮食或蔬果素食)[3] • 对于营养不良或有营养不良风险的人群，可考虑停止减重饮食或因疾病的限制性饮食(如限脂饮食) • 应尽量减少禁食期以及手术/治疗相关的限制性饮食，尤其是在手术前后[19]
考虑应用营养补充剂	• 在有指征且符合治疗目标的情况下，应提供富含能量和营养物质的口服营养补充剂[3, 10] • 根据当地指南补充微量营养素(如维生素 D、钙、复合维生素)
组织层面	
协助	• 必要时提供用餐协助，确保进食时间充足，必要时可延长进食时间，以支持患者自主进食[3, 19] • 帮助餐前如厕和移动，例如去餐厅或下床

续表4.3

环境	• 进食环境适宜。在病房增设餐厅，支持集体用餐时社交[3, 19] • 整理餐盘和餐桌
用餐中断	• 诊疗过程或医疗专家查房应安排于两餐之间[19] • 鼓励家人和朋友多支持患者在饭点用餐
团队护理程序	• 营养师、护士和其他医务人员应安排一些会议，以支持营养不良患者的营养护理(第 11 章)[35] • 实施临床诊疗流程以支持营养护理
教育层面	
老年人及照护者	• 老年人及照护者应了解相关信息并接受健康教育，以预防和治疗营养不良[19] • 相关者应共同参与设计营养教育材料
跨学科医务人员	• 工作人员应在任职资格、技能及职责方面做好营养护理准备[19, 36] • 工作人员应清楚了解需要为哪些人群提供持续性支持或专业的营养护理，以及如何提供 • 为促进知识传播及处理病房相关问题，照护团队成员应包括营养护理专家[35]
影响者和倡导者	• 医疗卫生管理人员、政策制定者、专业团体及政府人员均应参与到预防营养不良的工作中来 • 应提供准确的数据和报告，以支持在全生命周期和整个护理过程中预防营养不良

4.6　其他收获

在多年来为营养不良的老年人进行护理的过程中，我们发现了以下要点：

- 体重正常或肥胖的老年人也可能存在隐匿的营养不良[1]。
- 肌少症表型与营养不良有关(第 8 章)[37]。
- 营养不良患者开始(主要的)肠外营养后，再喂养综合征是潜在危及生命的代谢状况。对短时间内体重大幅减轻或长期饥饿后的极低体重人群，开始营养供给时应缓慢逐步进行[2]。
- 应首选经口摄入补充营养，给予专业喂养帮助和鼓励；经口进食、管饲肠内营养或肠外营养可同时进行。
- 参加营养日活动。营养日活动是一项年度活动，可以在全球系统收集医院病房、重症监护病房和养老院数据并进行分析，通过系统化、周期化的方式呈现营养护理的好处[38]。

4.7　预防营养不良的局限性

营养状况的改变，如食欲减退或体重减轻，可能是衰老的生理过程之一。另外，营养状况恶化可能会对健康产生不利影响，也可能由急慢性疾病(如癌症、痴呆或肾功能衰竭)导致。有时，尤其在临终阶段，营养不良可能是老年人内在身体状况的表现[39]。良好的营养护理不仅要实现保持或改善老年人体重和营养状况的目标，还应全面考虑老年人生活质量及其他重要方面。因此，营养的伦理问题是临床营养的重要方面。尤其是在临终时期(第 21 章)，应考虑以下几点：

- 识别并治疗影响食欲和进食感受的可逆性症状，如恶心、呕吐、疼痛以及咀嚼和吞咽问题。
- 老年人应该吃他们想吃的食物。
- 应满足老年人的需求和愿望。
- 在疾病终末期，当症状不可逆时，跨学科团队应讨论并接受患者自愿拒绝饮食。
- 预立医疗照护计划可以帮助照护人员明确老年人的意愿。

4.8 营养不良干预措施的实施

营养不良干预措施的实施效果取决于多种因素。Murimi 等人(2017 年)的一项荟萃分析发现提高干预措施效果的四个主要因素：干预措施持续时间≥5 个月；重点目标≤3 个；合理的设计和理论的应用[40]。为了强调这些因素或在个体组织中应用这些因素，目前已制定改变患者和医务人员行为的计划实施框架和理论[41-43]。第 10 章将会介绍维持和推广营养护理改善的实施方法。实施计划应考虑个体、组织架构、内部流程及外部流程对组织的影响[44]。此外，应首先考虑为新的组织架构和流程提供可持续的资金支持，保障支持性跨学科医务人员和营养护理专家可以提供持续治疗。在患者咨询方面，需要对跨学科团队成员和专家进行理论基础培训和持续教育。上述要素应进行整合，成为质量改进体系的一部分，并定期评估和上报数据，这将有助于持续改善医疗机构为老年人提供的营养护理。

总结要点

全球许多医院和养老院已经在使用指南或专家共识指导营养护理工作。然而，这并不代表在日常实践中已经实施了完善的营养护理方案[45, 46]。为便于对学习效果进行自我评价，需完成对以下问题的解答：

- 提供的食物是否以老年人喜欢的方式制作？
- 整个护理过程是否关注老年人/社区居民的需求和愿望？
- 您知道宏量营养素和微量营养素吗？
- 您是否定期筛查和评估所有老年人/社区居民的营养不良风险？
- 您知道在您的团队中谁负责营养流程吗？
- 您所在组织的质量改进体系中，营养流程是否已经标准化并实施？

参考文献

[1] CEDERHOLM T, BOSAEUS I, BARAZZONI R, et al. Diagnostic criteria for malnutrition: an ESPEN Consensus Statement[J]. CLINICAL NUTRITION, 2015, 34(3): 335-340.

[2] CEDERHOLM T, BARAZZONI R, AUSTIN P, et al. ESPEN guidelines on definitions and terminology of clinical nutrition[J]. Clin Nutr, 2017, 36(1): 49-64.

[3] VOLKERT D, BECK A M, CEDERHOLM T, et al. ESPEN guideline on clinical nutrition and hydration in geriatrics [J]. Clin Nutr, 2019, 38(1): 10-47.

[4] CEREDA E, PEDROLLI C, KLERSY C, et al. Nutritional status in older persons according to healthcare setting: A systematic review and meta-analysis of prevalence data using MNA((R))[J]. Clin Nutr, 2016, 35(6): 1282-1290.

[5] CEREDA E, VERONESE N, CACCIALANZA R. The final word on nutritional screening and assessment in older persons [J]. Current Opinion In Clinical Nutrition and Metabolic Care, 2018, 21(1): 24-29.

[6] LACAU S G J, BOUVARD E, RAYNARD B, et al. NutriCancer: a French observational multicentre cross-sectional study of malnutrition in elderly patients with cancer[J]. J Geriatr Oncol, 2018, 9(1): 74-80.

[7] AGARWAL E, MILLER M, YAXLEY A, et al. Malnutrition in the elderly: a narrative review[J]. Maturitas, 2013, 76 (4): 296-302.

[8] LEE R J, COLLINS P F, ELMAS K, et al. Restrictive diets in older malnourished cardiac inpatients: A cross-sectional study[J]. Nutr Diet, 2021, 78(2): 121-127.

[9] VOLKERT D, KIESSWETTER E, CEDERHOLM T, et al. Development of a model on determinants of malnutrition in aged persons: a maNuEL project[J]. Gerontol Geriatr Med, 2019, 5: 600030714.

[10] SCHUETZ P, FEHR R, BAECHLI V, et al. Individualised nutritional support in medical inpatients at nutritional risk: a randomised clinical trial[J]. Lancet, 2019, 393(10188): 2312-2321.

[11] BESORA-MORENO M, LLAURADO E, TARRO L, et al. Social and economic factors and malnutrition or the risk of malnutrition in the elderly: a systematic review and meta-analysis of observational studies[J]. Nutrients, 2020, 12(3): 737.

[12] SAUNDERS J, SMITH T. Malnutrition: causes and consequences[J]. Clin Med (Lond), 2010, 10(6): 624-627.

[13] NORMAN K, PICHARD C, LOCHS H, et al. Prognostic impact of disease-related malnutrition[J]. Clin Nutr, 2008, 27(1): 5-15.

[14] SANCHEZ-RODRIGUEZ D, LOCQUET M, REGINSTER J Y, et al. Mortality in malnourished older adults diagnosed by ESPEN and GLIM criteria in the SarcoPhAge study[J]. J Cachexia Sarcopenia Muscle, 2020, 11(5): 1200-1211.

[15] FREIJER K, TAN S S, KOOPMANSCHAP M A, et al. The economic costs of disease related malnutrition[J]. Clin Nutr, 2013, 32(1): 136-141.

[16] ARRIBALZAGA E B. Valoración de la circunferencia de la pantorrilla como indicador de riesgo de desnutrición en personas mayores[J]. Nutrición Hospitalaria, 2009, 24: 368-369.

[17] VALENTINI L, VOLKERT D, SCHÜTZ T, et al. Leitlinie der deutschen gesellschaft für ernährungsmedizin (DGEM)[J]. Aktuelle Ernährungsmedizin, 2013, 38: 97-111.

[18] VOLKERT D, BAUER J M, FRÜHWALD T, et al. Leitlinie der deutschen gesellschaft für ernährungsmedizin (DGEM) in zusammenarbeit mit der GESKES, der AKE und der DGG[J]. Aktuelle Ernährungsmedizin, 2013, 38(03): e1-e48.

[19] SCHMIDT S. Expertenstandard ernährungsmanagement zur sicherung und förderung der oralen ernährung in der pflege [M]Berlin, Heidelberg: Springer Berlin Heidelberg, 2020: 147-169.

[20] MATHIAS D. Physical activity level[M]. Heidelberg: Springer, 2018: 15.

[21] VENN B J. Macronutrients and human health for the 21st century[J]. Nutrients, 2020, 12(8): 2363.

[22] RIZZOLI R, BONJOUR J. Dietary protein and bone health[J]. Journal of Bone and Mineral Research, 2004, 19(4): 527-531.

[23] DEUTZ N E, BAUER J M, BARAZZONI R, et al. Protein intake and exercise for optimal muscle function with aging: recommendations from the ESPEN expert group[J]. Clin Nutr, 2014, 33(6): 929-936.

[24] Harvard T H. Chan School of Public Health. The Nutrition Source: Protein [EB/OL]. [2021-04-02]. https://www.hsph.harvard.edu/nutritionsource/what-should-you-eat/protein/.

[25] MORELLI S, de BOLAND A R, BOLAND R L. Generation of inositol phosphates, diacylglycerol and calcium fluxes in myoblasts treated with 1, 25-dihydroxyvitamin D_3[J]. Biochem J, 1993, 289 (Pt 3): 675-679.

[26] FAO. Human vitamin and mineral requirements: report of a joint FAO/WHO expert consultation Bangkok, Thailand [M]. Rome: Food and Agriculture Organization (FAO), 2001.

[27] IOF. Calcium content of common foods [EB/OL]. [2020-11-03]. https://www.osteoporosis.foundation/patients/prevention/calcium-content-of-common-foods.

[28] WACKER M, HOLICK M F. Sunlight and vitamin D: a global perspective for health[J]. Dermatoendocrinol, 2013, 5(1): 51-108.

[29] DICKINSON J M, VOLPI E, RASMUSSEN B B. Exercise and nutrition to target protein synthesis impairments in aging skeletal muscle[J]. Exerc Sport Sci Rev, 2013, 41(4): 216-223.

[30] BOIRIE Y. Physiopathological mechanism of sarcopenia[J]. J Nutr Health Aging, 2009, 13(8): 717-723.

[31] LIU C J, LATHAM N K. Progressive resistance strength training for improving physical function in older adults[J]. Cochrane Database Syst Rev, 2009(3): CD2759.

[32] HOOPER L, BUNN D, JIMOH F O, et al. Water-loss dehydration and aging[J]. Mech Ageing Dev, 2014, 136-137: 50-58.

[33] HAUNER H, BEYER-REINERS E, BISCHOFF G, et al. Leitfaden ernährungstherapie in klinik und praxis (LEKuP)[J]. Aktuelle Ernährungsmedizin, 2019, 44(06): 384-419.

[34] FARRER O, OLSEN C, MOUSLEY K, et al. Does presentation of smooth pureed meals improve patients consumption in an acute care setting: a pilot study[J]. Nutrition & Dietetics, 2016, 73(5): 405-409.

[35] REBER E, STRAHM R, BALLY L, et al. Efficacy and efficiency of nutritional support teams[J]. J Clin Med, 2019,

8(9): 1281-1290.

[36] VOLKERT D, CHOURDAKIS M, FAXEN-IRVING G, et al. ESPEN guidelines on nutrition in dementia[J]. Clin Nutr, 2015, 34(6): 1052-1073.

[37] CRUZ-JENTOFT A J, BAHAT G, BAUER J, et al. Sarcopenia: revised European consensus on definition and diagnosis[J]. Age Ageing, 2019, 48(1): 16-31.

[38] SCHINDLER K, PICHARD C, SULZ I, et al. NutritionDay: 10 years of growth[J]. Clin Nutr, 2017, 36(5): 1207-1214.

[39] FELDER S, LECHTENBOEHMER C, BALLY M, et al. Association of nutritional risk and adverse medical outcomes across different medical inpatient populations[J]. Nutrition, 2015, 31(11-12): 1385-1393.

[40] MURIMI M W, KANYI M, MUPFUDZE T, et al. Factors influencing efficacy of nutrition education interventions: a systematic review[J]. J Nutr Educ Behav, 2017, 49(2): 142-165.

[41] NILSEN P. Making sense of implementation theories, models and frameworks[J]. Implement Sci, 2015, 10: 53.

[42] KWASNICKA D, DOMBROWSKI S U, WHITE M, et al. Theoretical explanations for maintenance of behaviour change: a systematic review of behaviour theories[J]. Health Psychol Rev, 2016, 10(3): 277-296.

[43] BLUETHMANN S M, BARTHOLOMEW L K, MURPHY C C, et al. Use of theory in behavior change interventions [J]. Health Educ Behav, 2017, 44(2): 245-253.

[44] LAUR C, VALAITIS R, BELL J, et al. Changing nutrition care practices in hospital: a thematic analysis of hospital staff perspectives[J]. BMC Health Serv Res, 2017, 17(1): 498.

[45] FLEISCHER N, KLEWER J. Untersuchung des Ernährungsmanagements vor und während der Implementierung des nationalen ExpertenstandardsErnährungsmanagement zur Sicherstellung und Förderung der oralen Ernährung in der Pflege in einer stationären Altenpflegeeinrichtung[J]. HeilberufeScience, 2011, 2(4): 143-149.

[46] VOLKERT D, WEBER J, KIESSWETTER E, et al. Nutritional situation in German hospitals: Results of the nutritonDay project 2018. [J]. Ernahrungs Umschau, 2019, 66(10): 204-211.

推荐阅读

[1] BELL J J, GEIRSDOTTIR O G, HERTZ K, et al. Nutritional care of the older patient with fragility fracture: opportunities for systematised, interdisciplinary approaches across acute care, rehabilitation and secondary prevention Settings[J]. 2021, 40(5): 311-329.

[2] TEN C D, ETTEMA R, HUISMAN-DE W G, et al. Interventions to prevent and treat malnutrition in older adults to be carried out by nurses: a systematic review[J]. J Clin Nurs, 2020, 29(11-12): 1883-1902.

[3] DRUML C, BALLMER P E, DRUML W, et al. ESPEN guideline on ethical aspects of artificial nutrition and hydration [J]. Clin Nutr, 2016, 35(3): 545-556.

[4] KELLER H H, CARRIER N, SLAUGHTER S E, et al. Prevalence and determinants of poor food intake of residents living in long-term care[J]. J Am Med Dir Assoc, 2017, 18(11): 941-947.

[5] O'KEEFFE M, KELLY M, O'HERLIHY E, et al. Potentially modifiable determinants of malnutrition in older adults: a systematic review[J]. Clin Nutr, 2019, 38(6): 2477-2498.

[6] SCHUETZ P, FEHR R, BAECHLI V, et al. Individualised nutritional support in medical inpatients at nutritional risk: a randomised clinical trial[J]. Lancet, 2019, 393(10188): 2312-2321.

[7] VISSER M, VOLKERT D, CORISH C, et al. Tackling the increasing problem of malnutrition in older persons: the malnutrition in the elderly (MaNuEL) knowledge hub[J]. Nutrition Bulletin, 2017, 42(2): 178-186.

[8] VOLKERT D, BECK A M, CEDERHOLM T, et al. Management of malnutrition in older patients current approaches, evidence and open questions[J]. J Clin Med, 2019, 8(7): 974-987.

第 5 章

老年营养支持

Mette Holst, ÓlöfG. Geirsdóttir, and Jack J. Bell

版本：独立翻译稿

译者：梁小芹　鲁雪梅　戴民慧　宁　宁　高　远

【摘要】大约有三分之一的住院患者存在营养不良；这种编码为 ICD 10-AM 的危害健康的疾病是预测老年人不良健康结局、死亡率及全球治疗费用的独立影响因素，特别是在多重疾症的老年人群中。虽然大家已经认识到营养不良是一种疾病，但没有意识到营养支持处方是可以作为药物治疗的。本章主要介绍常见的治疗营养不良的营养支持处方：①蛋白质及能量密集和(或)强化的食品、饮品和菜单(高蛋白/高能量支持，又称 HPHE 支持)；②口服营养补充剂；③管饲肠内营养；④肠外营养。

【关键词】营养不良；营养支持；肠内营养；肠外营养；营养评估

【学习目标】

- 描述共享决策和知情同意的基本原理；
- 列出老年人和照护团队在开始、调整或停止营养支持之前需考虑的关键问题；
- 应用系统的方法对老年人进行营养支持；
- 解释开具 HPHE 支持、口服营养补充剂、管饲肠内和肠外营养处方的依据；
- 重视营养支持行动，将其作为老年人营养不良处方；
- 重视亲属和(或)跨学科团队参与的必要性，用以支持老年人的营养处方执行。

M. Holst
Centre for Nutrition and Intestinal Failure, Aalborg University Hospital, Aalborg University, Aalborg, Denmark
Department of Clinical Medicine, Aalborg University, Aalborg, Denmark
e-mail: mette. holst@ rn. dk
Ó. G. Geirsdóttir
Faculty of Food Science and Nutrition, School of Health Science, University of Iceland,
Reykjavík, Iceland
e-mail: ogg@ hi. is
J. J. Bell (*)
Allied Health, The Prince Charles Hospital, Chermside, Queensland, Australia
School of Human Movement and Nutrition Sciences, The University of Queensland, St Lucia, QLD, Australia
e-mail: jack. bell@ health. qld. gov. au

Ó. G. Geirsdóttir, J. J. Bell (eds.), Interdisciplinary Nutritional Management and Care for Older Adults, Perspectives in Nursing Management and Care for Older Adults, https://doi.org/10.1007/978-3-030-63892-4_5

5.1 老年人营养支持：通过共享决策、知情同意及伦理审查实现最佳平衡

营养支持（或人工营养）是指当经口自主饮食摄入的营养无法满足个体需求时所提供的护理流程[1, 2]。营养支持包括高蛋白和高能量的食品、饮品及营养处方（HPHE 支持），口服营养补充剂（ONS），管饲肠内营养[以下简称肠内营养（EN）和肠外营养（PN）]。

欧洲临床营养和代谢学会（ESPEN）表明，人工营养和补液均为临床治疗措施，因此，这需要有适应证、治疗目标、老年人的治疗意愿以及有自主能力老年人或替代决策者的同意[1]。在老年人群中，无论是开始、继续还是停止人工营养支持，往往都是艰难的决定，这需要专家或指导性文献提供建议[1]，不应由团队成员独自作出，也不应成为老年人或其照护者的负担（第 21 章）。

目前关于营养支持的指南、专家共识、推荐意见及运算法则多种多样[1-8]。在实际应用中通常需要再进行临床判断，因为个体治疗场景可能不同于指南或推荐建议制定的场景。推荐使用营养支持流程，可有效改善老年患者的预后效果[4, 8, 9]。当然，还需要理性对待和平衡营养支持证据的差异性[10, 11]。营养支持存在一定风险，尤其在需要处方来满足患者所需全部营养和液体的情况时，这些风险可能与处方提供的营养支持不足或过量有关，和（或）与侵入性输注装置相关的并发症有关，因此要熟练操作和精细管理。报道营养支持相关潜在并发症的研究较少，不同研究之间存在较高偏倚[4, 10]。

鉴于营养支持的复杂性，营养支持的跨学科团队管理被认为是最佳实践方案。在整个营养护理过程中，跨学科团队能够提供专业的建议，如营养支持模式的适用性，何时过渡到一种或多种喂养方式等（第 6 章及第 11～13 章）[4, 12]。

在营养支持过程中，最重要的是老年人或其决策者的参与[13]。共享决策是以患者为中心健康照护的顶峰。表 5.1 强调了老年人及团队在开始、调整或停止营养支持前需要考虑的关键问题[1, 4, 9, 13-15]。

表 5.1　营养支持清单示例

- 是否有营养支持的适应证、治疗目标和知情同意？
- 哪些临床状况/合并症会影响结局？
- 老年人真的存在再喂养综合征的风险吗？如果存在，需要怎样处理？
- 营养支持目标和措施是否切实可行？
- 治疗团队的能力、专业性及伦理界限是否有保障？
- 资源分配是否公平透明、符合伦理？
- 有哪些替代治疗方案？
- 营养支持的预期持续时间和治疗目的是什么？
- 与不治疗相比，进行营养支持有哪些风险、负担和益处？
- 营养支持对生活质量或与健康相关的生活质量有哪些影响？
- 是否值得尝试治疗？
- 持续护理、临床交班及停止干预的时间节点、选择策略及流程是什么？
- 老年人在接受营养支持时，有哪些喜欢的治疗方式？是否有权拒绝某些治疗？
- 老年人的营养状况如何？有哪些诊断？
- 是否在文化、宗教或法律方面进行了考量？
- 老年人是否有足够的健康素养以作出知情同意决定？

续表5.1

- 老年人是否愿意继续治疗?
- 老年人是否有近亲或照护者?他们是否知情同意并鼓励支持营养护理?
- 共享目标、决策和知情同意过程是否严谨并做了书面记录?
- 营养评估及再评估、营养诊断、营养目标、干预和监测过程是否根据当地认可的建议、流程和(或)指南准确地实施并记录?
- 是否组建了跨学科护理团队以支持整个营养护理全过程?

5.2 采用系统方法为老年人提供营养支持

系统化营养护理流程可为营养支持提供指导。根据前面章节内容及国际模型,我们提出了SIMPLER营养支持流程(表5.2)[3, 6, 7, 16]。我们也强烈建议根据当地认可的建议、指南和流程进行营养支持管理,并由营养支持团队和(或)专家进行监督。

表5.2 SIMPLER营养支持流程[3, 6, 7, 16]

筛查(screen):筛查相关营养诊断
调查(investigate):应用ABCDEF方法进行调查和评估,人体测量(anthropometry)、生化指标(biochemistry)、临床指标(clinical)、饮食和药物(diet and drugs)、环境和需求评估(environment and estimated requirements)、功能(function)
诊断(make):进行营养诊断
计划(plan):与患者共同制订计划,包括共同设定目标,治疗与非治疗方案的知情同意讨论,告知实施营养支持、教育、整合性照护和临床交班等干预的风险与益处
评估(evaluate):持续评估;对患者进行持续再评估、监测和审查
审查(review):通过营养护理程序和政策改革、建议和研究审查实践过程

5.3 高蛋白和高能量的食品、饮品及营养处方

目前人们普遍认为,对于营养不良或有营养不良风险的老年人,不管在什么环境下,均应为其提供高能量或高蛋白的食物或饮品和(或)营养处方,我们称之为高蛋白/高能量(HPHE)支持。在全球范围内,这些支持是多种多样的。如果出现明显经口吞咽困难和(或)咀嚼问题,应适当调整食物的质地(第18章)[4]。此外,还应额外提供小点心或零食[4]。

HPHE支持的关键是老年人及护理人员在日常生活中能方便获取相应的食物。例如,将营养饮品和零食放置于患者附近,可在餐间提供给患者,且这些食物在冷却状态下也可食用或便于加热,这些都很重要。对于食欲减退和饮食摄入量降低的人群,减少食物分量也很重要。这可能会限制蔬菜和纤维素的摄入量。因此,对于摄入"高能量及高蛋白质食物"的患者,通常需要为其提供复合维生素片,以最大限度满足其对维生素和矿物质的需求(第2~4章)。在一些照护机构中,"小份"分量并不明确,因此需要对分量进行详细描述。

营养护理流程和时机须加以利用,以满足患者群体和个人的营养需求,并考虑医疗、社会心理、文化和环境因素。在整个护理过程中,标准和认证流程、质量保证和风险管理、政策、资金和资源分配、行业和政策宣传、教育、专业人员、技术人员和研究过程等均应涵盖在营养护理过程中,确保有营养不良风险的老年人可轻松地选择高质量HPHE食物。有证据表明,高质量菜单和餐饮服务系

统可以改善营养摄入状况，我们特别鼓励管理人员以这些证据为基础，增加营养需求被满足的患者的比例，提高患者满意度，同时减少食物浪费和成本支出[17]。

最重要的是，我们希望老年人和跨学科团队能够认识到营养不良是一种疾病，HPHE 饮食是治疗这种疾病的主要方式[18]。

5.4 口服营养补充剂(ONS)

HPHE 支持可改善营养不良，但在多种共病的老年人中[11]，只通过 HPHE 支持很难满足全部蛋白质和能量摄入需求。为了改善饮食摄入状况和调整患者体重，降低并发症及再入院风险，当营养不良或有营养不良风险以及患有慢性疾病的老年人的摄入量无法满足能量需求时，应向其提供 ONS[4]。

ONS 有多种口味，富含能量和蛋白质，大部分可提供额外的微量营养素。这些补充剂保质期较长，可以在离开病房或外出时作为加餐或零食食用。在提供 ONS 时，应每天至少提供 400 kcal 能量，其中至少包括 30 g 蛋白质，持续 4 周以上[4]。建议老年人持续补充至少 1 个月 ONS，每月评估补充效果和预期获益[4]。

老年人因进食减少、营养吸收能力降低以及急慢性疾病等营养需求增加，虽然有 HPHE 支持和 ONS 处方，但其对蛋白质和能量的需求可能仍然无法满足。在这种情况下，需要考虑启用肠内或肠外营养[1]。

5.5 管饲喂养

营养支持，尤其是肠内营养(EN)和肠外营养(PN)，被认为是一类临床治疗而非基础护理措施。因此，这类措施仅适用于有可能改善或维持老年人状况和生活质量的情况[1, 4]。对于在疾病终末期或姑息治疗期营养摄入不足的老年人，应提供舒适喂养[4]。当评估风险超过预期获益时，要进行跨学科评估和临床判断，明确老年人的意愿及实际治疗目标，可以考虑进行管饲喂养试验[1, 4]。以下将对 EN 和 PN 进行阐述。建议读者参考当地制定、审核并认可的政策、流程和指南，合理管理老年人管饲喂养。

5.5.1 肠内营养

对于有积极治疗目标的老年人，虽然已经注意加强保持充足的经口摄入量，但如果经口摄入的能量达不到需求量一半的时间持续超过 1 周，或无法经口进食的时间持续超过 3 天，应考虑进行 EN[4]。当 EN 与共同治疗目标一致时，应立即使用[4]。EN 的持续获益和潜在风险需要根据当地认可的程序和指南进行定期评估、再评估和监测。当患者病情或治疗计划发生变化时，也应进行复查[4]。在可行且安全的情况下，肠内营养期间仍鼓励经口饮食以补充能量。

5.5.1.1 营养管类型

根据生理、物理、环境及个人因素，营养管可经鼻胃、鼻空肠、口胃、口空肠、胃造口及空肠造口多种途径进入。其中最常见的是鼻胃管(nasogastric tube, NGT)和经皮内镜下胃造口术(percutaneous endoscopic gastrostomy, PEG)，两者可直达胃部。如果终身管饲，可使用低张力球囊胃造口术或纽扣管经皮内镜下胃造口术，这些对老年人来说对日常生活影响小。纽扣型 PEG 调节装置的前端也可达胃部。此外，还有一些导管可以深入肠道中，例如经皮内镜下胃空肠造口术(percutaneous endoscopic gastrojejunostomy, PEGJ)导管(带空肠管的延伸 PEG)，或者通过腹部直接经空肠置管(例如空肠造口术)。管饲营养的传统步骤首先从鼻胃管开始，而后经评估如需持续管饲营养，则置入长期管饲装置。

5.5.1.2　营养管置入

鼻肠管的置入应由经过培训的专业人员进行操作，一般为护士或专业医疗人员。老年人的准备和配合程度、合适的时机及安静的环境很重要。置管后可能会发生误吸、管路滑脱等相关并发症。许多情况下，医务人员会使用X射线来辅助确定鼻肠管中导丝的位置，从而确定鼻肠管探头到达的具体位置。但针对非常躁动/脑部受损患者，则不采用此种定位方法。

PEG导管或PEGJ导管可以手术置入。当需要进行较长时间管饲营养时(>3个月)，需要在内镜辅助下置入PEG、PEGJ和纽扣型PEG。在操作过程中存在发生肠穿孔或其他并发症的风险，可能会危及生命甚至导致死亡，尽管这些并发症很少见[19]，但也应由经验丰富的专业人员进行置入操作。

护士须确保医生已开具书面处方，在置管后开始进行营养治疗前，医生须检查确认置入导管位置准确。

5.5.1.3　管路护理的注意事项及要求

营养管路护理有许多注意事项及要求，各机构必须参照当地指南或程序，请相关专家对营养管路的管理和护理提供帮助或给予指导建议[20]。护士、营养师或其他相关的医务人员应了解这些当地的程序，以用于识别导管类型、穿刺点和置入位置，以及管理流程。例如，PEG与PEGJ两种管路外观就极为相似。然而，可以经PEG管但不能经PEGJ管推注进行管饲营养，因为PEGJ管的末端排空到小肠中部而不是胃部。同样，当“活动性”导管在临床应用时，某些导管(如PEG管)需要更换，而通常不建议更换PEGJ管。长时间留置鼻胃管需要适当的管理措施，否则可能会导致压力性损伤。同样，应观察胃造口置管位置是否有感染迹象，并采取合适的方式对老年人进行管路管理的健康教育。

5.5.1.4　检查位置

在给予营养物质、液体或药物之前，须确保导管按照标准或推荐意见正确放置。检查定位的常用方法包括在置管位置查看管路刻度标记和(或)检测抽吸内容物的pH。通常建议开始时缓慢注入液体，如果没有阻力可先缓慢注入20~30 mL液体，同时观察患者有无咳嗽、恶心和影响呼吸等管路移位的迹象。

5.5.1.5　冲管

营养管路要定期进行冲管。根据当地指南、建议及液体和药物要求，确定冲管液用量和冲管频率，例如连续喂养时需每4小时冲管一次，冲管液用量至少30 mL，用药前后、间歇输注、快速推注以及泵入营养前后均须进行冲管。通常建议在抽吸胃内容物进行pH检测后立即冲洗胃管，不建议在抽吸之前冲洗。为满足液体冲洗需求，可适当增加冲管液用量。持续泵入营养时建议使用营养管路的Y型接口进行冲洗，这样可以使管路系统在冲管时一直处于密闭状态。不建议中断管饲进行冲管。如果不是主要使用营养管进行营养支持，则应根据当地指南进行冲管，例如在尝试口服摄入营养期间或营养管被用于其他用途时进行冲管。

5.5.1.6　喂养方案和方式

营养师和医务人员根据个体情况制订管饲饮食计划，该计划一般以处方形式在诊疗记录中存档。医院其他部门也可制订营养护理指导计划，其中包含管饲营养启动标准。在此情况下，护士可以确保以最快的效率为患者开始管饲喂养，后期可以由营养师或临床营养专家进一步进行调整。对于需要肠内营养的患者，可以提供几种不同类型的营养管。

对喂养方式的选择，除考虑老年人身体功能和生活质量外，还应考虑老年人的个人需求和偏好，以提供适合临床现状且安全的肠内营养制剂和饮品[15]。目前对于最佳喂养时间和喂养方式尚无统一定论，建议在选择喂养方式时考虑当地习惯、国家和(或)特殊疾病的相关建议。喂养方式包括输注泵、重力输注或推注，连续、间歇或夜间喂养。选择喂养方式应考虑每种喂养方式的优缺点、跨学科团队的建议、临床判断、治疗目标、其他治疗和药物应用，以及对老年人的影响。

目前肠内营养制剂多种多样，针对不同产品的专业建议，本文不作过多阐述。最终营养制剂应根据个人需求、宏量和微量营养素的循证建议、成本、物流、管饲喂养装置(例如输注泵、营养管等)、照护者约定及采购协议进行选择。

5.5.1.7　流程操作与管理

管饲喂养时可能会因操作不当导致食物污染，因此，在安置或拔出导管时必须严格遵守当地卫生措施和流程要求。此外，在使用过程中，应始终遵循导管制造商提供的产品说明。所有营养制剂应根据当地临床操作规定进行交叉核对及检查外观，并在使用前注明开启日期。在配制营养制剂时须严格遵循无菌原则。肠内营养配方中不应添加药物、水、色素或胰液/胆汁等。使用时间根据产品说明及当地操作要求决定。当管饲装置的“密闭”系统被破坏时，应按照当地操作规范进行处理。

5.5.2　肠外营养(PN)

肠外营养是一种静脉途径的营养支持方式。在符合治疗目标和预期获益的情况下，预计无法经口进食持续超过 3 天或经口进食摄入的能量达不到需求量一半持续超过 1 周时，则推荐老年人启用肠外营养。

肠外营养需医生开具处方才能使用。营养计划通常根据个体对液体、宏量营养素(能量、蛋白质、脂肪、碳水化合物)和微量营养素的需求，由医疗专业人员与营养师和护士协商后制订。单独给予患者肠外营养制剂或在肠外营养制剂中添加维生素和矿物质，都必须遵循无菌操作的原则。

肠外营养的输注时间通常较慢，10~16 小时，应根据患者的日常生活节律和其他治疗需求来合理安排时间。肠外营养可作为全营养或补充性营养进行短期应用，也有一些老年人需要终身应用，例如短肠综合征人群。肠外营养首选中心静脉通路，对于短期输注或无法使用中心静脉通路时，也可以使用外周静脉通路。经中心静脉通路和外周静脉通路输注的肠外营养制剂浓度通常存在差异，这些通常会在使用产品上做明显标记。需要长期应用肠外营养的患者，可在营养支持团队或服务机构的指导管理下，在家中应用肠外营养。其他胃肠道梗阻患者也可以出院接受短期或长期肠外营养，但需要定期到医院或专科门诊进行复查。除营养师和医疗专业人员外，专科护士也应熟练掌握肠外营养知识。

在全球范围内，跨学科的肠外营养管理是公认的最佳实践方案，但受各地不同的医疗资源、基础设施、专业人员、患者特点、治疗环境、临床管理和社会文化等因素的影响，具体的实践方式、处方内容、开处方人员及监测方法也有所不同。为了安全、有效地管理肠外营养，我们强烈建议按照当地认可的政策、程序和指南管理和评价肠外营养。

5.6　预防和(或)管理营养支持相关并发症

5.6.1　药物

无论是 ONS、EN、PN 还是其他药物及制剂，均应按照当地指南和药物专业指导进行管理。用药应考虑食物—药物和药物—营养素的相互作用(第 20 章)。除了规定的管路给药，均可通过管饲肠内营养(enteral tube feeding，ETF)装置给药。但是，医务人员必须确认药物是否合适通过EN或PN管路给予，例如片剂药物是否适合碾碎并通过NGT给药。我们建议与当地药剂师和临床医疗专业人员进行探讨并制定具体推荐意见。

5.6.2　误吸

潜在疾病、急性并发症、手术治疗、药物治疗、意识水平变化、营养管(错误)放置和营养管位置都是误吸的危险因素。跨学科团队应筛查患者是否存在吞咽困难，并在具有明确指征及适应证的情况下实施安全吞咽策略及调整饮食结构(第18章)。关注口腔卫生，进行口腔护理，可降低吸入性肺炎的风险。对于应用肠内管饲喂养的患者，在开始喂养前应检查并确认营养管处于正确的位置。喂养期间及喂食后的一段时间内，应为卧床患者适当抬高床头，并确保位置合适且有足够支撑，以防止患者在床上向下滑动产生剪切力[12]。有限证据表明，当患者表现出对胃推注喂养不耐受时，避免推注速率过快或推注量过大，可考虑选用持续泵入代替推注喂养[12, 21-23]。如果老年患者误吸风险高、对胃喂养不耐受或出现胃内容物反流和误吸现象，应考虑空肠喂养[12]。最近的共识和指南也表明，由于效果不明显、负担高及耐受性差，老年髋部骨折患者应避免夜间喂养[4]。在胃肠喂养期间，应尽可能减少镇静药的使用并预防谵妄[4, 12]。此外，还应考虑促胃肠动力药物的相关风险和益处[12]。

5.6.3　胃肠道不适

胃肠道的状态受多种因素影响。接受营养支持的患者可能会经常出现便秘、腹泻或消化道梗阻，多数情况下，这些都是由营养支持处方之外的因素导致的，例如潜在疾病、感染(如艰难梭状芽孢杆菌)、抗生素及其他药物。药物审查应考虑潜在原因(例如抗生素、镁剂、缓泻药)和镇吐药(呕吐)或治疗腹泻的药物。对于接受大剂量喂养持续呕吐的患者，如果正在采用推注喂养，则可能需要降低推注速度或改为持续喂养。对于推注喂养的患者，应确保喂养装置在胃腔内。对于严重或长期消化道不适的患者，评估患者是否摄入了足够的液体以维持体液平衡是很重要的。

5.6.4　胃排空延迟或胃瘫

许多药物会影响胃排空，尤其是阿片类药物、某些抗抑郁药及多巴胺。同时，也要考虑促胃排空药/胃动力药的作用及其影响胃排空的风险，适当情况下，可考虑幽门后喂养的方式。关于监测胃残余量的建议与实践差异较大，在没有其他不耐受表现的情况下，建议当胃残余量(gastric residual volumes，GRVs)小于500 mL时可继续肠内营养，当GRVs在250~500 mL时可采取措施降低误吸风险[12]。

5.6.5　高血糖症

如果发现患者出现高血糖症，应在更换营养支持处方前通知医务人员。高血糖症多见于极度不适、多重病症的老年人，治疗团队应慎重考虑药物治疗，而非使用限制性饮食或限制管饲喂养的摄入量，尤其是对于明显摄入不足或营养不良的老年人。近期相关指南强烈建议，对于营养不良和有营养不良风险的老年糖尿病患者，应参照非糖尿病营养不良老年人的相关建议进行管理[4]。

5.6.6　再喂养综合征

目前关于再喂养综合征诊断及管理策略的共识较为有限[12, 24]。最新的共识指南建议，营养不良的老年人应在3天内尽早开始并逐步增加肠内或肠外营养，即使只是怀疑有轻度的维生素 B_1 缺乏，也需进行补充，同时监测和纠正血液中磷酸盐、镁、钾和葡萄糖水平[4, 12]。我们建议参考当地认可的再喂养管理指南。

5.7 总结

老年人的营养支持往往较为复杂，由跨学科营养支持团队进行监督是最佳选择。然而，营养支持的日常工作通常由老年人自己、其家人和朋友、护士和其他跨学科医务人员承担。共同制定目标及共享决策是以患者为中心照护的要求。我们希望医务人员与老年人共同努力并认识到营养不良是一种有害的、威胁生命的疾病，且可以通过营养支持进行改善，这对老年人来说很重要。

总结要点

- 人工营养与补液是一种医疗干预措施，因此这需要具备适应证、治疗目标、患者意愿，以及有自主能力的患者或替代决策者的知情同意。
- 患者和跨学科团队必须认识到营养不良是一种疾病，并认识到 HPHE 饮食是其主要治疗药物的重要性。
- 在无法满足营养需求的情况下，应为营养不良或有营养不良风险以及患有慢性疾病的老年人提供口服营养补充剂。
- 对于有积极治疗目标的老年人，如果经口进食摄入能量达不到需求量一半的状态已超过 1 周，或无法经口进食超过 3 天，应考虑启用管饲肠内营养。
- 在符合治疗目标和预期获益的情况下，如果预计不能获得口服和管饲摄入超过 3 天或能量摄入达不到需求量一半的状态超过 1 周，则应为老年人提供肠外营养。

参考文献

[1] DRUML C, BALLMER P E, DRUML W, et al. ESPEN guideline on ethical aspects of artificial nutrition and hydration [J]. Clin Nutr, 2016, 35(3): 545-556.

[2] National Institute for Health and Clinical Excellence (NICE). Nutrition support for adults: oral nutrition support, enteral tube feeding and parenteral nutrition [EB/OL]. (2017-08-04)[2023-07-15] https://www.nice.org.uk/guidance/cg32.

[3] BELL J J, YOUNG A, HILL J, et al. Rationale and developmental methodology for the SIMPLE approach: a systematised, interdisciplinary malnutrition pathway for implementation and evaluation in hospitals[J]. Nutr Diet, 2018, 75(2): 226-234.

[4] VOLKERT D, BECK A M, CEDERHOLM T, et al. ESPEN guideline on clinical nutrition and hydration in geriatrics [J]. Clin Nutr, 2019, 38(1): 10-47.

[5] VOLKERT D, BECK A M, CEDERHOLM T, et al. Management of malnutrition in older patients-current approaches, evidence and open questions[J]. J Clin Med, 2019, 8(7): 974.

[6] SWAN W I, VIVANTI A, HAKEL-SMITH N A, et al. Nutrition care process and model update: toward realizing people-centered care and outcomes management[J]. J Acad Nutr Diet, 2017, 117(12): 2003-2014.

[7] CEDERHOLM T, BARAZZONI R, AUSTIN P, et al. ESPEN guidelines on definitions and terminology of clinical nutrition[J]. Clin Nutr, 2017, 36(1): 49-64.

[8] MUELLER C, COMPHER C, ELLEN D M. A. S. P. E. N. clinical guidelines: nutrition screening, assessment, and intervention in adults[J]. JPEN J Parenter Enteral Nutr, 2011, 35(1): 16-24.

[9] TAPPENDEN K A, QUATRARA B, PARKHURST M L, et al. Critical role of nutrition in improving quality of care: an interdisciplinary call to action to address adult hospital malnutrition[J]. JPEN J Parenter Enteral Nutr, 2013, 37(4): 482-497.

[10] FEINBERG J, NIELSEN E E, KORANG S K, et al. Nutrition support in hospitalised adults at nutritional risk[J]. Cochrane Database Syst Rev, 2017, 5(5): CD11598.

[11] STRATTON R J, ELIA M. A review of reviews: a new look at the evidence for oral nutritional supplements in clinical

practice[J]. Clinical Nutrition Supplements, 2007, 2(1): 5-23.
[12] BOULLATA J I, CARRERA A L, HARVEY L, et al. ASPEN safe practices for enteral nutrition therapy[J]. JPEN J Parenter Enteral Nutr, 2017, 41(1): 15-103.
[13] KING P C, BARRIMORE S E, PULLE R C, et al. "I wouldn't ever want it": a qualitative evaluation of patient and caregiver perceptions toward enteral tube feeding in hip fracture inpatients[J]. JPEN J Parenter Enteral Nutr, 2019, 43(4): 526-533.
[14] BARRY M J, EDGMAN-LEVITAN S. Shared decision making: pinnacle of patient-centered care[J]. N Engl J Med, 2012, 366(9): 780-781.
[15] MON A S, PULLE C, BELL J. Development of an 'enteral tube feeding decision support tool' for hip fracture patients: a modified Delphi approach[J]. Australas J Ageing, 2018, 37(3): 217-223.
[16] BELL J J, GEIRSDOTTIR O G, HERTZ K, et al. Nutritional care of the older patient with fragility fracture: opportunities for systematised, interdisciplinary approaches across acute care, rehabilitation and secondary prevention settings[J]. 2021: 311-329.
[17] MCCRAY S, MAUNDER K, BARSHA L, et al. Room service in a public hospital improves nutritional intake and increases patient satisfaction while decreasing food waste and cost[J]. J Hum Nutr Diet, 2018, 31(6): 734-741.
[18] BELL J, BAUER J, CAPRA S, et al. Barriers to nutritional intake in patients with acute hip fracture: time to treat malnutrition as a disease and food as a medicine[J]. Can J Physiol Pharmacol, 2013, 91(6): 489-495.
[19] MILANCHI S, WILSON M T. Malposition of percutaneous endoscopic-guided gastrostomy: guideline and management[J]. J Minim Access Surg, 2008, 4(1): 1-4.
[20] ESPEN Webinar Enteral accesses for enteral nutrition in adults. Nutrition E. enteral nutrition, adults and adolescents (>15 yr) [EB/OL]. (2021-11-01) [2023-07-15] https://www.google.com/search? rlz=1C1GCEA_enIS778IS778&sxsrf=ALeKk03SJdv8ztTt7iOiQgPqyzRkci_3g: 1625224667813&q=Nutrition+E. +Enteral+Nutrition, + Adults + and + Adolescents + (% 3E15 + yr). + 2021; (November + 2018). &spell = 1&sa = X&ved = 2ahUKEwieglXYocTxAhUygv0HHcGsBDUQBSgAegQIARAz&biw=1280&bih=577.
[21] BISCHOFF S C, AUSTIN P, BOEYKENS K, et al. ESPEN guideline on home enteral nutrition[J]. Clin Nutr, 2020, 39(1): 5-22.
[22] GKOLFAKIS P, ARVANITAKIS M, DESPOTT E J, et al. Endoscopic management of enteral tubes in adult patients: Part 2: Peri-and post-procedural management. European Society of Gastrointestinal Endoscopy (ESGE) guideline[J]. Endoscopy, 2021, 53(2): 178-195.
[23] TORSY T, SAMAN R, BOEYKENS K, et al. Comparison of two methods for estimating the tip position of a nasogastric feeding tube: a randomized controlled trial[J]. Nutr Clin Pract, 2018, 33(6): 843-850.
[24] MATTHEWS-RENSCH K, CAPRA S, PALMER M. Systematic review of energy initiation rates and refeeding syndrome outcomes[J]. Nutr Clin Pract, 2021, 36(1): 153-168.

推荐阅读

[1] BELL J J, YOUNG A M, HILL J M, et al. Systematised, interdisciplinary malnutrition program for implementation and evaluation delivers improved hospital nutrition care processes and patient reported experiences: an implementation study[J]. Nutr Diet, 2021, 78(5): 466-475.
[2] BOULLATA J I, CARRERA A L, HARVEY L, et al. ASPEN safe practices for enteral nutrition therapy[J]. JPEN J Parenter Enteral Nutr, 2017, 41(1): 15-103.
[3] DRUML C, BALLMER P E, DRUML W, et al. ESPEN guideline on ethical aspects of artificial nutrition and hydration[J]. Clin Nutr, 2016, 35(3): 545-556.
[4] KING P C, BARRIMORE S E, PULLE R C, et al. "I wouldn't ever want it": a qualitative evaluation of patient and caregiver perceptions toward enteral tube feeding in hip fracture inpatients[J]. JPEN J Parenter Enteral Nutr, 2019, 43(4): 526-533.
[5] VOLKERT D, BECK A M, CEDERHOLM T, et al. ESPEN guideline on clinical nutrition and hydration in geriatrics[J]. Clin Nutr, 2019, 38(1): 10-47.

第 6 章

老年人的营养支持及护理："最佳实践"护理的重要组成部分

Lina Spirgienė, Gyte Damulevičiene, Gabriele Bales, and Jack J. Bell

版本：独立翻译稿

译者：陈　铮　丁俊琴　戴民慧　宁　宁　高　远

【摘要】 循证指南、指导建议和规范标准被视为"最佳实践"护理的基石。然而，在现实环境中，老年人的最佳营养护理也取决于其年龄、疾病和护理环境，或许，最重要的是取决于老年人自身的需求。

【关键词】 护士；护理人员；营养不良；营养支持；老年人；专业角色

【学习目标】

- 描述为什么"最佳实践"护理应考虑不同年龄、疾病和护理环境下的个性化营养护理；
- 列举护士在协调、领导、提供和评估支持性营养护理流程中的关键时机。

本章隶属于第一部分：老年营养护理。

关于本书章节划分依据，请参见第一章：老年病学和老年骨科营养护理概览。

L. Spirgienė (✉)

Department of Nursing and Care, Faculty of Nursing, Medical Academy, Lithuanian University of Health Sciences, Kaunas, Lithuania

e-mail: lina.spirgiene@lsmuni.lt

G. Damulevičienė

Department of Geriatrics, Lithuanian University of Health Sciences, LT, Kaunas, Lithuania

e-mail: gyte.damuleviciene@lsmuni.lt

G. Bales

Advanced Practice Nurse, University Department of Geriatric Medicine Felix Platter, Basel, Switzerland

e-mail: gabriele.bales@felixplatter.ch

J. J. Bell (✉)

Allied Health, The Prince Charles Hospital, Chermside, Queensland, Australia

School of Human Movement and Nutrition Sciences, The University of Queensland, St Lucia, QLD, Australia

e-mail: jack.bell@health.qld.gov.au

Ó. G. Geirsdóttir, J. J. Bell (eds.), Interdisciplinary Nutritional Management and Care for Older Adults, Perspectives in Nursing Management and Care for Older Adults, https://doi.org/10.1007/978-3-030-63892-4_6

Esther 姑姑住在托雷斯海峡的一个小岛上。姑姑早年身体健康，过着当地传统的生活，种植蔬菜，采摘水果，时常钓鱼和采集贝类。然而，多年前，随着岛上生活方式逐渐"西化"，Esther 姑姑的饮食习惯发生了变化，加上运动减少，导致她的体重不断增加。到了 50 岁出头的时候，她已经患上了肥胖症(3 级)、糖尿病(2 型)、慢性肾脏病和心脏病。Esther 姑姑不愿离开小岛去医院治疗，而是选择让社区护士 Mia 来照顾她。在接下来的 10 年里，Mia 根据 Esther 姑姑的治疗偏好和意愿，用"纯饮食干预"的方法来控制她的多种疾病。在 60 多岁时，Esther 姑姑的两个儿子在海上失踪后，她有几个月基本上没有吃东西，最终在 Mia 的支持和照顾下，她恢复了一些肌量，并享受着与孙女及家人一起生活的乐趣，直到 70 多岁。在一次严重的脑卒中后，Esther 姑姑便一直由她的家人和 Mia 共同照顾。她去世前还坐在室外由她自己编织的椰子垫上，身边都是她爱的人。Esther 姑姑为自己从未离开过岛上的家而感到自豪，她接受的唯一医疗照护就是由社区护士 Mia 提供的。

6.1 什么是营养护理的"最佳实践"

最佳实践的特征是"指导性、循证性和以质量为重点"[1]。替代术语和相关概念包括最佳护理、循证指南和实践、实践发展和护理标准[1, 2]。为实现老年人营养护理的最佳实践，循证指南、指导建议和护理标准应该用于支撑以患者为中心的护理，并落实到日常护理实践中[1]。

在全球范围内，适用于多病共存的老年人的循证指南和护理标准可能存在缺失、相互竞争甚至互相矛盾的问题。"最佳护理实践"还应考虑医疗保健的价值，它主要是由老年人的护理重点所决定的，同时还要考虑提供这种护理所需的资源、各种阻碍和促进因素[3, 4]。如第 1 章所强调，"最佳实践"也应支持向跨学科的护理方法过渡[1]，即超越传统的专业界限[2]，整合且共享知识、技能和职责[3]，重点是与老年人和照护者合作，解决实际生活中复杂的营养问题[5]。

最佳护理实践如何应用于营养护理呢？在许多情况下，营养专家如营养师、医学营养专家和营养支持护士被认为是最有资格提供营养护理的人选[6, 7]。近期的一项系统综述研究表明：护士可以安全地为老年患者和照护者提供口服营养补充剂、营养强化食品(液)或营养增补品，提供健康教育和饮食咨询指导，并管理跨学科营养护理的工作。因此，护士可以很好地支持老年人的基本营养护理过程[8]。正如上述案例所强调的那样，护士往往是最适合领导、协调和提供营养护理"最佳实践"的人选(第 1 章)[9]。然而，我们不建议护士独自做这件事。就上述案例而言，如果不是在缺乏资源的条件下，Mia 护士也应加入到包括医学和营养专家在内的跨学科团队中。

本节案例强调营养护理的范围和进展是不断变化的，包括从生活方式、疾病的饮食管理到预防、筛查、发现和管理营养不良及其他营养状况，最后到为临终患者提供慰藉、食物等。"最佳实践"的护理应该随着患者的生命和疾病过程的变化而变化，从根本上说，应该从所提供的护理是否对患者重要来衡量[10]。这里强调一点：对于患有多种疾病的老年人，实际提供的个性化护理有时会与专业人士、社会或国家认可的营养或特定疾病的治疗建议不同，特别是在这些建议的提出没有结合文化的多样性以及共病患者和老年人的特殊性的情况下。

在全球范围内，护士协助协调以患者为中心的护理，应跨越年龄、疾病和护理环境来制定针对患者的个性化护理流程[11]。护士应高度关注患者的个性化护理需求和喜好；拥有娴熟的跨学科、跨系统和跨环境的工作技能；并定期将循证指南和指导建议转化为以患者为中心的最佳护理实践。护士工作的关键职责还在于处理照护过程中发生的各类冲突，以及降低来自老年患者、照护者及照护团队对护理工作的过高期望。[12]。

在作共同决策和设立目标时，护士能够积极提供支持，可以很好地观察以往的目标或护理建议需要审查和记录的地方，并在适当的时候转诊或再转诊相应专家[13]。目前，在全球许多地方，护士在临床、政策、教育和研究领导、管理和倡导等方面的地位已经牢固确立[14]。

因此，我们提出，护士作为联系紧密，协调跨学科团队成员的关键角色，非常适合协调、领导、实施“最佳实践”营养护理流程和改进措施。

6.2　为营养不良或有营养不良风险的老年人主导支持性营养护理：最佳实践护理案例

现有的营养护理筛查途径，支持根据营养风险筛查结果对营养不良护理进行分诊[15-17]，其中一个筛查途径是系统的跨学科营养不良实施和评估方案(SIMPLE)[15]。这种方法将筛查分为三类：标准、支持性或专科的营养护理模式。“支持性”营养护理过程，应该由当地团队考虑病人和环境因素，并结合国际上不同阶段的营养护理模式最终确定(图6.1)[15-19]。在适当条件下，启用系统化跨学科的“支持性”营养护理，而不是依赖专家护理服务，能够持续改善患者的营养护理体验和健康管理效果，提升护理满意度，同时也将专家资源引向最迫切需要的地方[20-22]。

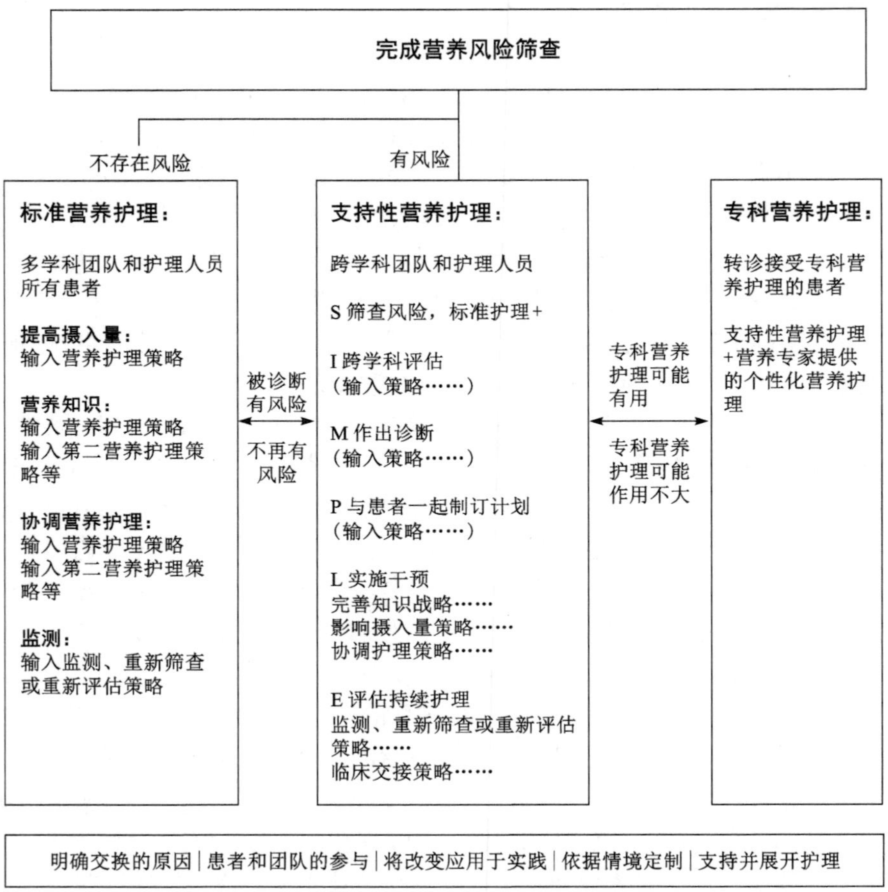

图6.1　支持性营养护理方法：SIMPLE[9]

重点清单

表6.1为营养不良或有营养不良风险的老年人提供了一份支持性营养护理清单[15, 18, 19, 23]。但我们注意到，并非每一项都能为护士开展“领导、协调和示范”老年人支持性营养护理最佳实践提供建议。

表 6.1　营养不良或有营养不良风险的老年人的支持性营养护理清单[9, 15, 18, 19, 23]

环境和服务层面

- 应用循证指南、护理标准、认证流程、政策和操作程序为老年人的跨学科营养和补液护理提供指导
- 跨学科营养护理委员会定期开会，定期审查职权范围和支持性管理程序
- 营养护理过程中可能获得营养护理团队或专家的支持
- 营养筛查以及复查的整个过程都使用合规并有效的仪器，至少每年对此进行审查和报告
- 在社会关怀和餐饮服务方面，会根据老年人的需求、个人和社会的文化偏好、进食时间，及时提供安全、优质、营养丰富的食品选择
- 提供强化食品和额外的零食或加餐，以保证充足的饮食摄入
- 在长住的医疗保健和家庭护理机构中，应当营造类似家庭的、舒适愉悦的就餐环境，以支持充足的饮食摄入并保持生活质量
- 为有咀嚼问题或吞咽困难症状的患者提供优质、诱人、改良质地和营养丰富的食品
- 建立相关的审核程序，避免或减少老年人在手术、化验时出现禁食或限制饮食的情况
- 依据患者反馈的营养体验评分(nPREMS)和照护结果评分(PROM)提供营养护理和护理改进措施
- 制定审查、记录、评估与营养相关的并发症的流程(例如，住院后出现营养不良、跌倒、压力性损伤、皮肤撕裂和伤口裂开等症状)
- 将营养教育和课程纳入跨学科医疗保健培训、入职培训和返岗培训中

人员层面审查、文件和(或)患者报告的体验指标

- 跨学科团队成员提供多元化的支持性营养护理流程
- 老年人或高危患者的护理者在审查时报告对风险状况的认识
- 在筛查时就采用具体的支持性营养护理程序
- ABCDEF 营养评估方法(人体测量、生化指标、临床指标、饮食和药物、环境和需求评估，功能)
- 在规定时间内记录关键营养评估指标(如身高、体重、BMI)
- 在规定时间内记录营养诊断(如营养不良)
- 确定和干预与营养不良有关的医院获得性并发症(如营养不良、压力性损伤、皮肤撕裂、跌倒、谵妄等)
- 营养不良或有营养不良风险的老年患者，或者其照护者，应适时报告接受个性化教育的相关情况
- 共同制定营养目标和多模式干预措施
- 审查药品和食物补充剂(处方或非处方)，以限制药物—营养、食物—药物之间的不良反应
- 餐前如厕、设定进餐时间、良好的进餐环境都有利于享受用餐
- 提供充足的进餐时间，在需要时给予鼓励和帮助
- 跨学科医疗保健服务人员、志愿者、家人、朋友和护理人员提供餐时援助、鼓励和支持
- 保证老年人对膳食和用餐时间有较高的满意度
- 减少食物浪费
- 当加强食物和饮食咨询不能满足营养需求时，提供 ONS、EN 或 PN，以保持与目标和治疗意图的一致性
- 在适当的情况下，开具或取消饮食处方和营养补充剂处方
- 临床交接和整合不同护理环境下的营养护理

参考文献

[1] NELSON A M. Best practice in nursing: a concept analysis[J]. Int J Nurs Stud, 2014, 51(11): 1507-1516.

[2] DIMARIA-GHALILI R A, GILBERT K, LORD L, et al. Standards of nutrition care practice and professional performance for nutrition support and generalist nurses[J]. Nutr Clin Pract, 2016, 31(4): 527-547.

[3] TEISBERG E, WALLACE S, O'HARA S. Defining and implementing value-based health care: a strategic framework[J]. Acad Med, 2020, 95(5): 682-685.

[4] GROL R, GRIMSHAW J. From best evidence to best practice: effective implementation of change in patients' care[J]. Lancet, 2003, 362(9391): 1225-1230.

[5] Van BEWER V. Transdisciplinarity in health care: a concept analysis[J]. Nurs Forum, 2017, 52(4): 339-347.

[6] DIMARIA - GHALILI R A, GILBERT K, LORD L, et al. Standards of nutrition care practice and professional performance for nutrition support and generalist nurses[J]. Nutr Clin Pract, 2016, 31(4): 527-547.

[7] Writing Group of the Nutrition Care Process/Standardized Language Committee. Nutrition care process and model part I: the 2008 update[J]. J Am Diet Assoc, 2008, 108(7): 1113-1117.

[8] TEN C D, ETTEMA R, HUISMAN-DE W G, et al. Interventions to prevent and treat malnutrition in older adults to be carried out by nurses: a systematic review[J]. J Clin Nurs, 2020, 29(11-12): 1883-1902.

[9] BELL J J, GEIRSDOTTIR O G, HERTZ K, et al. Nutritional care of the older patient with fragility fracture: opportunities for systematised, interdisciplinary approaches across acute care, rehabilitation and secondary prevention settings[J]. Clinical Nutrition, 2021, 40(4): 311-329.

[10] KINGSLEY C, PATEL S. Patient-reported outcome measures and patient-reported experience measures[J]. BJA Education, 2017, 17(4): 137-144.

[11] KITSON A, MARSHALL A, BASSETT K, et al. What are the core elements of patient-centred care? A narrative review and synthesis of the literature from health policy, medicine and nursing[J]. J Adv Nurs, 2013, 69(1): 4-15.

[12] JOHANSEN M L. Keeping the peace: conflict management strategies for nurse managers[J]. Nursing Management (springhouse), 2012, 43: 50-54.

[13] TRUGLIO-LONDRIGAN M, SLYER J T. Shared decision-making for nursing practice: an integrative review[J]. Open Nurs J, 2018, 12: 1-14.

[14] HEINEN M, OOSTVEEN V C, PETERS J, et al. An integrative review of leadership competencies and attributes in advanced nursing practice[J]. J Adv Nurs, 2019, 75(11): 2378-2392.

[15] BELL J J, YOUNG A, HILL J, et al. Rationale and developmental methodology for the SIMPLE approach: a systematised, interdisciplinary malnutrition pathway for implementation and evaluation in hospitals[J]. Nutr Diet, 2018, 75(2): 226-234.

[16] KELLER H, LAUR C, ATKINS M, et al. Update on the Integrated Nutrition Pathway for Acute Care (INPAC): post implementation tailoring and toolkit to support practice improvements[J]. Nutr J, 2018, 17(1): 2.

[17] ELIA P M. Nutritional screening of adults: a multidisciplinary responsibility[M]. BAPEN, Redditch, 2003.

[18] SWAN W I, VIVANTI A, HAKEL-SMITH N A, et al. Nutrition care process and model update: toward realizing people-centered care and outcomes management[J]. J Acad Nutr Diet, 2017, 117(12): 2003-2014.

[19] CEDERHOLM T, BARAZZONI R, AUSTIN P, et al. ESPEN guidelines on definitions and terminology of clinical nutrition[J]. Clin Nutr, 2017, 36(1): 49-64.

[20] BELL J J, BAUER J D, CAPRA S, et al. Multidisciplinary, multi-modal nutritional care in acute hip fracture inpatients-results of a pragmatic intervention[J]. Clin Nutr, 2014, 33(6): 1101-1107.

[21] BELL J J, YOUNG A M, HILL J M, et al. Systematised, Interdisciplinary Malnutrition Program for impLementation and Evaluation delivers improved hospital nutrition care processes and patient reported experiences: an implementation study[J]. Nutr Diet, 2021, 78(5): 466-475.

[22] KELLER H, KOECHL J M, LAUR C, et al. More-2-Eat implementation demonstrates that screening, assessment and treatment of malnourished patients can be spread and sustained in acute care; a multi-site, pretest post-test time series study[J]. Clin Nutr, 2021, 40(4): 2100-2108.

[23] VOLKERT D, BECK A M, CEDERHOLM T, et al. ESPEN guideline on clinical nutrition and hydration in geriatrics [J]. Clin Nutr, 2019, 38(1): 10-47.

推荐阅读

[1] DIMARIA-GHALILI R A, GILBERT K, LORD L, et al. Standards of nutrition care practice and professional performance for nutrition support and generalist nurses[J]. Nutr Clin Pract, 2016, 31(4): 527-547.

[2] LORINI C, PORCHIA B R, PIERALLI F, et al. Process, structural, and outcome quality indicators of nutritional care

in nursing homes：a systematic review[J]. BMC Health Serv Res, 2018, 18(1)：43.

[3] VOLKERT D, BECK A M, CEDERHOLM T, et al. Management of malnutrition in older patients-current approaches, evidence and open questions[J]. J Clin Med, 2019, 8(7)：974.

第 7 章

老年人的脱水预防和补液管理

Vilborg Kolbrún Vilmundardóttir and Sigrún Sunna Skúladóttir

版本：独立翻译稿

译者：丁冰杰　丁俊琴　戴民慧　宁　宁　高　远

【摘要】前几章详细描述了老年病学和老年骨科学中的营养护理，特别关注了营养不良和护理方面的最佳实践。本章将重点介绍老年病学和老年骨科学中关于补水、液体摄入和静脉补液疗法的建议和指南。

【关键词】液体疗法；水电解质平衡；脱水；实践指南；老年人

【学习目标】

- 认识和应用关于住院、门诊、养老机构和社区居住的老年患者、老年骨科患者补水、液体摄入和静脉补液疗法的循证建议和指南；
- 识别影响老年人水合状态、液体摄入的年龄相关变化；
- 区分两种类型的脱水(低摄入性脱水和容量消耗性脱水)；
- 在老年人住院的各个阶段，执行对脱水和水平衡的筛查、评估与再评估；
- 在老年人住院的各个阶段，执行对脱水和水合状态紊乱的干预与治疗。

本章隶属于第一部分：老年营养护理。

关于本书章节划分依据，请参见第一章：老年病学和老年骨科营养护理概览。

V. K. Vilmundardóttir (✉)
The Faculty of Food Science and Nutrition, School of Health Sciences, University of Iceland,
Reykjavik, Iceland
e-mail: vkv2@ hi. is
S. S. Skúladóttir
The Faculty of Food Science and Nutrition, School of Health Sciences, University of Iceland,
Reykjavik, Iceland
The Faculty of Nurse, School of Health Sciences, University of Iceland, Reykjavik, Iceland
e-mail: sss37@ hi. is

Ó. G. Geirsdóttir, J. J. Bell (eds.), Interdisciplinary Nutritional Management and Care for Older Adults, Perspectives in Nursing Management and Care for Older Adults, https://doi.org/10.1007/978-3-030-63892-4_7

7.1　老年骨科患者

老年骨科患者是一个特别脆弱和易感的群体，同时存在脱水和营养不良的风险[1-3]。脱水可导致不良健康结局[4-7]（表7.1）。

不良健康结局可增加医院获得性并发症、不良事件及再次入院的风险[4,7]。这些同时又会导致不良临床结局和医疗费用上涨[4,7,8]。

表7.1　常见与脱水有关的不良健康结局

意识模糊	感染
便秘	住院时间延长
生活质量下降	发病及死亡
谵妄	疼痛
残疾	压力性损伤
药物中毒	肾衰
跌倒和骨折	泌尿系统感染
心脏疾病	

7.2　老年患者的水合状态

适当的水合状态意味着水分摄入和丢失达到平衡，这样的状态是机体维持自身机能的关键条件[9]。因此，应该确保液体摄入以补充尿液、粪便、蒸发（呼吸和皮肤）、伤口、手术和医疗操作造成的损失。液体需求是个性化的，主要取决于热量消耗、水分流失和肾脏功能[6,9]。在所有的情况下，都应该优先考虑通过饮水、鼻胃管、皮下或静脉注射提供足量的液体，并且避免补液过量。

7.2.1　对老年人的建议

一般来说，老年人水分的适宜摄入量为女性2.0 L/d，男性2.5 L/d[6,9]。假设人体20%的水分来自食物，这意味着女性至少需要饮水1.6 L/d，男性2.0 L/d。临床情况和环境因素（如高温）可能会改变个体饮水需求；而有一些患者群体可能需要限制液体摄入，如心力衰竭或肾衰竭患者[5,6]。对于可能需要限制液体摄入的老年人，跨学科诊疗确定液体需要量、限制液体摄入时间是至关重要的。因此，老年人及跨学科医务人员需能识别食物和饮品中的水分（表7.2）。

表7.2　常见饮料/食品中液体含量示例

食品	分量	水分/mL
全脂牛奶（3.9%）	1杯（250 mL）	220
咖啡/茶	1杯（250 mL）	250
苹果汁	1杯（250 mL）	220
粥	1碗（200 g）	180
口服营养补充饮品	1瓶（200 mL）	140
酸奶	1桶（200 g）	180
煮意大利面/米	1碗（200 g）	140
煮土豆	3小个（150 g）	120

给老年人的饮品应基于其个人喜好，包括一系列不同的选择[6]。有许多不同种类的饮品为身体提供水分，比如水、果汁、奶及奶制品、冰沙、运动饮料、汤、茶或咖啡、酒精饮料。

在一天中经常给予老年人一系列其喜欢的饮品可以提高总液体摄入量，从而将脱水风险降到最低[6]。那些有营养不良风险或营养不良的人应摄入富含能量和(或)蛋白质的饮料，例如牛奶、以牛奶为基础的饮料、冰沙或口服营养补充剂(第5章)。含有能量和蛋白质的饮品不仅可以提供水分，也是能量、蛋白质和营养素的重要来源。值得注意的是，虽然茶和咖啡也是水分的来源，但除了这两类，还应鼓励老年人在日常饮食中加入其他饮品，从而保证能量、蛋白质和其他营养素的摄入。

7.2.2 水合状态的年龄相关变化

研究发现，老年人的液体摄入量与年轻人相比较低，这背后有许多不同但相互关联的因素，它们共同作用造成了这个现象[6,8,9]。较低的摄入量可能是随着年龄增长而发生的生理变化，包括肾功能和口渴感下降[6,8]。此外，随着年龄增长，身体总水分会减少，导致体液储备降低。在这种情况下，药物治疗需要慎重考虑，因为许多老年人常用的药物，包括利尿药和泻药，可能会导致脱水。其他潜在的原因包括：由于害怕尿失禁和不方便如厕而选择减少饮水；记忆问题，即忘记饮水；社交孤立；获得饮品的途径受限；吞咽问题。因此，所有老年人都有脱水的风险，需要特别关注他们的饮水问题，而且要加大力度鼓励他们充分饮水[6,9]。

7.3 脱水和其他水合状态紊乱

毫无疑问，老年人在临床上最常见的水合状态问题是脱水，其在住院老年人中报告的发生率为4%~58%[6]。

因为定义的差异和众多可能的原因[4,6]，诊断脱水是复杂的。一般来说，根据原因差异脱水可分为两个亚类(表7.3)：低摄入性脱水和容量消耗性脱水。

表7.3 由ESPEN(欧洲临床营养和代谢学会)定义的脱水

脱水：身体缺水，由水分摄入不足(低摄入性脱水)或过度失水(容量消耗性脱水)或两者的结合引起
低摄入性脱水：由低摄入量引起的缺水，导致细胞内和细胞外水分均丢失，渗透压升高
容量消耗性脱水：由出血、发热、呕吐、腹泻或其他原因引起身体水分和盐分过量丢失，导致细胞外而不是细胞内水分丢失，渗透压正常或降低

脱水与老年人的不良结局相关，包括发病率和病死率增加、住院时间延长、致残风险增加[4,6]。在临床上，早期诊断脱水可帮助我们对其进行及时干预和预防。因此，建议在所有老年患者入院时对其进行低摄入性脱水和容量消耗性脱水筛查(图7.1)。

7.3.1 脱水的筛查和评估

脱水的潜在原因可能有很多，这使得对老年人的筛查和评估变得复杂[4,6]。首要且最重要的评估(和再评估)应包括[4,5]：

- 液体摄入量和异常损失量。
- 共病(包括营养不良和再喂养综合征)。
- 临床检查(脉搏、血压、毛细血管回流、颈静脉压力、肺或周围水肿、体位性低血压)。
- 当前使用的药物。
- 临床评估[国家早期预警评分(NEWS)、体液平衡图和体重]
- 实验室检查结果(全血细胞计数、尿素、肌酐、电解质和渗透压)。

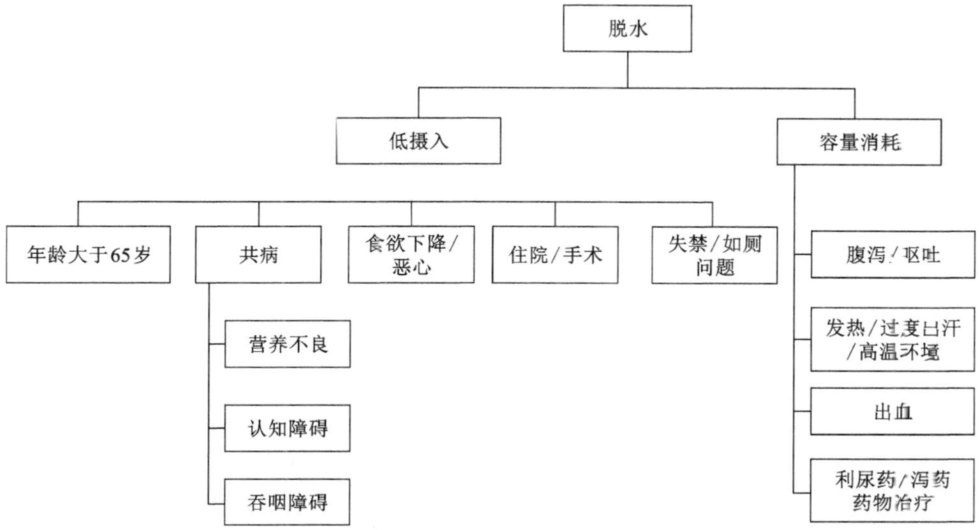

图 7.1　护理人员需要警惕的老年人脱水的危险信号[1, 7, 10]

通过系统地观察上述因素，护士可以评估老年人是否有脱水的风险，然后咨询其他医务人员，包括但不限于医疗专业人员和营养师[4, 6]。

7.3.1.1　评估低摄入性脱水

因缺失水分没有得到补充，而电解质却保持不变，所以在低摄入性脱水情况下，体内的渗透压会升高[4, 6]。基于这一知识，筛查和诊断低摄入性脱水的金标准是直接测量血清/血浆渗透压(pOsm)，阈值为 300 mOsm/kg。当无法直接测量该渗透压时，应使用渗透压方程($pOsmc = 1.86 \times (Na^{+}+K^{+}) + 1.15 \times$ 血糖+尿素+14，均以 mmol/L 为单位)进行诊断，阈值为 295 mmol/L[11]。

传统上，低摄入性脱水的诊断是基于临床评估；然而，在最近发表的关于脱水的共识中，Lacey 等人指出，文献中缺乏支持这种方法的证据[4]。因此，不建议使用一些简单的评估方法，如皮肤弹性、口渴程度、体重变化、尿液颜色或比重等来评估脱水情况，因为这些指标的准确性较差[4, 6]。尽管诊断价值不高，但是出现疲乏、经口液体摄入量减少，以及生物电阻抗分析结果低于正常值，均与低摄入性脱水存在弱相关。

7.3.1.2　评估容量消耗性脱水

无论测得的血清/血浆渗透压如何，医务人员都应评估所有患者的容量状态[4, 5]。根据 NICE(英国国家卫生与临床优化研究所)关于住院成人静脉液体治疗的指南，建议使用以下容量消耗的指标来评估静脉液体治疗的必要性：

- 收缩压<100 mmHg；
- 心率>90 次/min；
- 毛细血管回流时间>2 秒或体表温度低；
- 呼吸频率>20 次/min；
- 国家早期预警评分(NEWS)≥5；
- 被动抬腿试验，判断容量反应性。

过度失血导致的容量消耗可通过体位变化(如从躺着到站立)所致的脉搏变化(脉搏增加≥30 次/min)，或观察是否出现严重眩晕导致无法站立来评估[4, 6]。呕吐或腹泻患者的容量消耗可通过以下一组体征进行评估(出现≥4 项表示容量消耗，总共 7 项)：

- 精神失常；
- 言语不流利；
- 四肢无力；
- 黏膜干燥；
- 舌头干燥；
- 沟纹舌；
- 眼睛凹陷。

7.3.2　脱水的预防和处理

7.3.2.1　低摄入性脱水

应鼓励有风险或被诊断为低摄入性脱水的老年患者通过频繁饮水或者其他饮品来增加液体摄入，并定期对体液平衡情况进行重新评估[2, 4, 6]。对于有饮水困难的患者，应考虑皮下或静脉注射液体，同时鼓励增加液体摄入。对于不能饮水的患者，应考虑静脉输液。

增加液体摄入的重要因素包括：

- 医院和老年病房关于液体摄入的目标设定和制度；
- 医务人员对饮水的认识和支持；
- 教育患者饮水的重要性；
- 记录患者对饮品的偏好；
- 主动向患者提供首选饮品；
- 在患者需要时尽快帮助患者如厕；
- 考虑患者的身体和视觉限制(如使用运动瓶防止饮品溢出或使用鲜艳的杯子以提高可见度)；
- 进行吞咽评估，为有吞咽困难症状的患者提供相关治疗。

7.3.2.2　容量消耗性脱水

存在容量消耗性脱水风险或已确诊脱水的老年人在关注潜在原因以及尝试减少液体丢失的同时，应该接受常规等渗液补充，补充途径可包括经口摄入、鼻胃管摄入、皮下或静脉注射[4-6]。补液目的是补充丢失的水分和电解质，容量消耗程度严重的患者应该立刻进行静脉液体治疗；程度较轻的患者在条件允许的情况下可通过经口摄入或肠内途径进行补液。

7.3.3　液体过剩

过量的液体摄入可导致液体过剩，即摄入超过肾或心脏容量的状态，可能引发危及生命的低钠血症、肾衰竭和(或)心力衰竭[2, 5]。液体过剩的主要危险因素包括肾和(或)心功能下降、手术和接受静脉液体治疗。因此，应密切监测液体的摄入和排出，尤其是接受静脉输液治疗的患者。

7.3.4　电解质失衡

老年患者血清钠水平失衡非常常见，尤其是骨科患者，应予以监测[5, 12]。低钠血症(<135 mmol/L)和高钠血症(>145 mmol/L)都会产生严重后果，并与跌倒、谵妄、住院时间延长和住院后 30 天内死亡率增加有关。

由于接受静脉输液治疗的患者出现低钾血症(<3.0 mmol/L)或高钾血症(>5.5 mmol/L)的风险增加，因此，应监测此类患者的血清钾水平[5]。

7.4 跌倒后住院

7.4.1 急诊室就诊

患者 Joe，男，84 岁，早上在公寓散步时滑倒了，无法站立，他的妻子 Julie 叫了救护车。体格检查显示，他的左腿较短且外旋，而且他感觉非常疼痛。到达急诊室后，他被诊断可能有髋部骨折，之后他被告知要禁食。

在许多情况下，包括这个医院的例子，老年人跌倒后到达急诊科时，都会被要求禁食直到确诊，以防需要手术[13]。

一旦确诊，就需要评估液体需求、体液平衡和静脉液体治疗的需求；评估流程需要遵守医院的程序文件规定，规定的制定需要参考如前文所引用的相关指南和建议。任何容量消耗的迹象都表明需要紧急输液，相关建议都强调在到达急诊室时或在救护车里尽快开始静脉液体治疗的重要性[3, 5, 13]。根据《改善脆性骨折护理指南》，在急诊科开始使用等渗晶体早期补液至关重要[3]。在急诊住院之初就开始脱水预防是治疗的关键组成部分，这一结论已被证明可以提高生存率。

Joe 在急诊室待了 2 个小时，并且已经接受了放射检查，之后他被确诊为髋部骨折。Joe 认为自己很幸运，因为有一位可爱的护士 Margareth 给他注射了吗啡止痛，并告诉他需要做手术来修复骨折部位。Joe 今天早上摔倒前还没吃早餐，Margareth 告诉他术前不能吃东西，他需要静脉注射。因为 Margareth 还有其他 5 名患者需要照顾，因此她还没有给 Joe 输液。

7.4.2 病房的术前护理

在根据入院情况作出决定并将患者转移到病房后，应重新评估体液平衡情况并确保给予适当的治疗[13]；同样，这个流程应该遵循以相关指南和建议为指导的文件规定(见本章 7.3.1 和 7.3.2 相关内容)。当需要手术时，应了解手术的大致时间，以便尽可能缩短患者的禁食时间[13]。

由于吗啡的作用，Joe 现在感觉没有那么糟糕，他甚至可以时不时地入睡。Joe 将被转移到骨科病房，Margareth 会把他交给病房的护士，却忘记告知护士他需要接受输液治疗。

老年患者脱水非常常见，住院期间脱水的风险会增加[3, 6, 13]。因此，当允许喝水时，护士和护理人员应为患者创造喝水机会，在每次与患者接触时主动提供患者喜欢的饮品。一般来说，许多情况下，患者在术前 6 小时允许进食固体食物，在术前 2 小时可以经批准口服清流质，随后禁食水，直到手术开始[13, 14]。然而，禁食指南因手术类型、不同患者队列和患者个人情况而异，我们建议当地跨学科团队一起合作，按照程序和流程实施，以安全地将禁食时间减至最少。

现在照顾 Joe 的护士也有很多工作要做，但她突然想到 Joe 还没有进行静脉输液。当 Joe 完全躺在床上不动的时候，他感觉没有那么糟糕，所以他没有呼叫护士。护士之前告诉他手术很快就要开始了。之后，手术室打电话通知病房，他们已经准备好为 Joe 做手术了。护士现在才为他进行静脉输液，但目前距离他跌倒已经有 8 个小时了，距离上次进食也快 16 个小时了。

术前纠正/预防液体紊乱是至关重要的，比如容量消耗和电解质紊乱，它们可引发其他病症[5]。对于这一患者群体，液体过多也是一种风险，可能导致心力衰竭、外周水肿和血流动力学失衡，增加延迟手术和(或)术后并发症的风险。

7.4.3 术后病房护理

当患者从手术室转移到病房时，应再次评估患者的体液平衡情况，并确保给予适当的治疗[15]；

同样地，这个流程应该遵守以相关指南和建议为指导的文件规定。

手术后，患者应尽快开始口服补液和营养摄入，以满足液体和营养需求[2, 4, 5, 15]。住院期间应定期重新评估体液平衡情况。

> Joe 的手术很顺利，但当他回到骨科病房时，他出现了幻觉。他处于精神错乱状态且拒绝饮水，他认为护士想毒死他。之后，他试图从手背拔出静脉导管。在进一步的检查中，Joe 又被诊断出急性肾损伤，他的生命体征显示血压低、脉搏快。

术后应特别考虑：

谵妄：对老年患者和骨科患者来说，谵妄是一个具有威胁性的危险因素。而年龄超过 65 岁和存在髋部骨折是谵妄的两个主要危险因素[13, 16]（第 19 章）。建议采取预防谵妄的措施，包括预防和治疗脱水，并经常评估体液平衡情况。

急性肾损伤（AKI）：术后主要并发症有时与脱水有关[4, 5]。AKI 的危险因素包括年龄大于 65 岁、接受过急性手术（如骨科手术）和使用非甾体抗炎药。建议监测少尿症状［6 小时以上尿量小于 0.5 mL/（kg · h），血清肌酐升高，肾小球滤过率下降 25%］。

7.4.4　病房最佳实践

护士和其他工作人员应在患者住院的所有阶段，包括康复和出院时，遵循有关水合状态、体液平衡和静脉液体治疗的建议和临床指南[2, 5, 15]。术前摄入碳水化合物饮料被认为是无害的，而且对体液平衡可能有好处；此类饮料可在术前 2 小时内或早期治疗阶段使用，以防止脱水，从而将不良后果的风险降至最低[17, 18]。

> 如果以最好的方式改写 Joe 的故事，他会在去医院的救护车上就接受静脉补液。急诊护士 Margareth 会筛查脱水风险，设置禁食时钟来管理禁食时间，并为他制订液体治疗计划，同时评估体液平衡情况。骨科护士会在 Joe 到达病房时重新评估体液平衡情况，确定手术开始时间，从而制订治疗计划，同时在术前给他一杯碳水饮料。如果是这样的话，Joe 患上谵妄的可能性就会很小，并且可以避免随之而来的可预防的伤害。

7.5　总结

所有住院的老年患者应进行脱水筛查和评估，建议经常重新评估体液平衡情况。脱水分为低摄入性脱水和容量消耗性脱水两类。在医院的各个阶段，都鼓励以积极主动的方式经常向患者提供其喜欢的饮品，并尽量减少术前的禁食时间。经常重新评估体液平衡情况是评估各个阶段液体摄入和（或）静脉液体治疗需求的关键。

总结要点

- 老年患者和老年骨科患者脱水的风险很高。
- 住院期间应经常评估脱水和体液平衡情况，以便早发现、治疗和预防。
- 应在医院的所有阶段应用基于证据的水合状态、液体摄入和静脉液体治疗的建议和指南。

参考文献

[1] VOLKERT D, BECK A M, CEDERHOLM T, et al. ESPEN guideline on clinical nutrition and hydration in geriatrics [J]. Clin Nutr, 2019, 38(1): 10-47.

[2] MEEHAN A J, MAHER A B, BRENT L, et al. The International Collaboration of Orthopaedic Nursing (ICON): best

practice nursing care standards for older adults with fragility hip fracture[J]. Int J Orthop Trauma Nurs, 2019, 32: 3-26.

[3] MEARS S C, KATES S L. A Guide to improving the care of patients with fragility fractures, Edition 2[J]. Geriatr Orthop Surg Rehabil, 2015, 6(2): 58-120.

[4] LACEY J, CORBETT J, FORNI L, et al. A multidisciplinary consensus on dehydration: definitions, diagnostic methods and clinical implications[J]. Ann Med, 2019, 51(3-4): 232-251.

[5] National Institute for Health and Care Excellence(NICE). Intravenous fluid therapy in adults in hospital [CG174][EB/OL]. (2020-10-14)[2023-09-20] https://www.nice.org.uk/guidance/cg174.

[6] VOLKERT D, BECK A M, CEDERHOLM T, et al. ESPEN guideline on clinical nutrition and hydration in geriatrics [J]. Clin Nutr, 2019, 38(1): 10-47.

[7] HOOPER L, ABDELHAMID A, ATTREED N J, et al. Clinical symptoms, signs and tests for identification of impending and current water-loss dehydration in older people[J]. Cochrane Database Syst Rev, 2015(4): CD9647.

[8] EDMONDS C J, FOGLIA E, BOOTH P, et al. Dehydration in older people: a systematic review of the effects of dehydration on health outcomes, healthcare costs and cognitive performance[J]. Arch Gerontol Geriatr, 2021, 95: 104380.

[9] EFSA PANEL ON DIETETIC PRODUCTS N A A N. Scientific opinion on dietary reference values for water[J]. EFSA Journal, 2010, 8(3): 1459.

[10] THOMAS D R, COTE T R, LAWHORNE L, et al. Understanding clinical dehydration and its treatment[J]. J Am Med Dir Assoc, 2008, 9(5): 292-301.

[11] HOOPER L, ABDELHAMID A, ALI A, et al. Diagnostic accuracy of calculated serum osmolarity to predict dehydration in older people: adding value to pathology laboratory reports[J]. BMJ Open, 2015, 5(10): e8846.

[12] MADSEN C M, JANTZEN C, LAURITZEN J B, et al. Hyponatremia and hypernatremia are associated with increased 30-day mortality in hip fracture patients[J]. Osteoporos Int, 2016, 27(1): 397-404.

[13] MOHANTY S, ROSENTHAL R A, RUSSELL M M, et al. Optimal perioperative management of the geriatric patient: a best practices guideline from the American College of Surgeons NSQIP and the American Geriatrics Society[J]. J Am Coll Surg, 2016, 222(5): 930-947.

[14] Australian and New Zealand College of Anaesthetists. Guideline on pre-anaesthesia consultation and patient preparation [EB/OL]. [2023-09-20] https://www.anzca.edu.au/resources/professional-documents/guidelines/ps07-guidelines-on-pre-anaesthesia-consultation-an.

[15] POWELL-TUCK J, GOSLING P, LOBO N D, et al. British consensus Guidelines on Intravenous Fluid Therapy for Adult Surgical Patients[EB/OL]. [2023-09-20] https://www.bapen.org.uk/pdfs/bapen_pubs/giftasup.pdf.

[16] National Institute for Health and Care Excellence. Delirium: prevention, diagnosis and management [CG103][EB/OL]. [2023-09-20] https://www.nice.org.uk/guidance/cg103.

[17] LOBO D N, GIANOTTI L, ADIAMAH A, et al. Perioperative nutrition: recommendations from the ESPEN expert group[J]. Clin Nutr, 2020, 39(11): 3211-3227.

[18] HELLSTROM P M, SAMUELSSON B, AL-ANI A N, et al. Normal gastric emptying time of a carbohydrate-rich drink in elderly patients with acute hip fracture: a pilot study[J]. BMC Anesthesiol, 2017, 17(1): 23.

推荐阅读

[1] LACEY J, CORBETT J, FORNI L, et al. A multidisciplinary consensus on dehydration: definitions, diagnostic methods and clinical implications[J]. Ann Med, 2019, 51(3-4): 232-251.

[2] National Institute for Health and Care Excellence. Intravenous fluid therapy in adults in hospital [CG174][EB/OL]. (2020-10-14)[2023-09-20] https://www.nice.org.uk/guidance/cg174.

[3] VOLKERT D, BECK A M, CEDERHOLM T, et al. ESPEN guideline on clinical nutrition and hydration in geriatrics [J]. Clin Nutr, 2019, 38(1): 10-47.

第 8 章

改善老年人营养不良、机体失调、肌少症、衰弱及恶病质

Carla M. Prado, Jack J. Bell, and M. Cristina Gonzalez

版本：独立翻译稿

译者：莫　岑　刘民辉　戴民慧　王　洁　彭伶丽

【摘要】营养不良、肌少症、衰弱和恶病质是不同的疾病，但在老年人群中有相似的特征和预后结局。这些疾病在住院患者中较为多见，约有 2/3 的老年住院患者受这些疾病困扰。这些疾病的症状有可能被其他疾病所掩盖，而跨学科合作则有助于疾病的诊断和治疗。本章将对每一种疾病的定义进行阐述，分析其对老年人健康的不良影响，并提供临床实践建议。

【关键词】定义；肌肉量；营养不良；肌少症；衰弱；机体失调；恶病质

【学习目标】

- 认识营养不良、机体失调、肌少症、衰弱及恶病质之间的共性和差异；
- 阐述这些疾病在老年人群中的患病率和预后结局；
- 解释营养干预措施的合理性和临床实践操作的注意事项。

C. M. Prado (*)

Nutrition, Food and Health, University of Alberta, Edmonton, AB, Canada

Faculty of Agricultural, Life and Environmental Science - Agricultural, Food & Nutri Science Department, University of Alberta, Edmonton, AB, Canada

e-mail: carla. prado@ ualberta. ca

J. J. Bell

Allied Health, The Prince Charles Hospital, Chermside, Queensland, Australia

School of Human Movement and Nutrition Sciences, The University of Queensland, St Lucia, QLD, Australia

e-mail: jack. bell@ health. qld. gov. au

M. C. Gonzalez

Post-graduate Program in Health and Behavior, Catholic University of Pelotas,

Pelotas, RS, Brazil

Ó. G. Geirsdóttir, J. J. Bell (eds.), Interdisciplinary Nutritional Management and Care for Older Adults, Perspectives in Nursing Management and Care for Older Adults, https://doi. org/10. 1007/978-3-030-63892-4_8

8.1 引言

患者，男，65 岁，体重超重，BMI 为 31 kg/m^2。其入院体检结果无特殊。在诊间，他偶然间提到自己现在开瓶罐需要帮助，这表明他的手臂没有以前有力。体格检查、血压、实验室检查均正常。

这名患者可能患有肌少症，这种疾病的发病率随着年龄增长而增加，与机体功能衰退等有关。肌肉量低是肌少症的典型特征，也与本章讨论的其他疾病有关联，如营养不良、衰弱和恶病质(见表 8.1)。事实上，这些疾病可能存在共性，约 2/3 的住院老人至少患有其中一种疾病[1]。

表 8.1　营养不良、肌少症、衰弱、恶病质的不同点和相似点

	营养不良	肌少症	衰弱	恶病质
体重下降	X	?	X	X
低 BMI	X	?	X	X
肌肉减少/虚弱	X	X	X	X
脂肪减少	?	?	?	?
炎症	X	?	?	X
食欲降低	X	-	?	X
低摄入量	X	-	有时	X

注：X=存在/经常存在；?=不一定存在。

8.2 定义、诊断要点、患病率和相关性

8.2.1 营养不良

根据 WHO 的定义，营养不良是一种与人体能量和(或)营养摄入不足、过量或失衡有关的疾病。它包括营养不足、与微量营养素有关的营养不良、超重和与饮食有关的非传染性疾病[2]。虽然一直以来，学术界关于营养不足和蛋白质-能量营养不良(营养不良)的诊断标准不尽相同，但最近，主要科学协会组织发起并达成了一项全球共识，推出了“全球营养不良领导力倡议(Global Leadership Initiative on Malnutrition, GLIM)”实证诊断共识[3]。GLIM 将营养不良分为表型和病因诊断标准，严重程度分为中度和重度(见表 8.2)。包括上述标准在内的所有公认的营养不良诊断标准均不依赖于单一指标，如 BMI、白蛋白、脂肪量低于预期值和(或)肌肉量减少。合适的诊断标准应该同时考虑体重减轻、低 BMI、肌肉量减少，并判断蛋白质和(或)能量的摄入和吸收是否存在不足，机体对蛋白质和能量的需求是否增加。例如，一个人可能因脑卒中引起的活动量减少而导致体重下降和肌肉萎缩。然而，除非蛋白质或能量摄入不足，或合并使代谢率升高的疾病，否则不会被诊断为营养不良。与此相反，单纯的高 BMI 也不能排除营养不良。例如，一个肥胖的人存在持续的蛋白质摄入不足，也会导致肌肉流失[17]。

老年人存在营养不良的风险，影响因素可能包括生理、疾病、年龄、社会经济、文化背景等层面，此外，还可能与接收错误信息从而影响食物获取或蛋白质/能量充足摄入有关，详情见第 3 章和第 4 章。

由于各类复杂的因素，老年人的营养不良不易被察觉，包括老年人营养状况监测不当、监测工

具灵敏度不够、监测依赖于不精准的诊断指标(如白蛋白)，以及大众的误解——营养不良仅存在于体型瘦弱的患者中。随着全球肥胖症患病率的增加，老年住院患者中发现体重超标或肥胖营养不良诊断(diagnosis of over-weight or obese malnutrition，DOOM)的例子并不罕见。营养不良会使老年人患医院获得性并发症的风险增加，机体活动能力下降，并导致其12个月内死亡率上升[17, 19]。由于受到“健康形象”误导，老年人认为非计划体重减轻是一种积极改变，会通过减少摄入量维持这一积极的效果。这种观念导致许多营养不良的患者自诉营养状况良好甚至优秀[18, 20]。

在2016年的一项系统性综述中，纳入的54篇文章均采用有效的工具对社区老年人进行营养筛查，结果发现有83%的65岁及以上的老人面临营养不良的风险[21]。一项研究[22]调查了12个国家的老年人营养不良的患病率——康复院中的老年人为50%、住院患者为39%、居家养老老人约为14%、社区老年人约为6%。营养不良对老年人的健康状况、认知水平、机体功能和生活质量都会产生不利影响。与此同时，它也会缩短患者寿命并增加医疗开支[18]。

表8.2　营养不良、肌少症、衰弱、恶病质的筛查、评估和营养管理

类别	筛查[a]	评估[a]	营养管理
营养不良	经验证的筛查工具	表型	
	• 营养不良筛查工具(malnutrition screening tool，MST)	• 非计划性体重减轻	• 饮食健康宣教，满足患者个性化需求
	• 微型营养评定精法(mini nutritional assessment short from revised，MNA-SF)	• BMI低	• 口服营养补充剂
	• 营养风险筛查2020(nutrition risk screening，NRS-2002)	• 肌肉量下降	• 饮食搭配
	• 营养不良通用筛查工具(malnutrition universal screening tool，MUST)	病因学	
	• 微型营养评价(mini nutritional assessment，MNA)[b]	• 食物吸收或摄入减少	
		• 疾病负担/炎症	
肌少症		可结合多种评估方式	
	• 肌少症五条目量表(SARC-F)	功能/力量评估	• 高蛋白饮食[以1.5 g/(kg·d)最佳，不低于1 g/(kg·d)]
	• 肌少症五条目联合小腿围量表(SARC-CalF)	• 简易躯体能力测试(short physical performance battery，SPPB)	• 适当摄入能量
	• Ishii评分[4]	• 握力	• 体力锻炼(抗阻训练)
		• 步行速度	
		• 起立能力	
		肌肉量测定	
		• 生物电阻抗分析(BIA)	
		• 双能X射线吸收仪(DXA)	
		• 计算机断层扫描(CT)	
		• 小腿围	

续表8.2

类别	筛查[a]	评估[a]	营养管理
衰弱	• 衰弱量表[5-7]		• 摄入充足的蛋白质/能量，补充微量元素
	• 临床衰弱量表[8]		• 体力锻炼
	• 衰弱指数[9]		• 共病管理
	• 衰弱表型[10]		• 目标/决策共享
	• 埃德蒙顿衰弱量表[11]		
恶病质	代谢性疾病(如癌症、心力衰竭、慢性阻塞性肺疾病)	整体[12]	
	• 恶病质评分、微型恶病质评分[13, 14]	• 非自主的体重减轻	• 营养指导
	• 前期恶病质评分(CASC-IN)[15]	• 低 BMI	• 口服含抗炎成分的营养补剂
		• 低白蛋白	• 肠外营养
		• 低肌肉含量	
		• 细胞因子过量的证据	
		下列任意一项癌症恶病质：	
		• 任意 BMI 值体重减轻超过 5%	
		• 体重减轻超过 2%且 BMI< 20 kg/m^2	
		• 体重减轻超过 2%，且合并肌少症[16]	

注：a 表示只是建议的评估工具；(不同)地方治疗团队应根据人口和环境情况来确定和选择工具；b 表示筛查和评估工具。

8.2.2　肌肉含量低、机体失调和肌少症

在老年人肌少症的研究中，我们可以观察到肌肉含量的减少、力量下降。人的肌肉含量和力量在 40 岁之后会逐渐下降，下降速度在 65 岁之后加快，85 岁之后更为显著。据估计，美国约有 45%的老人患有肌少症。此外，全球 30%的 60 岁以上老人以及 50%以上的 80 岁老人都患有肌少症[24]。一项纳入了 58404 名普通人作为研究对象的系统综述和荟萃分析显示，10%的男性(95%CI：8%~12%)和 10%的女性(95%CI：8%~13%)患有肌少症[25]。值得注意的是，由于诊断标准不同，患病率也存在差异。

和营养不良一样，目前肌少症的诊断没有金标准。SARC-F 量表[26]是学术界应用广泛的肌少症筛查工具，共包含 5 个评分项目，分别对肌肉力量、辅助行走、坐立测试、攀爬楼梯及跌倒次数进行评价。研究发现，在 SARC-F 量表中加入小腿围测量可以提高 SARC-F 的灵敏度[27]。

目前有多种方法可用于诊断肌少症，如欧洲老年人肌少症工作组(EWGSOP-2)[28]、美国国立卫生研究院基金会(FNIH)倡议[29]和亚洲肌少症工作组(AWGS)所提出的方法[30]。值得注意的是，肌少症的诊断标准与种族和性别有关，具体诊断方法和标准的详细介绍请参考 Landi 的文章[31]，除了最近更新的 EWGSOP 共识之外，这篇文章还包含关于肌少症的其他常用概念。EWGSOP-2 现将肌力弱确定为肌少症的一个重要诊断标准，其次是肌肉量低，同时通过观察步态速度来判定病情的

严重程度[28]。

是将肌肉量还是将肌肉功能作为判断标准，一直以来都是诊断肌少症的争论点。老龄化导致的肌少症被认为是原发性肌少症，但在合并慢性疾病(即与老龄化无关)的情况下，如癌症、肺部疾病、心功能不全和肾脏疾病，肌少症被认为是继发性肌少症[32]。患者可能两者都有，但不同的是，继发性肌少症的诊断普遍只考虑肌肉量。因此，继发性肌少症可以通过观察肌肉量来识别。

测量肌肉量的身体成分评估技术包括双能 X 射线吸收仪(DXA)、生物电阻抗分析(BIA)、计算机断层扫描(CT)和磁共振成像(MRI)[28]。MRI 在临床上的使用极为有限，多用于研究领域。我们建议读者了解每种身体成分评估技术的利弊[33, 34]和临界值。学术界对小腿围的研究逐渐深入，结果显示老年人的小腿围与肌肉量密切相关。虽然小腿围只是肌肉量的替代指标，但是它也是临床实践中最常用的肌肉量评估工具[35]。

任何体重和 BMI 的老人都可能患肌少症。在患有肥胖症的老人中，它被称为“少肌性肥胖”，会导致健康状况不断恶化。随着越来越多的老人患上肥胖症，少肌性肥胖的患病率也不断上升[36]。尽管目前国际专家小组正在制定相关共识提案，但少肌性肥胖的诊断标准与肌少症及肥胖症的诊断一样，尚无定论[37]。

肌少症(相对于营养不良)的筛查和诊断工具中包含的标准如表 8.2 所示。肌少症是一种肌肉衰竭性疾病，会增加残疾、肢体障碍、跌倒及骨折的风险，也会降低生活质量，导致住院甚至死亡[28]。据估计，美国每年与肌少症相关的医疗费用超过 180 亿美元，每年的住院总费用为 400 亿美元[38]。肌少症的患病率每减少 10%，就可以节省 11 亿美元的医疗费用[39]。WHO 最近发布了肌少症的国际疾病分类代码(ICD-10，代码为 M62.84；与年龄有关的肌少症)，这是临床实践和研究的一大进展。

8.2.3 衰弱

老年衰弱综合征通常被认为是一种由年龄和疾病等因素导致的以生理储备能力下降为主要特征的临床综合征[40, 41]。临床表现为虚弱易疲乏，机体恢复能力减弱，与老人的不良健康结局密切相关。

目前衰弱的筛查和诊断工具众多，但缺乏金标准[40]。衰弱表型和衰弱指数是最常见的衰弱评估工具。衰弱表型侧重于可观察的指标，如体力活动、力量水平。而衰弱指数则属于一种累积衰弱共病和病征的模型，侧重多重共病、躯体功能等。表 8.2 列出了一些临床创新机构推荐的衰弱筛查和评估工具，但应用哪种工具应视具体环境而定。常用衰弱评估工具的详情，请参考这些文献[40, 41]。因此，医疗人员也应仔细考虑哪种工具最能帮助衰弱的诊断和干预。

衰弱的病因复杂，包括内分泌或免疫功能失调、疾病因素以及外界环境和身体的应激反应。这些因素可能也与肌少症、营养不良及炎症进展等密切相关。事实上，肌少症与衰弱存在关联，肌少症被视为衰弱的生物学病因之一。

衰弱的诊断至关重要。大量研究结果表明老年人衰弱的患病率为 10%~40%，但采用不同工具筛查衰弱前期和衰弱状态的结果有所差异。此外，不同人群之间的患病率也不尽相同[41, 43]。衰弱会增加跌倒、骨折及住院的风险，导致机体功能衰退、生活质量下降甚至死亡。任何级别的护理都会增加其医疗成本，包括康复和住院费用[43]。

8.2.4 恶病质

恶病质是本章几类疾病中最为严重的。它是一类消耗性疾病[44]，多见于癌症、充血性心力衰竭、慢性阻塞性肺疾病、慢性肾脏疾病等[12, 45]。包含恶病质前期在内的患病率为 10%~40%，2008 年美国患恶病质的人口有 3000 多万[12, 46]。

恶病质的发病机制复杂，炎症细胞因子、食物摄入减少和代谢功能紊乱(包括能量代谢的紊乱)

都会影响恶病质的发生和发展[47]。多模式干预是目前公认的干预措施，即把营养、运动和药物三预作为最佳癌症护理的一部分。早期识别恶病质前期(前恶病质)有助于提高治疗效果，因为此时炎症范围较小，积极的营养疗法可以减少或防止体重减轻。

恶病质的一个显著特征是肌肉量减少，但与脂肪含量的变化无关。此外，炎症进程、胰岛素抵抗、蛋白质代谢异常均与恶病质的发生有关，其中蛋白质代谢异常是主要原因。厌食症、体重减轻、虚弱都与恶病质有关，都会对老年人造成显著的不良影响。癌症恶病质的预后往往不好，会导致身体机能变差、生活质量下降、生存期缩短。

癌症患者是恶病质的主要患者群。据估计，欧洲约有 30%的癌症患者患有恶病质[48]。表 8.2 列出了常见的癌症恶病质诊断工具。恶病质下的肌少症被称为继发性肌少症。因此大多数文献在评估恶病质患者的肌少症时仅测量肌肉量。这一做法已被纳入专家共识[16]。作为原发性肌少症的一项评估标准，肌肉力量/功能在慢性病(包括癌症)背景下尚未得到认可。癌症恶病质中的肌肉量可以使用第 8.2.2 节所述的身体成分评估技术或替代技术进行评估。专家共识[16]认为，包括人体学测量在内的体格检查可以用来评估肌肉量状况，尽管它们不如身体成分评估技术那样准确。BIA 和 CT 是在测量癌症恶病质患者身体成分中应用最为广泛的两项床旁技术。

8.3　营养治疗和管理

营养是一项非常重要的治疗手段。假若能量摄入不足或肌肉代谢异常，任何其他的治疗手段都可能会功亏一篑。表 8.2 中列出了各类营养性疾病的管理方法。更多有关营养支持的知识见第 5 章。

针对营养不良，常见的营养治疗方法包括跨学科营养干预、饮食强化治疗、药物治疗和送餐服务(如流动餐车)[49]。缺乏营养相关知识的人更容易发生营养不良[50]。虽然公众接受饮食健康教育之后不一定会形成健康的饮食习惯，但有利于改善营养状况[51]。帮助制订膳食计划会对人们的膳食选择产生积极的影响。选用营养价值高的食物(如药食同源食物和天然调味剂)，适当添加营养补充剂，都是有用的策略[52](见第 3~5 章)。

以肌少症为例，图 8.1 展示了各类营养素的数量和质量对维持肌肉含量的作用。这些营养素在本章提及的疾病中都非常重要，它们对预防和治疗肌肉流失的作用有待进一步探索。然而，除了具体的能量和蛋白质需求，其他营养素的补充剂量尚缺乏明确的证据。维生素和矿物质的补充剂量可以参考一般膳食摄入量。所以，未来需要开展更多的研究来探索这些营养素的单独作用或协同作用，以最大限度地提高患者的合成代谢[32, 53, 54]。

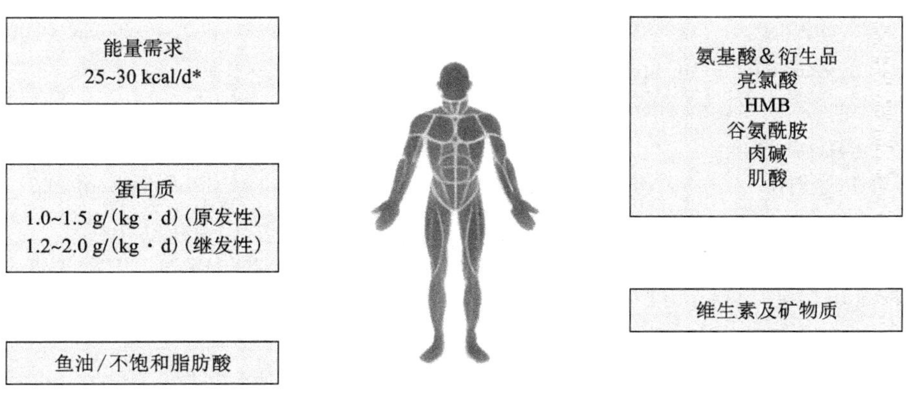

图 8.1　维持肌肉含量所需的营养素[53]

对于衰弱患者而言，研究表明，需要摄入足够的蛋白质/能量和微量元素。多模式干预——将营养治疗、运动疗法[55, 56]、合并症管理和健康行为联合起来，能否预防或改善可逆阶段的衰弱症状有待更进一步验证，现有研究尚不足以证明其有效性(表 8. 1)[41, 43]。然而，在缺乏证据的情况下，我们建议治疗小组考虑在整个护理过程中对个人和系统层面进行多模式、跨学科的干预(第 1、3~6 和 13 章)。治疗小组还应该确保干预措施与治疗目的、目标设定和共同决策过程相一致(第 21 章)。

对于恶病质患者，营养治疗取决于患者的个人需求。Arends 等人[44]在最近发布的癌症恶病质管理指南[57]中指出，营养咨询、营养食品、口服营养补充剂、含足够能量和蛋白质(以及潜在的抗炎成分)的肠道营养物是重要的营养策略。对于预期寿命不足 3 个月的患者(即难治性恶病质)，营养治疗属于姑息治疗，故应根据患者的具体情况进行调整(第 21 章)。

体力锻炼可以提高机体代谢，有氧训练可以减少脂肪含量。尚没有药物用于治疗肌肉流失，但可以对症治疗来降低肌肉流失的速度。因此，通过增加食物摄入和提高代谢能力来优化代谢的这种方法有可能减轻营养不良的症状。

8.4 实施变革的关键

跨学科团队可以通过协作识别出营养不良、机体失调、肌少症、衰弱和恶病质。护士是与患者接触最多的一线工作人员，也可以承担筛查职责。营养师对患者的营养状况进行专业评估并给予支持。医务人员需要开展整体照护，并确保护理与医疗协调进行。诊断和护理计划的记录至关重要，所有人都应承担责任(第 3、4 和 6 章)。

对疾病的准确评估是照护危重患者的核心[58]。建立与这些疾病相关的制度和流程，有助于重新定义优先事项，推进评估/干预和监测质量改进计划[59]。鼓励患者参与是推进护理工作的关键，为此可以使用动画视频和信息图表，并组织病友进行经验分享[60, 61]。相关示例见文末推荐阅读。

8.5 总结

本章讨论的几种疾病概念不同，但相互关联。因此，应将它们的构成要素视为相互关联的因素，这些因素相互作用，并以潜在的恶性循环方式存在。对医疗团队来说，作出明确的诊断颇具有挑战性。当有些症状被其他疾病掩盖时，我们需要进一步评估患者的营养状况。对评估和治疗流程进行优化，有利于给老年人提供及时全面的多模式护理。

参考文献

[1] GINGRICH A, VOLKERT D, KIESSWETTER E, et al. Prevalence and overlap of sarcopenia, frailty, cachexia and malnutrition in older medical inpatients[J]. BMC Geriatr, 2019, 19(1): 120.

[2] World Health Organization. Malnutrition[EB/OL]. (2021-06-09)[2023-09-20]. https://www. who. int/news-room/fact-sheets/detail/malnutrition

[3] CEDERHOLM T, JENSEN G L, CORREIA M, et al. GLIM criteria for the diagnosis of malnutrition: a consensus report from the global clinical nutrition community[J]. Clin Nutr, 2019, 38(1): 1-9.

[4] ISHII S, TANAKA T, SHIBASAKI K, et al. Development of a simple screening test for sarcopenia in older adults[J]. Geriatr Gerontol Int, 2014, 14 Suppl 1: 93-101.

[5] Agency for Clinical Innovation NG. Frailty screening and assessment tools[EB/OL]. [2023-09-20]. https://www. aci. health. nsw. gov. au/resources/frailty-taskforce/reports/frailty-screening-and-assessment-tools

[6] State Government of Victoria. Identifying frailty[EB/OL]. (2015-10-05)[2023-09-20]. https://www2. health. vic. gov. au/hospitals-and-health-services/patient-care/older-people/frailty/frailty-identifying

[7] WOO J, LEUNG J, MORLEY J E. Comparison of frailty indicators based on clinical phenotype and the multiple deficit

approach in predicting mortality and physical limitation[J]. J Am Geriatr Soc, 2012, 60(8): 1473-1486.

[8] ROCKWOOD K, SONG X, MACKNIGHT C, et al. A global clinical measure of fitness and frailty in elderly people[J]. CMAJ, 2005, 173(5): 489-495.

[9] MITNITSKI A B, SONG X, ROCKWOOD K. The estimation of relative fitness and frailty in community-dwelling older adults using self-report data[J]. J Gerontol A Biol Sci Med Sci, 2004, 59(6): M627-M632.

[10] FRIED L P, TANGEN C M, WALSTON J, et al. Frailty in older adults: evidence for a phenotype[J]. J Gerontol A Biol Sci Med Sci, 2001, 56(3): M146-M156.

[11] ROLFSON D B, MAJUMDAR S R, TSUYUKI R T, et al. Validity and reliability of the Edmonton Frail Scale[J]. Age Ageing, 2006, 35(5): 526-529.

[12] MORLEY J E, THOMAS D R, WILSON M M. Cachexia: pathophysiology and clinical relevance[J]. Am J Clin Nutr, 2006, 83(4): 735-743.

[13] ARGILÉS J M, BETANCOURT A, GUÀRDIA-OLMOS J, et al. Validation of the CAchexia SCOre (CASCO). Staging cancer patients: the use of miniCASCO as a simplified tool[J]. Front Physiol, 2017, 8: 92.

[14] ARGILÉS J M, LÓPEZ-SORIANO F J, TOLEDO M, et al. The cachexia score (CASCO): a new tool for staging cachectic cancer patients[J]. J Cachexia Sarcopenia Muscle, 2011, 2(2): 87-93.

[15] ARGILÉS J M, LÓPEZ-SORIANO F J, CASTILLEJO M, et al. CASC-IN: a new tool to diagnose pre-cachexia in cancer patients[J]. Ann Clin Oncol, 2019, 2(4): 2-5.

[16] FEARON K, STRASSER F, ANKER S D, et al. Definition and classification of cancer cachexia: an international consensus[J]. Lancet Oncol, 2011, 12(5): 489-495.

[17] BELL J J, PULLE R C, LEE H B, et al. Diagnosis of overweight or obese malnutrition spells DOOM for hip fracture patients: a prospective audit[J]. Clin Nutr, 2021, 40(4): 1905-1910.

[18] MANGELS A R. CE: malnutrition in older adults[J]. Am J Nurs, 2018, 118(3): 34-41.

[19] NESS S J, HICKLING D F, BELL J J, et al. The pressures of obesity: The relationship between obesity, malnutrition and pressure injuries in hospital inpatients[J]. Clin Nutr, 2018, 37(5): 1569-1574.

[20] Federal Interagency Forum on Aging-Related Statistics. Older Americans 2016: key indicators of well-being[M/OL]. [2023-09-20] Washington, DC: Federal Interagency Forum on Aging-Related Statistics, 2016. https://agingstats.gov/docs/LatestReport/Older-Americans-2016-Key-Indicators-of-WellBeing.pdf

[21] HAMIRUDIN A H, CHARLTON K, WALTON K. Outcomes related to nutrition screening in community living older adults: a systematic literature review[J]. Arch Gerontol Geriatr, 2016, 62: 9-25.

[22] KAISER M J, BAUER J M, RAMSCH C, et al. Frequency of malnutrition in older adults: a multinational perspective using the mini nutritional assessment[J]. J Am Geriatr Soc, 2010, 58(9): 1734-1738.

[23] CORISH C A, BARDON L A. Malnutrition in older adults: screening and determinants[J]. Proc Nutr Soc, 2019, 78(3): 372-379.

[24] BAUMGARTNER R N, KOEHLER K M, GALLAGHER D, et al. Epidemiology of sarcopenia among the elderly in New Mexico[J]. Am J Epidemiol, 1998, 147(8): 755-763.

[25] SHAFIEE G, KESHTKAR A, SOLTANI A, et al. Prevalence of sarcopenia in the world: a systematic review and meta-analysis of general population studies[J]. J Diabetes Metab Disord, 2017, 16: 21.

[26] MALMSTROM T K, MORLEY J E. SARC-F: a simple questionnaire to rapidly diagnose sarcopenia[J]. J Am Med Dir Assoc, 2013, 14(8): 531-532.

[27] BARBOSA-SILVA T G, MENEZES A M, BIELEMANN R M, et al. Enhancing SARC-F: improving sarcopenia screening in the clinical practice[J]. J Am Med Dir Assoc, 2016, 17(12): 1136-1141.

[28] CRUZ-JENTOFT A J, BAHAT G, BAUER J, et al. Sarcopenia: revised European consensus on definition and diagnosis[J]. Age Ageing, 2019, 48(1): 16-31.

[29] STUDENSKI S A, PETERS K W, ALLEY D E, et al. The FNIH sarcopenia project: rationale, study description, conference recommendations, and final estimates[J]. J Gerontol A Biol Sci Med Sci, 2014, 69(5): 547-558.

[30] CHEN L K, LEE W J, PENG L N, et al. Recent advances in sarcopenia research in Asia: 2016 update from the Asian working group for sarcopenia[J]. J Am Med Dir Assoc, 2016, 17(8): 761-767.

[31] LANDI F, CALVANI R, CESARI M, et al. Sarcopenia: an overview on current definitions, diagnosis and treatment [J]. Curr Protein Pept Sci, 2018, 19(7): 633-638.

[32] BAUER J, MORLEY J E, SCHOLS A, et al. Sarcopenia: a time for action. An SCWD position paper[J]. J Cachexia Sarcopenia Muscle, 2019, 10(5): 956-961.

[33] PRADO C M, HEYMSFIELD S B. Lean tissue imaging: a new era for nutritional assessment and intervention[J]. JPEN J Parenter Enteral Nutr, 2014, 38(8): 940-953.

[34] SHEEAN P, GONZALEZ M C, PRADO C M, et al. American society for parenteral and enteral nutrition clinical guidelines: the validity of body composition assessment in clinical populations[J]. JPEN J Parenter Enteral Nutr, 2020, 44(1): 12-43.

[35] BRUYèRE O, BEAUDART C, REGINSTER J-Y, et al. Assessment of muscle mass, muscle strength and physical performance in clinical practice: An international survey [J]. Eur Geriat Med, 2016, 7(3): 243-246.

[36] ROUBENOFF R. Sarcopenic obesity: the confluence of two epidemics[J]. Obes Res, 2004, 12(6): 887-888.

[37] DONINI L M, BUSETTO L, BAUER J M, et al. Critical appraisal of definitions and diagnostic criteria for sarcopenic obesity based on a systematic review[J]. Clin Nutr, 2020, 39(8): 2368-2388.

[38] GOATES S, Du K, ARENSBERG M B, et al. Economic impact of hospitalizations in US adults with sarcopenia[J]. J Frailty Aging, 2019, 8(2): 93-99.

[39] JANSSEN I, SHEPARD D S, KATZMARZYK P T, et al. The healthcare costs of sarcopenia in the United States[J]. J Am Geriatr Soc, 2004, 52(1): 80-85.

[40] BUTA B J, WALSTON J D, GODINO J G, et al. Frailty assessment instruments: systematic characterization of the uses and contexts of highly-cited instruments[J]. Ageing Res Rev, 2016, 26: 53-61.

[41] DENT E, MARTIN F C, BERGMAN H, et al. Management of frailty: opportunities, challenges, and future directions [J]. Lancet, 2019, 394(10206): 1376-1386.

[42] CRUZ-JENTOFT A J, SAYER A A. Sarcopenia[J]. Lancet, 2019, 393(10191): 2636-2646.

[43] HOOGENDIJK E O, AFILALO J, ENSRUD K E, et al. Frailty: implications for clinical practice and public health [J]. Lancet, 2019, 394(10206): 1365-1375.

[44] ARENDS J, BARACOS V, BERTZ H, et al. ESPEN expert group recommendations for action against cancer-related malnutrition[J]. Clin Nutr, 2017, 36(5): 1187-1196.

[45] YOSHIDA T, DELAFONTAINE P. Mechanisms of cachexia in chronic disease states[J]. Am J Med Sci, 2015, 350 (4): 250-256.

[46] TAN B H, FEARON K C. Cachexia: prevalence and impact in medicine[J]. Curr Opin Clin Nutr Metab Care, 2008, 11(4): 400-407.

[47] DEL F E. Combination therapy in cachexia[J]. Ann Palliat Med, 2019, 8(1): 59-66.

[48] ANKER M S, HOLCOMB R, MUSCARITOLI M, et al. Orphan disease status of cancer cachexia in the USA and in the European Union: a systematic review[J]. J Cachexia Sarcopenia Muscle, 2019, 10(1): 22-34.

[49] YOUNG C, ARGAEZ C. Interventions for malnutrition in older adults: a review of clinical effectiveness[M]. Ottawa (ON): Canadian Agency for Drugs and Technologies in Health, 2019: 4.

[50] SMITH M L, BERGERON C D, LACHENMAYR S, et al. A brief intervention for malnutrition among older adults: stepping up your nutrition[J]. Int J Environ Res Public Health, 2020, 17(10): 3590.

[51] TURCONI G, ROSSI M, ROGGI C, et al. Nutritional status, dietary habits, nutritional knowledge and self-care assessment in a group of older adults attending community centres in Pavia, Northern Italy[J]. J Hum Nutr Diet, 2013, 26(1): 48-55.

[52] Mayo Clinic. Senior health: how to prevent and detect malnutrition[EB/OL]. (2019-06-25)[2023-09-20]. https://www.mayoclinic.org/healthy-lifestyle/caregivers/in-depth/senior-health/art-20044699.

[53] PRADO C M, PURCELL S A, LAVIANO A. Nutrition interventions to treat low muscle mass in cancer[J]. J Cachexia Sarcopenia Muscle, 2020, 11(2): 366-380.

[54] PRADO C M, ANKER S D, COATS A, et al. Nutrition in the spotlight in cachexia, sarcopenia and muscle: avoiding the wildfire[J]. J Cachexia Sarcopenia Muscle, 2021, 12(1): 3-8.

[55] HERNANDEZ M J, GOMEZ M C, MORILLAS-RUIZ J M. Dietary factors associated with frailty in old adults: a review of nutritional interventions to prevent frailty development[J]. Nutrients, 2019, 11(1): 102.

[56] LORENZO-LOPEZ L, MASEDA A, de LABRA C, et al. Nutritional determinants of frailty in older adults: a systematic review[J]. BMC Geriatr, 2017, 17(1): 108.

[57] ROELAND E J, BOHLKE K, BARACOS V E, et al. Management of cancer cachexia: ASCO guideline[J]. J Clin Oncol, 2020, 38(21): 2438-2453.

[58] DEUTZ N, ASHURST I, BALLESTEROS M D, et al. The underappreciated role of low muscle mass in the management of malnutrition[J]. J Am Med Dir Assoc, 2019, 20(1): 22-27.

[59] TAPPENDEN K A, QUATRARA B, PARKHURST M L, et al. Critical role of nutrition in improving quality of care: an interdisciplinary call to action to address adult hospital malnutrition[J]. JPEN J Parenter Enteral Nutr, 2013, 37(4): 482-497.

[60] GEORGE S, MORAN E, DURAN N, et al. Using animation as an information tool to advance health research literacy among minority participants[J]. AMIA Annu Symp Proc, 2013, 2013: 475-484.

[61] KESELMAN A, LOGAN R, SMITH C A, et al. Developing informatics tools and strategies for consumer-centered health communication[J]. J Am Med Inform Assoc, 2008, 15(4): 473-483.

推荐视频

[1] Alliance for Aging Research. Sarcopenia: taking charge of your muscle health as you age[EB/OL]. (2020-06-08)[2023-09-20]. https://www.youtube.com/watch?v=CAC2g03_-2Y&t=81s.

[2] Prado C. The importance of nutrition to prevent and treat low muscle mass[EB/OL]. (2020-09-25)[2023-09-20]. https://www.youtube.com/watch?v=pDSX_jaDCDM.

第 9 章

骨骼健康、骨脆性与骨折

Helen Wilson, Diana Calcraft, cai Neville, Susan Lanham-New, and Louise R. Durrant

版本：独立翻译稿

译者：刘柯含　刘民辉　戴民慧　王　洁　彭伶丽

【摘要】在人的整个生命周期中，保持骨骼健康对预防佝偻病、骨软化症和骨质疏松症等骨骼疾病至关重要。钙摄入不足和(或)维生素 D 摄入不足常常会导致佝偻病和骨软化症，引起骨骼软化和骨痛的症状，可通过补充钙和维生素 D 进行治疗。骨质疏松症是一种主要影响老年人群的多方面因素疾病，其发病机制(及治疗方案)更加复杂。未经治疗的骨质疏松症可导致脆性骨折发病率增加、老年人群死亡率上升。

营养状况是影响骨量和骨病风险的因素之一。采取科学的营养策略是一种改善骨骼健康的有效方法。

有充分的证据显示，足量的钙和维生素 D 对确保整个生命周期的骨骼完整性有重要作用。许多国家各年龄段人群维生素 D 摄入普遍不足(包括富裕及非富裕地区)。维生素 D 不仅对骨骼肌肉健康至关重要，还与人体其他健康状况密切相关，因此，社会层面需要采取相应的措施来改善人群维生素 D 摄入不足的情况。

膳食蛋白质可能对骨骼有益，因为它能促进胰岛素样生长因子-1(IGF-1) 在体内的生成。最近一些荟萃分析表明，膳食蛋白质对促进各年龄段人群的骨骼健康都有积极作用。

其他营养因子和营养素(如钾、镁、维生素 K 和酸碱平衡)也可能在骨骼健康中发挥重要作用，不过，相关文献关于其中关联/关系的阐述较少，尚需要进一步的研究。

【关键词】骨骼健康；骨质疏松症；脆性骨折；衰弱；维生素 D

本章隶属于第一部分：老年营养护理。

关于本书章节划分依据，请参见第一章：老年病学和老年骨科营养护理概览。

H. Wilson (*) · D. Calcraft · C. Neville

Royal Surrey Foundation NHS Trust, Surrey, UK

e-mail: hwilson6@ nhs. net; diana. calcraft@ nhs. ne; c. neville@ nhs. net

S. Lanham-New · L. R. Durrant

Nutrition, Food & Exercise Sciences Department, Faculty of Health & Medical Sciences,

University of Surrey, Surrey, UK

e-mail: s. lanham-new@ surrey. ac. uk; Durrant@ yakult. co. uk

Ó. G. Geirsdóttir, J. J. Bell (eds.), Interdisciplinary Nutritional Management and Care for Older Adults, Perspectives in Nursing Management and Care for Older Adults, https://doi.org/10.1007/978-3-030-63892-4_9

【学习目标】

- 解释影响骨量和骨病风险的关键营养素和其他因素发挥的作用；
- 应用所学知识和工具识别肌肉骨骼衰弱、骨折或有这类风险的老年人群；
- 应用多成分策略来预防和管理衰弱、骨质脆弱、骨折和骨质疏松症。

9.1 引言

9.1.1 骨骼

骨骼是一种为身体提供结构、支撑和保护的复杂活组织，主要由胶原蛋白与矿物质交织镶嵌形成。骨有两种类型：皮质骨和骨小梁。皮质骨光滑、致密、坚固，位于骨骼表面。骨小梁呈蜂窝状，存在于骨骼内部，使骨骼强壮、轻盈且略带灵活性。年少时骨已形成并达到足够强度。

9.1.2 正常骨代谢

骨代谢是由破骨细胞和成骨细胞参与的骨形成和骨吸收的持续循环过程[1]。骨代谢产生骨基质，骨基质在磷酸钙的作用下逐渐矿化。骨代谢过程受机体激素和其他调控因子的影响。

我们可以把骨骼想象成一座巨大的房子，它需要不断维护和更新。骨细胞就像不同类型的工人，有的推倒旧墙(称为破骨细胞)，有的建造新墙(称为成骨细胞)。这一过程随着时间流逝连续不断地缓慢地进行着，房子(或骨架)也不断更新。衰老导致建造新墙的工人(成骨细胞)工作效率越来越低，逐渐落后于推倒旧墙的工人(破骨细胞)，使得房子墙体破碎，更容易倒塌，或者发生骨折。

9.1.3 峰值骨量(PBM)

骨骼通常在 20～30 岁时达到生长高峰，并在此期间矿化。这期间，骨骼的沉积速度快于吸收速度，骨密度逐渐增加。40 岁时骨量峰值出现，此时骨骼最健壮。个体在骨量峰值方面的差异，70%～75%是由遗传因素决定的[2]。但是，关键的可改变的外源性影响因素依然有很大空间，例如饮食(包括钙、维生素 D、蛋白质和其他必需矿物质)、激素和身体活动。40 岁以后骨量下降，女性受绝经影响，骨量下降速度较男性更快[3-4]。

9.2 营养素与骨骼健康

9.2.1 钙

钙是骨骼的重要组成部分，也是骨骼中存在的主要矿物质之一。人体约 99%的钙以羟基磷灰石的形式存在于骨骼和牙齿中，剩余 1%的钙参与血液循环。磷和镁也在骨基质中占较大比例，人体内这些矿物质在骨骼中的占比分别为 88%和 60%。钙营养状态没有功能性标志物，因为血清/血浆钙水平由身体稳态控制[5]。

钙摄入不足是一个全球性的问题，在欧洲、北美、亚洲和大洋洲，无论是儿童、青少年还是成人，均有相关报道[6]。至于老年人群，钙摄入也存在国家间的差异[6]。据报道，英国学龄前儿童[7]和 11～18 岁青少年[8]的膳食钙摄入量低于英国卫生部的相对参考营养摄入量(RNI)，而较年轻和较年长的成人则达到 RNI 水平[8, 9]。

目前还未有充足且有力的证据表明补钙对提高儿童阶段骨密度值和预防老年阶段骨折有积极作用[10, 11]。因此，不建议在人群层面通过补钙以预防骨折。

不过，有充分的数据表明，补钙可有效减少绝经晚期妇女(绝经期>5 年)的骨质流失，尤其是习惯性钙摄入量低(<400 mg/d)的妇女[12]。相关研究表明[13]，绝经晚期妇女每天补充 500 mg 钙后，腰椎和股骨颈的骨质流失显著减少，但在绝经早期妇女(绝经期<5 年)中没有这样的效果。20 多项研究显示，补钙可每年减少约 1%的骨质流失。有部分数据表明，补钙对皮质骨较多的骨骼部位作用更大。还有证据提示，补钙可提高抗骨化治疗对骨量的效果[14]。

9.2.2 维生素 D

维生素 D 是麦角钙化醇和胆钙化醇两种分子的总称。麦角钙化醇(维生素 D_2)是通过紫外线(UV)照射麦角甾醇获得的，麦角甾醇存在于真菌和植物中[15]。胆钙化醇(维生素 D_3)是紫外线照射皮肤后形成的。阳光照射皮肤后将 7-脱氢胆固醇转化为前维生素 D，再通过温度依赖性异构化，代谢成维生素 D。维生素 D 经全身循环达到肝脏，25-羟化酶将其转化为 25-羟基维生素 D(25-OHD)，这是维生素 D 循环产生的关键代谢物，也是临床监测的最佳指标[15]。肾脏则是其进一步形成骨化三醇[1，25(OH)2D3]的场所。

骨化三醇[1，25(OH)2D3]是维生素 D 的活性形式，有助于维持血液中钙和磷酸盐的正常水平。它不仅可以促进钙的吸收和骨矿化，还能增强破骨细胞活性(骨转换)。此外，骨化三醇与甲状旁腺激素(PTH) 协同，通过促进肠道和肾小管对钙的吸收来调节体内钙磷代谢[15]。

25-羟基维生素 D(25-OHD)是维生素 D 循环的主要代谢物，可在血液中检测到，这被认为是确定维生素 D 水平的金标准方法[16]。然而，目前对于确定维生素 D 不足或最佳水平的 25-OHD 建议阈值缺乏共识，并且使用的术语和相关值范围也让已报道的患病率难以比较。

WHO 和英国营养科学咨询委员会(SACN)指出，25-OHD<25 nmol/L(10 mg/mL)是维生素 D 缺乏阈值[17-19]，需要预防佝偻病和骨软化症，此外，WHO 还将维生素 D 不足定义为 25-OHD<50 nmol/L。然而，美国医学研究所(IOM)将 25-OHD 水平<30 nmol/L 定义为维生素 D 缺乏，30~50 nmol/L 为不足，>50 nmol/L 为足够[20]。

英国国家骨质疏松症协会认同 IOM 的标准，并建议英国医疗执业人员予以采用[21]。通常来说，25-OHD<25 nmol/L 为维生素 D 缺乏，25-OHD 水平在 25~49 nmol/L 为维生素 D 不足[22]。而内分泌学会工作组(美国/加拿大)指出，25-OHD 水平<50 nmol/L 为维生素 D 缺乏，并建议 25-OHD 水平应>75 nmol/L[23]。

维生素 D 缺乏与骨骼状况和其他肌肉骨骼问题都有关系。儿童体内 25-OHD 水平低于 12 nmol/L 通常会导致佝偻病[19]。成人 25-OHD 水平≤20 nmol/L 会导致骨软化[19]。

此外，流行病学研究和随机对照试验报告了维生素 D 水平与肌肉力量和功能[24, 25]、骨折风险[26, 27]和跌倒风险[28]之间的关系。具体而言，补充维生素 D 已被证明对增强骨密度有益[26, 27, 29]，近期一项涵盖 23 篇研究的荟萃分析显示，补充维生素 D 对增强股骨颈骨密度有正向作用[30]。

人体维生素 D 的主要来源是太阳光中的紫外线(UV)，但太阳光中大部分紫外线均被云层、臭氧及各种大气污染物吸收。紫外线强度每天、每个季节都不同，且随纬度而变化。英国每年 10 月底到次年 3 月底都缺乏有效的紫外线辐射(280~310 mm)。其余月份里，有效的紫外线辐射出现在上午 11 时至下午 3 时之间[31]。

多种因素会导致机体在紫外线照射下维生素 D 的合成减少。皮肤涂抹防晒霜后会影响紫外线吸收，从而减少前维生素 D_3 的产生。玻璃会吸收所有的户外紫外线辐射，因此穿过玻璃的阳光不能促进皮肤中维生素 D_3 的合成。衣服也会吸收户外紫外线辐射，这尤其影响因文化因素用衣物遮盖身体的妇女。

膳食维生素 D 来源很少，主要是各种人造奶油(通常会添加维生素 D)、鱼、鸡蛋、糕点、强化谷物早餐和肉类等[18]。

9.2.3 维生素 K

丹麦科学家 Dam(1935 年)首次将维生素 K(“凝血维生素”)描述为膳食来源的凝血因子[32]，他通过研究证实，鸡的出血性疾病就可以通过喂食各种富含维生素 K 的食物来改善。人类在 1939 年分离出了脂溶性维生素。维生素 K 是指具有共同化学结构的化合物家族，即 2-甲基-1，4-萘醌。植物性食物中富含叶绿醌(维生素 K_1)，特别是绿叶蔬菜。甲基萘醌(维生素 K_2)通过奶酪等食物发酵后产生[33]。

维生素 K 对骨骼有重要作用。有数据表明，血清中维生素 K 浓度低与骨密度低，以及骨质疏松性骨折风险增加有关[34]。

骨骼健康标志物的随机对照试验旨在研究维生素 K 的补充对骨骼健康的作用，但试验结果未达预期。最新的关于维生素 K/骨折预防的荟萃分析未证明维生素 K 对骨骼健康或预防骨质疏松性骨折有积极作用[35]。

9.2.4 蛋白质

历史上，关于饮食中的蛋白质对骨骼健康是好是坏，一直存在争论。胰岛素样生长因子-1(IGF-1)是一种促进骨骼生长的激素。IGF-1 受膳食蛋白质摄入的影响。从流行病学角度来看，许多研究发现膳食蛋白质摄入与骨骼健康呈正相关[36, 37]，但有些研究发现二者没有关联[38]。特别是关于蛋白质摄入量是否与髋部骨折风险有关的证据相互矛盾，最近的系统综述和荟萃分析发现，膳食蛋白质摄入量与骨密度呈正相关，而非与骨折风险相关[39, 40]。因此，饮食中的蛋白质可能对增强骨密度有好处，但不一定降低骨折风险。

9.2.5 其他营养素

有许多研究调查了其他营养素，包括钾、维生素 C、维生素 E 和维生素 A。从现有证据中难以得出明确结论，而且这些营养素的补充没有被纳入促进骨骼健康的常规推荐意见中[41]。

9.3 影响骨骼健康的其他因素

激素对骨骼健康极为重要。正常的睾丸激素水平(睾酮)和正常的月经周期是骨骼达到峰值骨量的必要条件。吸烟和过度饮酒可能会进一步加速骨质流失[1]。

骨骼也需要合理训练，通过施加重量来提高骨密度。100 多年前，一位名叫 Julius Wolff 的德国科学家提出了一个理论：骨骼会适应它所承受的负荷，并会重塑以变得更强来抵抗负荷，即现在所知的 Wolff 定律[42]。最近，这一概念被完善为骨量调节的一般理论，被称为机械调节模型[43]。在没有负重运动的情况下，骨质流失将发生在轴向和近侧的骨骼部位。早期进入太空的宇航员发现，返回地球时，他们的骨密度和骨骼强度都明显降低，这是因为重力是维持骨骼强度的重要因素。

9.4 骨质疏松症

骨质疏松症(osteoporosis)一词是由 osteo(骨骼)和 porous(充满孔洞)衍生出来的术语，代表骨骼脆性增加，并有骨折风险的增加。骨质疏松症的病理学定义基于显微镜下骨的外观，临床定义则依赖于骨折类型、骨折机制和骨密度扫描结果。

骨质疏松症通常在发生脆性骨折，尤其是手腕、脊椎或髋部(股骨颈)骨折后被诊断出来。

最常见和最广泛的骨密度扫描是双能 X 射线吸收测定法(DEXA)[44]，其结果由 T 值和 Z 值来描述。T 值将结果与 40 岁的健康人的水平进行比较；Z 值将结果与该年龄段匹配的平均值水平进行比较。T 值被更广泛地用于诊断骨质疏松症，并且已经在全世界不同人群中得到验证。测量结果呈现正态分布，标准差为+1 或-1 被认为是正常的。测量数据涵盖约 80%的人群。T 值在-1～-2.5 之间被认为是骨量减少(“薄骨”)；T 值<-2.5 被认为是骨质疏松症。此外还有其他测量骨密度的方法，包括定量 CT[45]，但很少采用。

骨密度是骨折的一个强有力的预测因素，然而经骨密度评估，许多未诊断为骨质疏松症的人发生了脆性骨折；这表明我们需要考虑除骨密度以外的其他可能影响老年人骨折风险的因素[46]。

9.4.1　骨质疏松症的危险因素

一系列的症状和因素会加速骨密度的下降，这些都被称为危险因素，可用于诊断骨质疏松症和指导骨质疏松症的治疗。

骨质疏松症的患病风险随着年龄的增长而增加，女性更为多见，主要是因为绝经及激素水平的下降。过早绝经、人为绝经或睾酮减少都会增加患病风险。多胎妊娠或进食紊乱导致的闭经与骨密度降低密切相关[46, 47]。

骨质疏松症在白种人、亚洲人以及有髋部骨折家族史的人中更常见。体质指数也是判断骨质疏松症患病风险的因素之一，体重过轻者会因为骨量少易发病，肥胖者是骨质疏松症的高风险人群。吸烟、饮酒也可增加骨质疏松症的患病风险，且这种风险会随着吸烟和饮酒摄入量增加而增加[48]。

继发性骨质疏松症发生于患有骨质疏松症相关疾病的人群，如类风湿性关节炎、1 型糖尿病、长期未经治疗的甲状腺功能亢进症、性腺功能低下或过早绝经(<45 岁)、慢性营养不良(包括饮食失调，如神经性厌食症)或吸收不良、慢性肝病和成人成骨不全症(表 9.1)[50]。

表 9.1　骨折的风险因素[46, 49]

营养状况	缺少钙、维生素 D、镁、蛋白质；体重低
生活方式	吸烟、饮酒(>2 酒精单位/天)、缺乏运动、缺乏有营养的食物
跌倒	既往跌倒史
骨骼疾病	有骨质疏松症或骨折家族史；有脆性骨折史；胸椎后凸，身高下降(>4 cm)，低骨密度
内分泌疾病	2 型糖尿病、甲状腺功能亢进、甲状旁腺功能亢进、库欣病
炎症性疾病	类风湿性关节炎、结缔组织疾病、脊柱炎、炎性肠病
呼吸性疾病	哮喘、慢性阻塞性肺病
神经/精神疾病	帕金森病、多发性硬化症、脑卒中、抑郁症、痴呆症
免疫性疾病/癌症	艾滋病
药物	质子泵抑制药，影响性腺激素分泌；一些免疫抑制药、抗糖尿病药物、抗精神病药物、抗惊厥药物
	甲状腺激素治疗过量

与患骨质疏松症有关的药物包括类固醇、低分子量肝素、质子泵抑制药(如奥美拉唑、兰索拉唑)、SSRIs(选择性 5-羟色胺再摄取抑制药；抗抑郁药)、治疗乳腺癌的芳香化酶抑制剂抗癫痫药。以上未详尽列举。患骨质疏松症通常与这些药物的剂量有关，使用时间越长，风险越高。就类固醇而言，大部分的骨质流失发生在治疗的前 3 个月。临床相关剂量是每天给予至少 5 mg 的泼尼松龙并持续 3 个月以上(表 9.1)(第 19 章)[51]。

9.5 骨脆性、骨折与跌倒

骨脆性的定义是"易破坏性和易损伤性"[52]。骨折是指骨头上的裂缝或骨头断裂。脆性骨折是指骨骼脆弱的人由站立姿势发生跌倒而导致的骨折。脆性骨折很常见，在50岁以上的人中，每3个女性和每5个男性中就有一个发生脆性骨折。据估计，在全世界范围内，每3秒就会发生一次脆性骨折。

随着年龄的增长，跌倒更加常见，在65岁以上的人群中，每年有近三分之一的人会跌倒。跌倒更可能导致骨折，特别是患有骨质疏松症的人。既往有骨折史的人未来发生再骨折的风险会更高[53]。这是随着时间推移而逐渐发展的；图9.1强调了骨质疏松症的渐进性影响，常见于老年人群。

腕部骨折常发生于患骨质疏松症早期的人群，往往是向前跌倒并手撑地面所致。该类骨折会造成短时间用手不方便，但愈合情况良好，大多数人可以恢复到以前的功能水平。椎体脆性骨折可能在没有明显外伤的情况下发生，往往难以察觉，可造成逐渐加剧的慢性背痛。渐进性椎体骨折可在长年累月后出现，会导致身高下降，脊柱明显弯曲（脊柱后凸），逐渐影响平衡、活动和呼吸。髋部骨折是最严重的脆性骨折，通常伴发较高的病死率，好发于老年人群，侧向跌倒导致髋部囊内骨折。过去的12年里，英国在髋部骨折管理方面取得了一定进展，最新数据显示，其30天内死亡率已降至6.1%，但一年死亡率仍高达22%[56]。

很大一部分出现髋部骨折的老年人身体衰弱。研究发现，髋部骨折的老年人群中，仅17%的人没有衰弱，39%的人有轻度衰弱[4, 5]，44%的人有中度至重度衰弱[57]。衰弱是医疗领域常用的术语，与功能衰退和死亡率密切相关。它通常与多发病和老龄化有关，但并不等同于这两者。衰弱这个词常常让人联想到一个老年人的形象，如上面描述的那样，肌肉量少、脊柱弯曲、关节炎、活动困难、功能缺失[58, 59]。

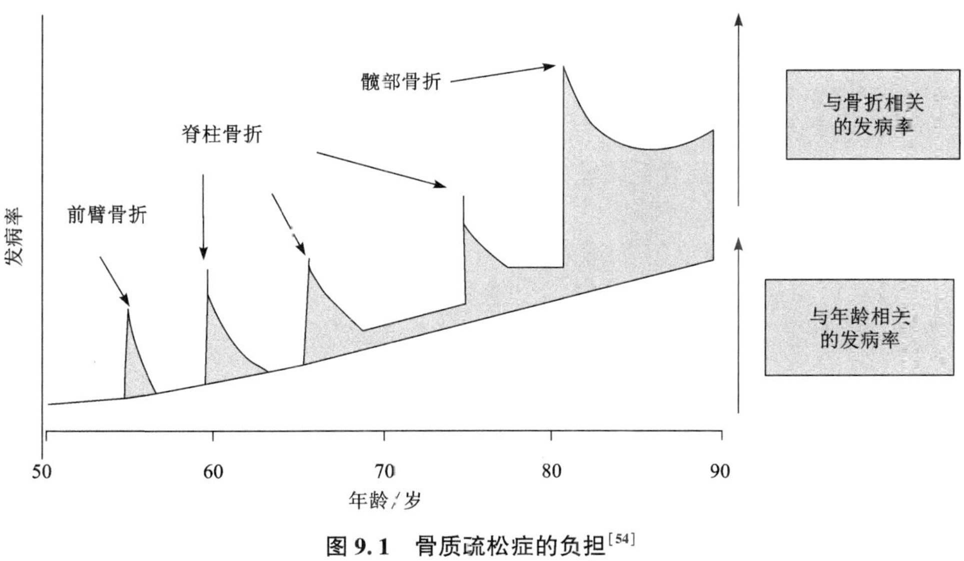

图9.1　骨质疏松症的负担[54]

衰弱的主要原因、发病率、相关预后以及预防和干预性管理策略已在前章详细介绍过（第8章）。我们在此强调肌肉骨骼衰弱的概念，它通常包括肌肉的流失（肌少症）、胶原蛋白的流失（骨关节炎）和骨质的流失（骨质疏松症）[50]。在全生命周期运用健康老龄化的方法，可以大大减少各因素的肌肉骨骼衰弱[61]（第4和14章）。这一点很重要，因为肌肉骨骼衰弱是预测跌倒相关骨折的关键因素。

9.5.1　衰弱，跌倒和骨骼健康评估

9.5.1.1　衰弱评估

Fried[58]及其同伴首次使用表型方法描述衰弱，要求5个指标中至少出现3个指标：虚弱(握力下降)、迟钝(步态速度)、体重减轻、体力活动少和疲惫。尽管缺乏全球一致认可的衰弱定义，但我们可以将其宽泛地理解为：随着年龄增长，机体的生理储备下降，导致各器官系统在受到轻微压力后就会出现失能。衰弱可以通过多种方式进行分类；洛克伍德临床衰弱量表(CFS)是一个实用且广泛使用的衰弱识别工具，适用于因生理或认知能力下降而导致衰弱的人群(图9.2)[62]。

9.5.1.2　跌倒风险评估

除了肌肉骨骼的衰弱，影响跌倒发生率的其他关键因素包括多重用药的影响、代谢失衡、与酒精摄入有关的心脏问题、缺乏安全的生活环境、视觉障碍、认知能力下降(安全意识差)，以及因匆忙上厕所或试图处理大小便失禁而导致的注意力下降[63]。近期一项研究发现，营养不良的住院患者发生有害跌倒的可能性比非营养不良者高8倍，且该结果与年龄和BMI无关[64]。

因此，临床护理指南，例如英国的NICE指南[65]，建议医疗护理人员或社会保障人员接诊老年人时，要询问其跌倒史。如果发现有跌倒情况(或跌倒的风险)，应向老年人提供多因素风险评估和干预措施，以防止其再次跌倒。

9.5.1.3　骨骼健康评估

由于肌少症、骨关节炎、骨质疏松症和衰弱之间的复杂性以及导致骨折风险因素的多样性，骨骼健康评估需要个性化的综合方法。在一些情况下，骨骼健康评估可采用个性化的骨折风险评估工具，如FRAX®(https://www.sheffeld.ac.uk/FRAX/)。FRAX®工具使用临床风险因素来确定个人的骨折风险，其依据是欧洲、北美、亚洲和澳大利亚的人口队列研究。

FRAX®量表可在网站上免费获取，并且能预测出个体10年内发生骨折的可能性。英国国家骨质疏松症指导小组的图表为临床医生和患者提供了一个直观的指导，提出治疗方式、进一步通过DEXA扫描评估或生活方式建议。

初次脆性骨折会大大增加继发性骨折的风险，因此，预防再骨折非常重要。例如，《髋部骨折护理临床照护标准》要求，应由具有合适资格的老年骨科专业人员评估髋部骨折患者未来跌倒和骨折的风险，并制订管理计划，包括跌倒风险、跌倒史、跌倒风险因素的评估，如药物审查，以及制订预防跌倒的计划。尽管有这些建议，但发现脆性骨折后，跌倒风险评估和二级预防策略(如开具骨保护药物处方)仍没有得到落实。相关数据显示，医疗及护理在骨折预防的某些方面存在巨大不足，且尚未得到改善，从而错失预防再骨折的机会[66]。

9.6　关于衰弱、骨脆性、骨折和骨质疏松症人群的支持策略

尽管人群层面的患病风险因素很明确，但对许多人来说，跌倒和继发的骨折通常是一个重大的意外事件，可能导致其自信心下降，孤立感加重，身体机能减退，残疾，在某些情况下需要依赖非正式/正式的照护，甚至改变生活环境。跌倒和骨折往往伴随着骨质疏松症的确诊，而大部分老年人并不了解骨质疏松症。他们需要得到正确的治疗、支持、教育和鼓励，以尽可能实现最佳康复并预防再次骨折。

9.6.1　改善骨骼健康的生活方式建议

生活方式建议包括营养指导，需要摄入钙、维生素D和其他必需营养素和矿物质。戒烟、避免

	分级		描述
	1	非常健康	强健、活跃、精力充沛和积极进取的人。这些人通常经常规律锻炼，他们是相应年龄段中最健康的。
	2	健康	没有活动性疾病症状但体质不如“非常健康”的人。他们经常锻炼或偶尔非常活跃，例如季节性地锻炼。
	3	良好管理	医疗问题得到很好控制，但除了日常步行不经常活动的人。
	4	脆弱人群	虽然不依赖他人的日常帮助，但身体症状通常会限制活动。一个常见的问题是“行动迟缓”，和（或）白天感到疲倦。
	5	轻度虚弱	这些人通常有更明显的行动迟缓，需要高程度IADLs（财务、交通、繁重的家务、药物）方面的帮助。通常，轻度衰弱会逐渐限制独自购物和外出散步、做饭和做家务等活动。
	6	中度虚弱	需要帮助才能进行所有户外活动和做家务的人。在室内，他们爬楼梯很吃力，洗澡需要他人协助，但穿衣只需要最基本的帮助（提示、陪伴）。
	7	严重虚弱	无论出于何种原因（身体或认知），完全依赖他人照护。但是他们的情况似乎很稳定并且在短时间内（约6个月内）没有很高的死亡风险。
	8	极度虚弱	完全依赖他人照护，并且临近生命末期。通常，他们甚至无法从小病中康复。
	9	身患绝症	接近生命的尽头。此类别适用于预期寿命＜6个月的人，他们在其他方面并没有明显虚弱。

痴呆症患者的衰弱评分

衰弱程度一般与痴呆程度相关。轻度痴呆症的常见症状包括忘记最近事件的细节，但仍记得事件本身，重复相同的问题/故事和社交退缩。

在中度痴呆中，最近的记忆非常模糊，但是他们似乎可以很好地记住他们过去的生活，可以在提示下进行个人护理。

严重的痴呆症者必须依赖他人，且往往卧床不起，大部分人几乎不说话。

图 9.2　洛克伍德临床衰弱量表

过量饮酒、鼓励均衡饮食（多吃水果和蔬菜）、确保蛋白质摄入充足或有所增加（如司对老年人的建议），也可能有助于预防骨质疏松症、改善骨骼健康和（或）减少并发症[1, 53, 67, 68]。

对于患有影响营养摄入疾病的老年人，建议由营养师进行筛查和评估。建议将运动视作一种治疗处方，而非一次随意的活动，运动亦可促进饮食摄入量增加（第 14 章）。重要的是，在从伤后恢复到康复再到定期锻炼过程中为老年人提供支持，以维持他们的活动和平衡能力。

体育活动和锻炼在改善骨骼健康及提高平衡能力方面发挥着关键的作用[1]。近期，英国皇家骨质疏松症协会（ROS）就“强壮、稳定和直立活动”发布了一项共识，为鼓励老年人自主运动，及由医务人员指导骨质疏松症患者正确运动提供了相应的依据[69]。为减少运动中发生跌倒而提出的相关策略，也被推荐作为一种重要的生活管理方法[49]。

患有骨质疏松症的老年人经常在低冲击力跌倒导致骨折后失去信心。因此，他们对跌倒的恐惧会限制行动和生活方式。这反过来又会导致身体功能下降，并增加了未来跌倒和骨折的风险。这项共识表明，增加活动和负重运动可为生活带来更大的益处并降低骨折风险。

9.6.2　补充摄入和药物治疗

我们建议大多数患者补充钙和维生素 D。证据表明，对于已确诊的骨质疏松症患者进行药物治疗具有良好的效果，例如抑制骨吸收治疗（如双磷酸盐、地诺单抗）。激素治疗也可能适用于某些人群[1]。尽管如此，药物治疗必须考虑到摄入元素和（或）药物潜在的不良反应、治疗持续时间、监测过程[12]。

长期坚持用药仍然是一个挑战[70]，不到 30% 的患者持续服药 2 年。还应关注无症状的骨质疏松症，以重视未治疗疾病的并发症风险。有许多因素会影响患者的持续治疗[71]。

与老年人建立良好的关系、制定适合个人的用药方案以及使他们清楚地了解药物的益处对持续治疗有积极影响。但媒体对骨吸收抑制药物的负面报道则会对持续治疗产生消极影响。例如，2012 年的 SCOOP 试验[72]发现，做了 DEXA 扫描并得到结果解释的患者更有可能依从并坚持用药。

补剂或药物无论是否对骨骼健康和骨折风险产生不利影响，均应明确解释其作用和可能的不良反应，以支持老年人对药物治疗作出知情决策。有必要让老年人了解如何正确用药，以确保药物有效并尽可能减少潜在的危害[49]。

9.6.3　教育、培训和社会政治行动

Yardley 等人的研究[73]对于设计和提供跌倒预防建议很有价值，如果研究人员以居高临下的方式对研究对象进行跌倒预防宣教，忽视患者或者认为他们做了一些"愚蠢"的事情，那他们不太可能参与跌倒预防计划。

倾听老年人的跌倒经历，并将跌倒教育纳入运动/平衡工作中，老年人才更有可能积极参与跌倒预防和锻炼[63, 73]。

医疗、护理和相关健康学科的培训内容中应纳入骨质疏松症管理培训[49]。相关项目和政策层面的推动，也被视为支持老年骨科护理发展的重要因素。通过吸引和动员医疗保健领导者、政策制定者和其他社会政治参与者，倡导改变医疗政策和优先事项，是更好地实现个人和人群骨骼健康的重要因素[49, 72, 74]。

在急性期、康复期和二级预防环境中，对老年人及照护者、医疗保健人员和服务、组织和专业团体进行教育和培训，应该被视为一项优先的基本工作。脆性骨折的行动呼吁[75]也许最能体现这一点，它强调在急性期、康复期和二级预防环境中，需要受过教育的医疗保健利益相关者参与，以对脆性骨折患者或有脆性骨折风险的人提供协同护理。最重要的是，这需要变成基本的社会政治行动，以防止错失改善护理的关键机会。

9.6.3.1　优化老年人骨骼健康、骨脆性和骨折的协调护理方式

例 1：老年骨科服务

由于对髋部骨折护理的重视，老年骨科服务得到了很好的发展。髋部骨折的最佳临床实践包括早期手术和标准化围术期管理，同时，需要骨科、麻醉科和老年科之间相互配合[76]。

必须始终采取整体协调的方法，确保患者在术前身体状况达到最佳，以减少术后并发症，并有机会进行适当的跨学科康复。跌倒和骨骼健康评估是未来预防骨折的关键。

例 2：骨折联络服务

由国际骨质疏松症基金会领导的"捕获骨折"活动是一项整合全球资源的活动，支持实施骨折后协调项目，如骨折联络服务。这种协调的、跨学科的方法在进一步预防骨折方面有充分的证据基础，也为医疗系统节省了大量的成本，还证明可以降低死亡率[55, 77]。在全球范围内，超过 48 个国家、近 600 家骨折联络服务机构注册了"捕获骨折"活动（https://www.capturethefracture.org/）。

例 3：骨折联络护士

通过教育提高老年人的认识是自我管理骨骼健康的关键。这种方法必须根据个人的能力和经验进行调整。对于身体衰弱的老年人来说，通常需要他们的家人和照护者一起参与。在许多情况下，骨折联络护士（fracture liaison nurse，FLN）可促进老年人群对跌倒和骨骼健康的了解，提高促进健康的技能。FLN（或类似的职位）的首要作用通常包括帮助患者接受受伤的事实，陪伴患者经历疾病的各个阶段，鼓励患者积极参与康复，并教育老年人管理自己的骨骼健康[78]。

例 4：审核和反馈

审核和反馈对改善结果的作用已得到证实。在英国，国家髋部骨折数据库的使用与改善髋部骨折老年人的护理，提高其存活率有关[79]。此外，骨折联络服务数据库（FLS-DB）是英国的一个持续运行审计库，其目的是根据国家临床优化研究所（NICE）和皇家骨质疏松症协会主导制定的脆性骨折二级预防管理标准来衡量各机构的表现。2017 年，英国有 65 家骨折联络服务机构向 FLS-DB（https://www.fffap.org.uk/）提供数据。2020 年的报告显示，大多数关键绩效指标有所改善，但审

核强调了进一步推进高效服务的可能性。

9.6.3.2 生命终末期护理

改善或维持骨骼健康的生活方式干预、补充摄入和健康教育对于降低人群衰弱、跌倒和脆性骨折的发生率至关重要。然而，对严重衰弱(CFS>7)或处于疾病终末期的患者来说，优先考虑的问题可能是不一样的，需要将重点放到症状管理和舒适度上，而不是疾病的预防或治愈(第 21 章)。

9.7 总结

对于所有从事老年护理工作的人员来说，了解骨骼健康、骨脆性和骨折之间复杂的相互关系非常重要。营养在促进老年人骨骼健康方面起着关键作用。钙和维生素 D 的作用已经明确，可能需要膳食补充。而膳食中的蛋白质、酸碱平衡和微量元素对骨骼健康的作用尚不清楚。

建议通过注重健康饮食、定期锻炼和多要素的骨质疏松症管理的全生命周期方法来预防肌肉骨骼的衰弱。脆性骨折后持续治疗策略的关键是对老年人群及医疗服务提供者的教育；老年骨科服务、骨折联络服务、骨折联络护士，以及审核和反馈流程都应当被视为医疗保健系统的优先事项。

无论患者处在怎么样的年龄或疾病阶段，我们都应从个性化的角度出发，考虑潜在干预措施的好处和不足，并在适当的时候与老年人讨论，以患者为中心开展护理，必须优先考虑预防原发疾病和并发症。相反的是，生命终末期的管理重点可能是安慰，因为在这个阶段，营养补充剂、运动或有利于骨骼健康的药物是不可能有作用的。

总结要点

- 营养在促进老年人骨骼健康方面起着关键作用。
- 骨骼健康、骨脆性和骨折之间存在着复杂的相互关系。
- 老年骨科服务、骨折联络服务、骨折联络护士以及审核和反馈过程应付诸日常实践。
- 让老年人及其照护者、医疗服务提供者、组织和专业机构参与进来，优先考虑采用多要素的基于全生命周期的方法来预防和管理骨骼健康问题、骨脆性和骨折。

参考文献

[1] BARNSLEY J, BUCKLAND G, CHAN P E, et al. Pathophysiology and treatment of osteoporosis: challenges for clinical practice in older people[J]. Aging Clin Exp Res, 2021, 33(4): 759-773.

[2] MAES H H, NEALE M C, EAVES L J. Genetic and environmental factors in relative body weight and human adiposity[J]. Behav Genet, 1997, 27(4): 325-351.

[3] GORDON C M, ZEMEL B S, WREN T A, et al. The determinants of peak bone mass[J]. J Pediatr, 2017, 180: 261-269.

[4] LU J, SHIN Y, YEN M S, et al. Peak bone mass and patterns of change in total bone mineral density and bone mineral contents from childhood into young adulthood[J]. J Clin Densitom, 2016, 19(2): 180-191.

[5] ROSS A C, TAYLOR C L, YAKTINE A L, et al. Dietary reference intakes for calcium and vitamin D[M]. Washington, DC: National Academies Press, 2011.

[6] PETERLIK M, CROSS H S. Vitamin D and calcium insufficiency-related chronic diseases: molecular and cellular pathophysiology[J]. Eur J Clin Nutr, 2009, 63(12): 1377-1386.

[7] CRIBB V L, NORTHSTONE K, HOPKINS D, et al. Sources of vitamin D and calcium in the diets of preschool children in the UK and the theoretical effect of food fortification[J]. J Hum Nutr Diet, 2015, 28(6): 583-592.

[8] BATES B, COLLINS D, COX L, et al. National diet and nutrition survey: years 1 to 9 of the rolling programme (2008/2009-2016/2017): time trend and income analyses[M]. London: Public Health England & Food Standards Agency,

2019.
[9] DERBYSHIRE E. Micronutrient intakes of British adults across mid-life: a secondary analysis of the UK national diet and nutrition survey[J]. Front Nutr, 2018, 5: 55.
[10] WINZENBERG T, SHAW K, FRYER J, et al. Effects of calcium supplementation on bone density in healthy children: meta-analysis of randomised controlled trials[J]. BMJ, 2006, 333(7572): 775.
[11] BOLLAND M J, LEUNG W, TAI V, et al. Calcium intake and risk of fracture: systematic review[J]. BMJ, 2015, 351: h4580.
[12] SUNYECZ J A. The use of calcium and vitamin D in the management of osteoporosis[J]. Ther Clin Risk Manag, 2008, 4(4): 827-836.
[13] DAWSON-HUGHES B, DALLAL G E, KRALL E A, et al. A controlled trial of the effect of calcium supplementation on bone density in postmenopausal women[J]. N Engl J Med, 1990, 323(13): 878-883.
[14] LANHAM-NEW S A . Importance of calcium, vitamin D and vitamin K for osteoporosis prevention and treatment: symposium on "Diet and bone health"[J]. Proc Nutr Soc, 2008, 67(2): 163-176.
[15] JAPELT R B, JAKOBSEN J. Vitamin D in plants: a review of occurrence, analysis, and biosynthesis[J]. Front Plant Sci, 2013, 4: 136.
[16] SEAMANS K M, CASHMAN K D. Existing and potentially novel functional markers of vitamin D status: a systematic review[J]. Am J Clin Nutr, 2009, 89(6): 1997S-2008S.
[17] WHO. Global strategy on diet, physical activity and health: diet, nutrition and the prevention of chronic diseases[R]. Geneva:Surveillance and Population-based Prevention Unit, Department of Chronic Diseases and Health Promotion, 2003 (Contract No. 916; TRS 916).
[18] KIMBALL S M, HOLICK M F. Official recommendations for vitamin D through the life stages in developed countries [J]. Eur J Clin Nutr, 2020, 74(11): 1514-1518.
[19] SCAN. Vitamin D and health[M]. London: SACN, 2016.
[20] ROSS A C, MANSON J E, ABRAMS S A, et al. The 2011 report on dietary reference intakes for calcium and vitamin D from the institute of medicine: what clinicians need to know[J]. J Clin Endocrinol Metab, 2011, 96(1): 53-58.
[21] ASPRAY T J, BOWRING C, FRASER W, et al. National Osteoporosis Society vitamin D guideline summary[J]. Age Ageing, 2014, 43(5): 592-595.
[22] SPIRO A, BUTTRISS J L. Vitamin D: an overview of vitamin D status and intake in Europe[J]. Nutr Bull, 2014, 39 (4): 322-350.
[23] HOLICK M F, BINKLEY N C, BISCHOFF-FERRARI H A, et al. Evaluation, treatment, and prevention of vitamin D deficiency: an endocrine society clinical practice guideline[J]. J Clin Endocrinol Metab, 2011, 96(7): 1911-1930.
[24] WARD K A, DAS G, ROBERTS S A, et al. A randomized, controlled trial of vitamin D supplementation upon musculoskeletal health in postmenarchal females[J]. J Clin Endocrinol Metab, 2010, 95(10): 4643-4651.
[25] TOMLINSON P B, JOSEPH C, ANGIOI M. Effects of vitamin D supplementation on upper and lower body muscle strength levels in healthy individuals: a systematic review with meta-analysis[J]. J Sci Med Sport, 2015, 18(5): 575-580.
[26] CHAPUY M C, ARLOT M E, DUBOEUF F, et al. Vitamin D_3 and calcium to prevent hip fractures in elderly women [J]. N Engl J Med, 1992, 327(23): 1637-1642.
[27] DAWSON-HUGHES B, TOSTESON A N, MELTON L R, et al. Implications of absolute fracture risk assessment for osteoporosis practice guidelines in the USA[J]. Osteoporos Int, 2008, 19(4): 449-458.
[28] STEIN M S, WARK J D, SCHERER S C, et al. Falls relate to vitamin D and parathyroid hormone in an Australian nursing home and hostel[J]. J Am Geriatr Soc, 1999, 47(10): 1195-1201.
[29] OOMS M E, LIPS P, ROOS J C, et al. Vitamin D status and sex hormone binding globulin: determinants of bone turnover and bone mineral density in elderly women[J]. J Bone Miner Res, 1995, 10(8): 1177-1184.
[30] REID I R, BOLLAND M, GREY A. Effects of vitamin D supplements on bone mineral density: a systematic review and meta-analysis[J]. Lancet, 2014, 383(9912): 146-155.
[31] WACKER M, HOLICK M F. Sunlight and Vitamin D: a global perspective for health[J]. Dermatoendocrinol, 2013, 5

(1): 51-108.
[32] SHAMPO M A, KYLE R A. Henrik Dam: discoverer of vitamin K[J]. Mayo Clin Proc, 1998, 73(1): 46.
[33] GROBER U, REICHRATH J, HOLICK M F, et al. Vitamin K: an old vitamin in a new perspective[J]. Dermatoendocrinol, 2014, 6(1): e968490.
[34] RODRIGUEZ-OLLEROS R C, DIAZ C M. Vitamin K and bone health: a review on the effects of vitamin K deficiency and supplementation and the effect of non-vitamin K antagonist oral anticoagulants on different bone parameters[J]. J Osteoporos, 2019, 2019: 2069176.
[35] LEWIS R, GOMEZ A C, RAYMAN M, et al. Strategies for optimising musculoskeletal health in the 21(st) century [J]. BMC Musculoskelet Disord, 2019, 20(1): 164.
[36] COOPER C, ATKINSON E J, HENSRUD D D, et al. Dietary protein intake and bone mass in women[J]. Calcif Tissue Int, 1996, 58(5): 320-325.
[37] SAHNI S, BROE K E, TUCKER K L, et al. Association of total protein intake with bone mineral density and bone loss in men and women from the framingham offspring study[J]. Public Health Nutr, 2014, 17(11): 2570-2576.
[38] ZHU K, MENG X, KERR D A, et al. The effects of a two-year randomized, controlled trial of whey protein supplementation on bone structure, IGF-1, and urinary calcium excretion in older postmenopausal women[J]. J Bone Miner Res, 2011, 26(9): 2298-2306.
[39] DARLING A L, MANDERS R, SAHNI S, et al. Dietary protein and bone health across the life-course: an updated systematic review and meta-analysis over 40 years[J]. Osteoporos Int, 2019, 30(4): 741-761.
[40] DARLING A L, MILLWARD D J, TORGERSON D J, et al. Dietary protein and bone health: a systematic review and meta-analysis[J]. Am J Clin Nutr, 2009, 90(6): 1674-1692.
[41] PALACIOS C. The role of nutrients in bone health, from A to Z[J]. Crit Rev Food Sci Nutr, 2006, 46(8): 621-628.
[42] FROST H M. Wolff's Law and bone's structural adaptations to mechanical usage: an overview for clinicians[J]. Angle Orthod, 1994, 64(3): 175-188.
[43] WANG L, YOU X, LOTINUN S, et al. Mechanical sensing protein PIEZO1 regulates bone homeostasis via osteoblast-osteoclast crosstalk[J]. Nat Commun, 2020, 11(1): 282.
[44] BLAKE G M, FOGELMAN I. The role of DXA bone density scans in the diagnosis and treatment of osteoporosis[J]. Postgrad Med J, 2007, 83(982): 509-517.
[45] LORENTZON M, CUMMINGS S R. Osteoporosis: the evolution of a diagnosis[J]. J Intern Med, 2015, 277(6): 650-661.
[46] UNNANUNTANA A, GLADNICK B P, DONNELLY E, et al. The assessment of fracture risk[J]. J Bone Joint Surg Am, 2010, 92(3): 743-753.
[47] SOZEN T, OZISIK L, BASARAN N C. An overview and management of osteoporosis[J]. Eur J Rheumatol, 2017, 4(1): 46-56.
[48] CAULEY J A. Defining ethnic and racial differences in osteoporosis and fragility fractures[J]. Clin Orthop Relat Res, 2011, 469(7): 1891-1899.
[49] COMPSTON J, COOPER A, COOPER C, et al. UK clinical guideline for the prevention and treatment of osteoporosis [J]. Arch Osteoporos, 2017, 12(1): 43.
[50] COSMAN F, DE BEUR S J, LEBOFF M S, et al. Clinician's guide to prevention and treatment of osteoporosis[J]. Osteoporos Int, 2014, 25(10): 2359-2381.
[51] MAZZIOTTI G, CANALIS E, GIUSTINA A. Drug-induced osteoporosis: mechanisms and clinical implications[J]. Am J Med, 2010, 123(10): 877-884.
[52] Oxford University. Oxford dictionary of English[M]. 3rd ed. Oxford: Oxford University Press, 2010.
[53] BERG K M, KUNINS H V, JACKSON J L, et al. Association between alcohol consumption and both osteoporotic fracture and bone density[J]. Am J Med, 2008, 121(5): 406-418.
[54] KANIS J A, JOHNELL O. The burden of osteoporosis[J]. J Endocrinol Invest, 1999, 22(8): 583-588.
[55] MARSH D, AKESSON K, BEATON D E, et al. Coordinator-based systems for secondary prevention in fragility fracture patients[J]. Osteoporos Int, 2011, 22(7): 2051-2065.

[56] DOWNEY C, KELLY M, QUINLAN J F. Changing trends in the mortality rate at 1-year post hip fracture: a systematic review[J]. World J Orthop, 2019, 10(3): 166-175.

[57] CHAN S, WONG E, WARD S E, et al. The predictive value of the clinical frailty scale on discharge destination and complications in older hip fracture patients[J]. J Orthop Trauma, 2019, 33(10): 497-502.

[58] FRIED L P, TANGEN C M, WALSTON J, et al. Frailty in older adults: evidence for a phenotype[J]. J Gerontol A Biol Sci Med Sci, 2001, 56(3): M146-M156.

[59] ROCKWOOD K. Frailty and its definition: a worthy challenge[J]. J Am Geriatr Soc, 2005, 53(6): 1069-1070.

[60] COOPER C, ARDEN N K. Excess mortality in osteoarthritis[J]. BMJ, 2011, 342: d1407.

[61] HANSON M A, COOPER C, AIHIE S A, et al. Developmental aspects of a life course approach to healthy ageing[J]. J Physiol, 2016, 594(8): 2147-2160.

[62] ROCKWOOD K, THEOU O. Using the Clinical Frailty Scale in Allocating Scarce Health Care Resources[J]. Can Geriatr J, 2020, 23(3): 210-215.

[63] England PH. Falls: applying all our health[EB/OL]. (2020-01-31)[2023-09-20]. https://www.gov.uk/government/publications/falls-applying-all-our-health/falls-applying-all-our-health.

[64] LACKOFF A S, HICKLING D, COLLINS P F, et al. The association of malnutrition with falls and harm from falls in hospital inpatients: findings from a 5-year observational study[J]. J Clin Nurs, 2020, 29(3-4): 429-436.

[65] Falls in older people: assessing risk and prevention[M]. London: National Institute for Health and Care Excellence (NICE), 2013.

[66] Registry AaNZHF. Annual report of hip fracture care. Annual report[M]. Sidney: Australian and New Zealand hip fracture registry, Registry AaNZHF, 2020.

[67] CHERAGHI Z, DOOSTI-IRANI A, ALMASI-HASHIANI A, et al. The effect of alcohol on osteoporosis: a systematic review and meta-analysis[J]. Drug Alcohol Depend, 2019, 197: 197-202.

[68] MOVASSAGH E Z, VATANPARAST H. Current evidence on the association of dietary patterns and bone health: a scoping review[J]. Adv Nutr, 2017, 8(1): 1-16.

[69] Royal Osteoporosis Society. Strong, steady and straight: physical activity and exercise for osteoporosis quick guide: summary[EB/OL]. [2023-09-20]. https://theros.org.uk/media/0o5h1153/ros-strong-steady-straight-quick-guide-february-2019.

[70] FATOYE F, SMITH P, GEBRYE T, et al. Real-world persistence and adherence with oral bisphosphonates for osteoporosis: a systematic review[J]. BMJ Open, 2019, 9(4): e027049.

[71] RAMPAKAKIS E, SAMPALIS J S. What can be done to maximize adherence of bisphosphonates in patients with osteoporosis? [J]. Int J Clin Rheumatol, 2012, 7(4): 361-364.

[72] PARSONS C M, HARVEY N, SHEPSTONE L, et al. Systematic screening using FRAX((R)) leads to increased use of, and adherence to, anti-osteoporosis medications: an analysis of the UK SCOOP trial[J]. Osteoporos Int, 2020, 31(1): 67-75.

[73] YARDLEY L, DONOVAN-HALL M, FRANCIS K, et al. Older people's views of advice about falls prevention: a qualitative study[J]. Health Educ Res, 2006, 21(4): 508-517.

[74] MARSH D, MITCHELL P, FALASCHI P, et al. The multidisciplinary approach to fragility fractures around the world: an overview[J]. 2nd edition. Cham (CH): Springer, 2021: 3-18.

[75] DREINHOFER K E, MITCHELL P J, BEGUE T, et al. A global call to action to improve the care of people with fragility fractures[J]. Injury, 2018, 49(8): 1393-1397.

[76] RIEMEN A H, HUTCHISON J D. The multidisciplinary management of hip fractures in older patients[J]. Orthop Trauma, 2016, 30(2): 117-122.

[77] HUNTJENS K M, VAN GEEL T A, VAN DEN BERGH J P, et al. Fracture liaison service: impact on subsequent nonvertebral fracture incidence and mortality[J]. J Bone Joint Surg Am, 2014, 96(4): e29.

[78] MORSE J M, JOHNSON J L. The Illness experience: dimensions of suffering[M]. Newbury Park, Calif.: Sage Publications, 1991.

[79] NEUBURGER J, CURRIE C, WAKEMAN R, et al. The impact of a national clinician-led audit initiative on care and

mortality after hip fracture in England: an external evaluation using time trends in non-audit data[J]. Med Care, 2015, 53(8): 686-691.

推荐阅读

[1] Australian Commission on Safety and Quality in Health Care. Hip fracture care clinical care standard[M]. Sydney: ACSQHC, 2016.

[2] COMPSTON J, COOPER A, COOPER C, et al. UK clinical guideline for the prevention and treatment of osteoporosis[J]. Arch Osteoporos, 2017, 12(1): 43.

[3] European Food Safety Authority (EFSA). Dietary reference values for vitamin D. EFSA panel on dietetic products, nutrition and allergies[J]. EFSA Journal, 2016, 14(10): 4547.

[4] Scientifc Advisory Committee on Nutrition (SACN). Vitamin D and health[M]. London: SCAN 2016.

[5] Royal College of Physicians. The Falls and Fragility Fracture Programme(FFFAP)[EB/OL]. [2023-09-20]. https://www.fffap.org.uk/

第 10 章

提高患者对营养护理的动机和依从性：克服心理障碍的重要作用

Maria Eduarda Batista de Lima and Stefano Eleuteri

版本：独立翻译稿

译者：莫　岑　刘民辉　戴民慧　王　洁　彭伶丽

【摘要】饮食习惯与人们的身心健康和幸福感有着不可分割的联系。许多因素影响着老年人的饮食行为和营养状况。基于动机和跨学科的干预措施已被证明可以有效促进健康饮食，特别是对住院患者而言，但这些干预措施经常被忽视。本章旨在讨论如何克服导致老年患者偏离合理营养摄入的心理障碍，以及动机性干预对坚持营养护理的重要性，为进一步研究提供有利的证据和方向。

【关键词】动机性干预；营养护理依从性；老年人；动机；营养治疗

【学习目标】

- 认识老年人营养护理的各种心理障碍和促进因素的复杂性；
- 分享关于老年人对食物和营养护理之间关系的理解；
- 描述如何提升照护者及社区的作用来更好地强化患者营养护理的动机，增强其依从性；
- 解释跨学科团队帮助老年人积极改变饮食习惯的原理和益处。

10.1 引言

事实证明，衰弱的老年住院患者的营养状况对他们的总体健康和康复非常重要。众所周知，有营养不良风险的患者感染率和病死率都会增加。营养不良风险对于患者出院后健康和体力的恢复程度也有重要影响[1, 2]。

在过去的几年中，已经制定了一些指南，以确保为住院期间有营养不良风险的患者提供正确的护理[3]。这些指南包括营养风险筛查、营养计划和监测，以及当患者在医院各科室之间转科或出院后仍需要营养援助时与其他医务人员沟通。营养流程中的具体任务分工对良好的营养实践非常重

本章隶属于第一部分：老年营养护理。

关于本书章节划分依据，请参见第一章：老年病学和老年骨科营养护理概览。

M. E. Batista de Lima (*)

Education Committee, Fragility Fracture Network, NHS South East Tuscany, Siena, Italy

S. Eleuteri

Education Committee, Fragility Fracture Network, Sapienza University of Rome, Rome, Italy

e-mail: stefano.eleuteri@uniroma1.it

Ó. G. Geirsdóttir, J. J. Bell (eds.), Interdisciplinary Nutritional Management and Care for Older Adults, Perspectives in Nursing Management and Care for Older Adults, https://doi.org/10.1007/978-3-030-63892-4_10

要。护士在营养护理中发挥着重要的作用[4, 5]。

证据表明，大约有 30%存在营养不良风险的患者在住院治疗，不过该估计值因人群的不同而有所差异。这些住院患者中超过一半的人每天摄入的能量和蛋白质低于其需求量的 75%，而且有高达 40%的患者在住院期间体重下降[6, 7]。食物摄入不足的原因是多方面的，而且很复杂。医院工作人员对营养需求的认识不足，对营养问题缺乏关注，尤其是护士[2, 7-10]。

针对一些特殊患者群体的临床对照试验表明，患者积极参与自己的营养护理和对患者进行指导可以增加其能量摄入[8, 10]。有调查指出，患者对自己的营养护理有相当具体的期望，但似乎并未向医务人员表达[7, 8]。

所有急诊收治的老年人中，骨科患者已被证明是营养不良最严重的人群之一。营养作为患者护理的一部分往往被忽视，且未得到充分的发展[11]。制定策略以实现有效的营养治疗至关重要。对有营养不良风险的人群进行有效的营养管理将加速其康复进程，减少并发症，降低病死率，减小医院和社区的护理工作量[12]。

一直以来，营养护理被视为护士的职责，因为护士需要照顾患者的基本需求[13]。如今，营养是一个跨学科的领域，由多个专业共同参与。跨学科和多模式的营养支持有助于及时发现患者在获取优质营养时遇到的问题。医务人员的参与可以帮助识别这些问题，并制定有针对性的解决方法和激励措施，从而有效提高患者的蛋白质和能量摄入量，同时改善他们的就医体验[12, 14-16]。

10.2　老年人与食物的关系是克服心理障碍的第一步

许多研究表明，老年人的食物偏好随着年龄的增长而变化，包括口味、饮食和食物选择的变化。这些变化绝大多数在接近 70 岁或更高年龄时发生。影响因素可包括社会和文化环境、性别、个人习惯以及身体和心理健康状况。科学研究试图解释人们为什么喜欢或不喜欢某些食物，以加深我们对这些问题的理解[17-19]。

一项老年人营养计划(elderly nutrition program，ENP)探究了导致老年人改变食物偏好的变量，其中包括性别和种族差异。为了提高膳食质量，ENP 探讨了食物偏好如何因生理性别和种族而不同。共 2024 名 60 岁及以上的参与者接受了采访。大多数参与者为女性，参加集体用餐项目或在社区机构进餐，如老年中心、教堂或老年公寓[20]。

ENP 评估了参与者对膳食的总体印象和对 13 个食物组(新鲜水果、鸡肉、汤、沙拉、蔬菜、土豆、其他肉类、三明治、意大利面、水果罐头、豆类、熟食和民族食品)的偏好。此外，研究发现，与非裔美国人相比，白种人更加偏好 13 个食物组中的 9 个，包括面食、其他肉类和新鲜水果。为了提高 ENP 的质量和增加老年人对项目的饮食依从性，该研究建议，营养服务机构应制订一个有策略的膳食计划，征求并纳入老年人的食物偏好[20, 21]。

在老年人的生活中，有多种因素会影响食物偏好。环境、心理和身体健康的药物、食物的获取途径以及生活方式的选择等都会对个人的口味和(或)习惯产生影响。人们很早就认识到，老年人的营养状况与他们的生活质量、独立生活的能力以及是否罹患治疗费用高昂的慢性疾病有关[22]。老年人的营养健康会受到多种社会环境因素的影响，包括能否获得健康的负担得起的食物、集中用餐地点和在餐厅中的营养选择。美国营养与饮食学会、美国肠外和肠内营养学会(American Society for Parenteral and Enteral Nutrition，ASPEN)和营养教育与行为学会认为，老年人获得均衡的饮食对预防疾病和促进营养健康至关重要，这样有利于在整个衰老过程中维持生活质量和独立性，减少医疗费用[3, 23]。

10.2.1　年龄：年轻人与老年人

随着年龄的增长，人们的身体会发生变化，这可能包括味觉、对某些维生素和营养素的需求，以及对不同类型食物的渴望。有一项研究纳入了 50 名年轻人和 48 名老年人[24]。年轻受试者的年龄范围为 18~35 岁，老年受试者为 65 岁及以上。在这项研究中，女性多于男性，但两个年龄组中男性和女性的比例大致相同。研究发现，年轻女性对甜食的渴望比老年女性强烈。因果关系理论认为这种偏好差异与年轻女性的月经周期以及老年女性绝经有关。该研究假定，与月经周期有关的食欲增长 91%都发生在周期的后半段（排卵和经期开始之间）。在评估老年人营养摄入不足的原因时，应考虑这些生理变化的影响。由于味觉随着年龄的增长而变化，特定的食物可能不再令人垂涎，例如，随着年龄的增长，人们品尝咸味食物的能力逐渐退化[25]。

10.2.2　生理性别：老年男性和老年女性

食物偏好在不同生理性别之间也有差异。一项研究表明，与老年女性相比，老年男性明显更喜欢熟食、肉类、豆类、水果罐头和民族食品[13, 14]。另一项研究认为，女性对甜食和巧克力的渴望明显高于男性；其结果表明，男性对咸味食品的渴望或偏好高于甜食[24]。

10.2.3　个人健康

10.2.3.1　身体健康

随着年龄的增长，有些人会因为口腔健康问题而避免进食或不愿意改变饮食习惯。例如假牙不合适或牙龈疾病等因素会显著影响饮食质量，而饮食质量是通过美国国家科学院（NAS）提出的八条关于食物和营养素摄入的建议来衡量的。对于那些因口腔健康问题而有饮食障碍的人来说，急需采取措施来尽量减少他们对食物的回避，促进饮食的改变，因为如果不能正确地咀嚼或摄取食物，他们的健康就会受到极大的影响，他们对食物的喜好也会受到很大的限制（仅限于软食或流食）[26]（第 18 章）。

由于老年人身心健康状况的各种因素，饮食选择会变得越来越受限。许多老年人被迫进食较软的食物、含有纤维和蛋白质的食物，饮用含钙液体等。老年人死亡的 6 个主要原因，包括心血管疾病、癌症、慢性下呼吸道疾病、脑卒中、阿尔茨海默病和糖尿病，这 6 种疾病都与营养有关，可以造成某些限制并严重影响饮食，并且对营养干预的反应良好[27]。

身体健康状况的下降（例如关节炎患者）也会因为食物购买、准备和消费的困难而导致进食状况的恶化[26]。

一些作者指出，老年人活动较少，新陈代谢较低，因此进食需求减少。此外，老年人往往患有疾病和（或）服用干扰营养吸收的药物。基于对饮食需求的研究，一项研究为 70 岁以上的老年人提出了具体建议[28]。

10.2.3.2　心理健康

特定的疾病也会影响老年人的营养摄入质量，尤其是那些在护理机构的老年人。特定的风险因素包括损害认知功能的疾病，如痴呆症[29]。

由于某些心理健康状况和（或）疾病，如阿尔茨海默病和帕金森病，一个人的食物偏好可能会受到影响。由于对味道的体验发生了显著的改变，痴呆症患者往往会改变饮食习惯，并形成全新的食物偏好。在这项研究中，研究人员发现这些痴呆症患者难以识别味道，而且似乎失去了记忆味道的能力，因此有一种理论认为，痴呆症会使患者失去对味道的认识[30]。

心理状况也会影响老年人的饮食习惯。例如，丧偶时间的长短可能会影响营养状态[31]。患有抑郁症的老年人也有营养不良的风险[29, 31]。

10.2.4　生活方式选择

老年人的饮食习惯涉及不同的生活方式选择。饮食选择通常是个人信仰和偏好的结果。

一项基于自我报告的调查发现，许多农村社区老年人的饮食习惯中关键营养素不足，而且大多数人没有采取补充措施予以纠正。相反，另一项研究发现，跟年轻人相比，健康的生活方式对老年人养成健康的饮食习惯会产生更大的正向影响[32]。

其他研究发现，成年人，无论年龄大小，在被诊断出乳腺癌、前列腺癌或结直肠癌后，都会倾向于增加水果和蔬菜的摄入量[33]。

10.2.5　社会环境和条件

环境会极大地影响老年人的食物偏好。75 岁及以上的老年人很可能会因为健康状况而行动受限，并且经常依靠他人来购买和准备食物[34]。

在一些地区，居家的老年人每天可从提供集体膳食的社区或在社区机构(如老人中心、教堂或老年公寓)中获得食物(一次派送可能包含多份新鲜和冷冻膳食)。我们鼓励每周至少提供 5 次集体用餐的活动[13, 17]。

对于老年人而言，交通不便也可能是一个问题，特别是在农村地区，公共交通较少。由于地理位置的不同，这种情况会有较大差异[34]。

社交网络类型也会影响老年人群中个体的食物选择。例如，一项研究表明，社交圈大、经济条件较差的人往往比社交圈小、经济条件好的人营养摄入更加均衡[35]。卫生和社会援助可为那些面临营养不良风险的人带来积极的改变。

10.3　老年人的观点和营养护理质量

临床对照试验结果证实，让患者积极参与自身营养护理并给予相应的指导可增加其能量摄入。一项研究[36]表明，患者的观点可提高营养护理质量。研究还表明，患者感到他们的身心状况欠佳，尤其是体力下降，与无法获取充足食物之间存在联系[13, 37]。在一些研究中，食欲不振、疼痛、味觉不佳、恶心呕吐和过早饱腹已被确定为无法进食的主要原因。在这些研究结果中，药物的剂量，尤其是片剂，被认为是影响食欲的障碍因素，会导致口味的改变[37, 38]。

近期一项关于髋部骨折患者肠管喂养的定性研究强调了影响此类患者营养支持的重要因素包括患者[和(或)照护者]的知识和理解能力、对营养干预(或替代方案)效果及必要性的看法，以及应对能力、对生命周期的态度及对管饲的看重程度。有趣的是，3 个关键的潜在可变因素被认为可促进或阻碍对管饲进食的接受：个人感知状况、营养价值及感知到的生活质量[39]。

根据部分研究[39]，另一个需要考虑的重要因素是“新型食品恐惧症”，被定义为“食欲缺乏和(或)避免尝试新型食品”，这可能会被认为是消费新型食品的障碍，也会成为消费新型强化食品或专门为老年人开发的食品的障碍。当老年人营养不良风险增加时，这一关联的负面影响也会加剧。口服营养补充剂和强化食品的作用可能与功能性食品相当，而“新型食品恐惧症”的评分可能与成年人(包括老年人)不愿尝试新的功能性食品有关。

一些研究指出，送餐时间及食物种类很重要。患者表示他们很感激受到照顾，尤其是为他们提供个性化的食物。患者对医疗保健提供者致力于食品服务管理有明确的观点，并且认为他们的关注能激励自己摄入更多食物[40]。

10.3.1　照护者及社区的角色

在营养护理的不同方面，亲属的角色和参与对患者很重要。然而，在出院时，尤其需要仔细考虑亲属的实际作用。如今，将亲属纳入营养护理实际计划中是很常见的，营养师和护理人员会指导他们如何使食物具有更高的能量密度，以及如何提供小份的食物、小吃和营养补充剂。需要注意的一点是，让亲属督促患者进食的行为是错误的[38]。本研究中患者认为他们理解并感激亲属的关心，但同时，他们承受了来自亲属的巨大压力，并认为他们对自己的处境并不理解。如晚期癌症患者[41]，家属担心鼓励他们进食可能被认为是一种唠叨，并导致情况恶化。研究者甚至发现，亲属催促患者进食可能会使他们减少营养摄入，而不是增加。这些情况在出院时应与患者及其家属进行讨论。同室的病友对患者住院期间的舒适感具有显著影响。本身消极的同病房患者可能会对虚弱和消极的患者产生负面影响，反之，在相似情况下，积极的病友的陪伴、信任和支持似乎很重要，能给患者带来生活的勇气[42]。

诸如此类的研究表明，考虑患者对自身营养的看法以及他们对营养团队制定的营养方案的期望是极其重要的。这是个性化激励每一位有营养不良风险患者的第一步。

10.4　跨学科营养护理的有效性：提高患者积极性

大量研究致力于明确跨学科干预项目对营养摄入的有效性，以及营养摄入对老年髋部骨折患者的营养状态、生活质量的影响。

在老年髋部骨折患者中，术后跨学科的营养护理与住院期间能量及蛋白质摄入增加、营养不良发生率降低、出院后回家率提高有关[43]。其他研究表明，对存在营养不良风险的患者进行有效管理可加速康复，降低并发症的发生率和病死率，减少医院和社区的护理工作量。本章特别关注的是，有研究表明，跨学科的激励性护理与营养咨询、抑郁管理、跌倒预防相结合的模式对髋部骨折的老年患者具有积极作用[44]。跨学科营养支持团队通常包括医疗、护理、饮食、药学专业人员，考虑涉及老年共病患者营养管理的所有重要因素，还应包括心理学家及其他医疗保健专业人员[45]。鉴于患者及医疗专业人员的多元文化背景，跨学科团队还应提供个性化饮食计划并提高患者的营养依从性。

明确医院工作人员的职责，对医院工作人员开展教育和培训，加强工作人员团体之间的合作以及医院管理部门的参与是有效预防和治疗院内营养不良的必要措施[46]。除了考虑影响患者营养状况的心理障碍因素外，跨学科团队还需考虑系统的障碍因素及他们对患者营养计划的期望。一些研究表明，跨学科团队应更正式地界定营养护理相关医疗专业人员的职责和角色。缺乏妥善指导和责任不明确意味着没有人对患者的营养状况具体负责，营养不良更可能被忽视或得不到治疗[11, 46]。此外，医院工作部门之间合作不佳也是良好营养实践的常见阻力因素[47]，可能造成照护过程中患者出现营养不足的情况。

10.5　总结

总而言之，为了提高患者积极性及依从性，营养护理建议在营养护理评估、计划、干预和评价阶段考虑患者的生活方式、偏好和心理因素。老年人和护理人员还必须了解营养护理的基本知识并具备足够的营养知识，以作出知情决策。了解部分食物被优先考虑的原因并在不同选项间作出选择，有助于将责任从医疗保健提供者身上转移到老年人身上，让他们更多地参与到营养护理中(从而更有依从性、更积极)。最后，最重要的一点是个性化：对一位患者有效的方法不一定对另一位患者有效，对一位老年人重要的内容不一定会对另一位老年人同样重要。因此，跨学科团队营养护理的计划及评估应考虑这一点。

总结要点

- 在评估、治疗患有营养不良或有营养不良风险的老年人，以及评价其营养护理过程时，应该考虑各种不同的心理障碍和促进因素。
- 尽管医务人员促进营养不良的老年人得到充分营养护理的这个过程存在阻碍，但医务人员的跨学科协作是满足老年人复杂需求和推动营养行为改变的关键促进因素。

- 为提高患者对营养护理需求的积极性及依从性，需要考虑患者自身对营养的看法，使其参与到护理计划中，并评估他们对推荐和制定的营养处方的期望和体验。

参考文献

[1] NIEUWENHUIZEN W F, WEENEN H, RIGBY P, et al. Older adults and patients in need of nutritional support: review of current treatment options and factors influencing nutritional intake[J]. Clin Nutr, 2010, 29(2): 160-169.

[2] BAUER J, BIOLO G, CEDERHOLM T, et al. Evidence-based recommendations for optimal dietary protein intake in older people: a position paper from the PROT-AGE Study Group[J]. J Am Med Dir Assoc, 2013, 14(8): 542-559.

[3] VOLKERT D, BECK A M, CEDERHOLM T, et al. ESPEN guideline on clinical nutrition and hydration in geriatrics [J]. Clin Nutr, 2019, 38(1): 10-47.

[4] TAPPENDEN K A, QUATRARA B, PARKHURST M L, et al. Critical role of nutrition in improving quality of care: an interdisciplinary call to action to address adult hospital malnutrition[J]. JPEN J Parenter Enteral Nutr, 2013, 37(4): 482-497.

[5] TEN C D, ETTEMA R, HUISMAN-DE W G, et al. Interventions to prevent and treat malnutrition in older adults to be carried out by nurses: a systematic review[J]. J Clin Nurs, 2020, 29(11-12): 1883-1902.

[6] FAVARO-MOREIRA N C, KRAUSCH-HOFMANN S, MATTHYS C, et al. Risk factors for malnutrition in older adults: a systematic review of the literature based on longitudinal data[J]. Adv Nutr, 2016, 7(3): 507-522.

[7] DE MORAIS C, OLIVEIRA B, AFONSO C, et al. Nutritional risk of European elderly[J]. Eur J Clin Nutr, 2013, 67 (11): 1215-1219.

[8] VAN BOKHORST-DE VAN DER SCHUEREN M, LONTERMAN-MONASCH S, DE VRIES O J, et al. Prevalence and determinants for malnutrition in geriatric outpatients[J]. Clin Nutr, 2013, 32(6): 1007-1011.

[9] ZEANANDIN G, MOLATO O, LE DUFF F, et al. Impact of restrictive diets on the risk of undernutrition in a free-living elderly population[J]. Clin Nutr, 2012, 31(1): 69-73.

[10] FURUTA M, KOMIYA-NONAKA M, AKIFUSA S, et al. Interrelationship of oral health status, swallowing function, nutritional status, and cognitive ability with activities of daily living in Japanese elderly people receiving home care services due to physical disabilities[J]. Community Dent Oral Epidemiol, 2013, 41(2): 173-181.

[11] BELL J, BAUER J, CAPRA S, et al. Barriers to nutritional intake in patients with acute hip fracture: time to treat malnutrition as a disease and food as a medicine[J]. Can J Physiol Pharmacol, 2013, 91(6): 489-495.

[12] BELL J J, ROSSI T, BAUER J D, et al. Developing and evaluating interventions that are applicable and relevant to inpatients and those who care for them: a multiphase, pragmatic action research approach [J]. BMC Med Res Methodol, 2014, 14: 98.

[13] REINDERS I, WIJNHOVEN H, JYVAKORPI S K, et al. Effectiveness and cost-effectiveness of personalised dietary advice aiming at increasing protein intake on physical functioning in community-dwelling older adults with lower habitual protein intake: rationale and design of the PROMISS randomised controlled trial[J]. BMJ Open, 2020, 10 (11): e40637.

[14] CHANG M, GEIRSDOTTIR O G, LAUNER L J, et al. A poor appetite or ability to eat and its association with physical function amongst community-dwelling older adults: age, gene/environment susceptibility-Reykjavik study[J]. Eur J Ageing, 2021, 18(3): 405-415.

[15] BELL J J, BAUER J D, CAPRA S, et al. Multidisciplinary, multi-modal nutritional care in acute hip fracture inpatients-results of a pragmatic intervention[J]. Clin Nutr, 2014, 33(6): 1101-1107.

[16] BELL J J, YOUNG A M, HILL J M, et al. Systematised, Interdisciplinary Malnutrition Program for impLementation and Evaluation delivers improved hospital nutrition care processes and patient reported experiences: an implementation study[J]. Nutr Diet, 2021, 78(5): 466-475.

[17] NEMATY M, HICKSON M, BRYNES A E, et al. Vulnerable patients with a fractured neck of femur: nutritional status and support in hospital[J]. J Hum Nutr Diet, 2006, 19(3): 209-218.

[18] SANCHEZ L A, MORENO-TORRES H R, PEREZ D L C A, et al. Malnutrition prevalence in patients admitted to a

rehabilitation and orthopedic surgery hospital[J]. Nutr Hosp, 2005, 20(2): 121-130.

[19] GUSTAFSSON K, SIDENVALL B. Food-related health perceptions and food habits among older women[J]. J Adv Nurs, 2002, 39(2): 164-173.

[20] BREWSTER P W, MELROSE R J, MARQUINE M J, et al. Life experience and demographic influences on cognitive function in older adults[J]. Neuropsychology, 2014, 28(6): 846-858.

[21] MOWE M, BOSAEUS I, RASMUSSEN H H, et al. Nutritional routines and attitudes among doctors and nurses in Scandinavia: a questionnaire based survey[J]. Clin Nutr, 2006, 25(3): 524-532.

[22] WESTERGREN A, UNOSSON M, OHLSSON O, et al. Eating difficulties, assisted eating and nutritional status in elderly (> or = 65 years) patients in hospital rehabilitation[J]. Int J Nurs Stud, 2002, 39(3): 341-351.

[23] GRZEGORCZYK P B, JONES S W, MISTRETTA C M. Age-related differences in salt taste acuity[J]. J Gerontol, 1979, 34(6): 834-840.

[24] SAVOCA M R, ARCURY T A, LENG X, et al. Association between dietary quality of rural older adults and self-reported food avoidance and food modification due to oral health problems[J]. J Am Geriatr Soc, 2010, 58(7): 1225-1232.

[25] JUNG S E, LAWRENCE J, HERMANN J, et al. Application of the theory of planned behavior to predict nutrition students' intention to work with older adults[J]. J Nutr Gerontol Geriatr, 2020, 39(1): 44-55.

[26] FIELD K, DUIZER L M. Food sensory properties and the older adult[J]. J Texture Stud, 2016, 47(4): 266-276.

[27] LEE R J, COLLINS P F, ELMAS K, et al. Restrictive diets in older malnourished cardiac inpatients: a cross-sectional study[J]. Nutr Diet, 2021, 78(2): 121-127.

[28] LAWRENCE A S. The Australian Dietary Guidelines review: time to plan for wider dissemination via general practitioners[J]. Aust J Gen Pract, 2021, 50(4): 252-253.

[29] GHIMIRE S, BARAL B K, POKHREL B R, et al. Depression, malnutrition, and health-related quality of life among Nepali older patients[J]. BMC Geriatr, 2018, 18(1): 191.

[30] QUANDT S A, MCDONALD J, ARCURY T A, et al. Nutritional self-management of elderly widows in rural communities[J]. Gerontologist, 2000, 40(1): 86-96.

[31] VAFAEI Z, MOKHTARI H, SADOOGHI Z, et al. Malnutrition is associated with depression in rural elderly population[J]. J Res Med Sci, 2013, 18(Suppl 1): S15-S19.

[32] MARSHALL T A, STUMBO P J, WARREN J J, et al. Inadequate nutrient intakes are common and are associated with low diet variety in rural, community-dwelling elderly[J]. J Nutr, 2001, 131(8): 2192-2196.

[33] KIM M J, LEE C-K, KIM W, et al. Relationships between lifestyle of health and sustainability and healthy food choices for seniors[J]. Int J Contemp Hosp Manag, 2013, 25(4): 558-576.

[34] FITZPATRICK K, GREENHALGH-STANLEY N, VER P M. The impact of food deserts on food insufficiency and SNAP participation among the elderly[J]. Am J Agric Econ, 2016, 98(1): 19-40.

[35] HOLST M, RASMUSSEN H H, LAURSEN B S. Can the patient perspective contribute to quality of nutritional care?[J]. Scand J Caring Sci, 2011, 25(1): 176-184.

[36] PEDERSEN P U. Nutritional care: the effectiveness of actively involving older patients[J]. J Clin Nurs, 2005, 14(2): 247-255.

[37] NORMAN K, KIRCHNER H, LOCHS H, et al. Malnutrition affects quality of life in gastroenterology patients[J]. World J Gastroenterol, 2006, 12(21): 3380-3385.

[38] WESTERGREN A, OHLSSON O, RAHM H I. Eating difficulties, complications and nursing interventions during a period of three months after a stroke[J]. J Adv Nurs, 2001, 35(3): 416-426.

[39] VAN DEN HEUVEL E, NEWBURY A, APPLETON K M. The psychology of nutrition with advancing age: focus on food neophobia[J]. Nutrients, 2019, 11(1): 151.

[40] ALMDAL T, VIGGERS L, BECK A M, et al. Food production and wastage in relation to nutritional intake in a general district hospital: wastage is not reduced by training the staff[J]. Clin Nutr, 2003, 22(1): 47-51.

[41] NOURISSAT A, VASSON M P, MERROUCHE Y, et al. Relationship between nutritional status and quality of life in patients with cancer[J]. Eur J Cancer, 2008, 44(9): 1238-1242.

[42] HESTEVIK C H, MOLIN M, DEBESAY J, et al. Older patients' and their family caregivers' perceptions of food, meals and nutritional care in the transition between hospital and home care: a qualitative study[J]. BMC Nutr, 2020, 6: 11.

[43] ODLUND O A, KOOCHEK A, LJUNGQVIST O, et al. Nutritional status, well-being and functional ability in frail elderly service flat residents[J]. Eur J Clin Nutr, 2005, 59(2): 263-270.

[44] SHYU Y I, LIANG J, TSENG M Y, et al. Comprehensive care improves health outcomes among elderly patients of Taiwan with hip fracture[J]. J Gerontol A Biol Sci Med Sci, 2013, 68(2): 188-197.

[45] NIGHTINGALE J. Nutrition support teams: how they work, are set up and maintained[J]. Frontline Gastroenterol, 2010, 1(3): 171-177.

[46] EIDE H D, HALVORSEN K, ALMENDINGEN K. Barriers to nutritional care for the undernourished hospitalised elderly: perspectives of nurses[J]. J Clin Nurs, 2015, 24(5-6): 696-706.

[47] ROSS L J, MUDGE A M, YOUNG A M, et al. Everyone's problem but nobody's job: staff perceptions and explanations for poor nutritional intake in older medical patients[J]. Nutr Diet, 2010, 68(1): 41-46.

推荐阅读

[1] BELL J J, BAUER J D, CAPRA S, et al. Multidisciplinary, multi-modal nutritional care in acute hip fracture inpatients-results of a pragmatic intervention[J]. Clin Nutr, 2014, 33(6): 1101-1107.

[2] KING P C, BARRIMORE S E, PULLE R C, et al. "I wouldn't ever want it": a qualitative evaluation of patient and caregiver perceptions toward enteral tube feeding in hip fracture inpatients[J]. JPEN J Parenter Enteral Nutr, 2019, 43(4): 526-533.

[3] REINDERS I, WIJNHOVEN H, JYVAKORPI S K, et al. Effectiveness and cost-effectiveness of personalised dietary advice aiming at increasing protein intake on physical functioning in community-dwelling older adults with lower habitual protein intake: rationale and design of the PROMISS randomised controlled trial[J]. BMJ Open, 2020, 10(11): e40637.

第 11 章

营养护理改进项目的维持和推广

Celia V. Laur and Jack J. Bell

版本：独立翻译稿
译者：蒋莹卿　王　洁　戴民慧　鲁雪梅　彭伶丽

【摘要】前面的章节已详细介绍了通过跨学科方法改进患者营养护理项目的具体内容。本章的重点是如何保持这些项目的可持续性以及如何将其推广至新的环境。

【关键词】可持续性；推广；医疗保健质量；实施；营养；评估；公平性

【学习目标】

- 理解可持续性的关键要素，并区分推广和规模化的不同；
- 制定策略，从开始实施营养护理项目时就考虑该项目的可持续性；
- 阐明在构建、维持和推广营养护理项目中不可或缺的要素；
- 识别营养护理项目维持及推广的常见影响因素；
- 了解一些有助于支持可持续性规划的工具；
- 了解在规划可持续性和推广方面公平考虑的重要性。

11.1 引言

在实施改善措施时，确保干预项目能持续带来预期效果非常重要。因此，从一开始就要考虑项目的可持续性，并将可持续性计划融入工作中。在项目运行过程中同样需要采取策略，以保证项目的顺利进行。此外，通过推广或规模化项目，可以扩大营养护理的影响，以实现长期效果。

本章隶属于第一部分：老年营养护理。

关于本书章节划分依据，请参见第一章：老年病学和老年骨科营养护理概览。

C. V. Laur (*)
Women's College Hospital Institute for Health System Solutions and Virtual Care, and Women's College Research Institute, Women's College Hospital, Toronto, ON, Canada
e-mail: Celia. Laur@wchospital. ca
J. J. Bell
Allied Health, The Prince Charles Hospital, Chermside, Queensland, Australia
School of Human Movement and Nutrition Sciences, The University of Queensland, St Lucia, QLD, Australia
e-mail: jack. bell@health. qld. gov. au

Ó. G. Geirsdóttir, J. J. Bell (eds.), Interdisciplinary Nutritional Management and Care for Older Adults, Perspectives in Nursing Management and Care for Older Adults, https://doi.org/10.1007/978-3-030-63892-4_11

本章将介绍可持续性和推广的定义、策略、障碍和促进因素，并介绍加拿大和澳大利亚的两个案例。

11.1.1 定义

谈论可持续性时，存在以下问题：没有一致的定义或时间长度来判断一个项目是否“可持续”[1-5]。描述这一概念的术语很多，例如维护、规范化、制度化和常态化[3,6]。目前广泛采用 Moore 等人在 2017 年提出的可持续性定义，主要将可持续性分为 5 个维度，涉及时间、干预措施和(或)行为改变的持续实施，以及项目可能根据个人/系统的最大需求来调整[3]。正如 Scheirer 和 Dearing 所述，可持续性是“确保项目的各个环节能正常运作，以实现预期结果”[7]。

在规划将某个项目应用于其他环境或进行改进时，常用的两种方法是推广和规模化。与可持续性一样，推广和规模化也没有一致的定义。虽然这两个概念容易混用，但它们存在区别，理解这些区别可以使策略更加有效。Greenhalgh 等人(2019 年)将推广定义为“在不同地点复制某个倡议(即从一个地点到另一个地点)”，而规模化则定义为“解决在全面实施过程中出现的基础设施问题(即实施政策)”[8,9]。Shaw 等人[10]进一步指出，“推广”适用于复杂的环境，因为在不同情况下，干预措施可能需要根据实际情况进行多方面调整。例如，在不同医院，可能会因病人需求或资源差异而改变方案。而规模化适用于相对明确的问题，通常可以直接使用相同的干预方案。这时，只需专业人员处理一些具体实施细节，整体方案不需要改动。简单来说，推广需要灵活调整，而规模化则可以标准化执行[10,11]。举个例子，假设某医院成功实施了一个营养护理项目，这个项目在该医院运行良好后，其他医院也开始引入这个项目，但根据各自的情况进行调整，这就是“推广”。而如果在所有医院实施特定的营养护理改进项目方案，这就是“规模化”。

11.2 案例：医院营养护理的改进

为了进一步理解可持续性和推广的概念，由滑铁卢大学的 Heather Keller 教授牵头的这个案例，展示了加拿大各医院如何实施包括营养筛查和评估在内的营养护理活动[12,13]，并在数年内维持这些变化，同时在研究参与人员较少的情况下推广至其他医院[14]。这一“自下而上”的方法专注于实施、可持续性和推广。该研究同时得到了加拿大营养不良工作组、加拿大营养学会和健康标准组织的“自上而下”的支持，从而制定了可以在加拿大范围内规模化使用的营养不良改进项目实施标准。

11.2.1 初始实施与可持续性的考虑

5 家加拿大医院被纳入研究，以实施急性护理综合营养路径(integrated nutrition pathway for acute care，INPAC)，这是一个基于共识的，用于预防、检测和治疗医院营养不良的干预方案[15,16]。经过 1 年，5 家医院的多学科团队已实施了营养筛查和标准化评估[12]，减少了进食障碍(例如，餐盘离患者太远)，并增加了对食物摄入的监测[12,17]。1 年后，这些改变仍在继续[14]。并且有另外 6 家医院能够在研究团队给予较少支持的情况下，通过实施 INPAC 达到与这五家医院类似的营养支持水平。[14]。

图 11.1 提供了 INPAC 初始实施策略的总结，图 11.2 则展示了维持和推广的策略。这些数据是基于对原 5 家医院相关人员的访谈和焦点小组讨论得出的[13,18]。此外，INPAC 实施工具包详细介绍了实施和维持的步骤(http://m2e.nutritioncareincanada.ca/)。

为实施 INPAC，对于项目实施过程中所存在的问题，多学科的医院团队集思广益。这些问题根据群体(管理层、护士等)的不同而略有不同，通常反映以下几个方面的问题：①各地区营养不良的流行情况(例如，有些地方的入院患者有三分之一存在营养不良)[19-22]；②营养不良对住院时间的影响(例如，营养不良的患者住院时间可能会延长 2~3 天)[23]；③增加相关的经济成本[24]。每个人

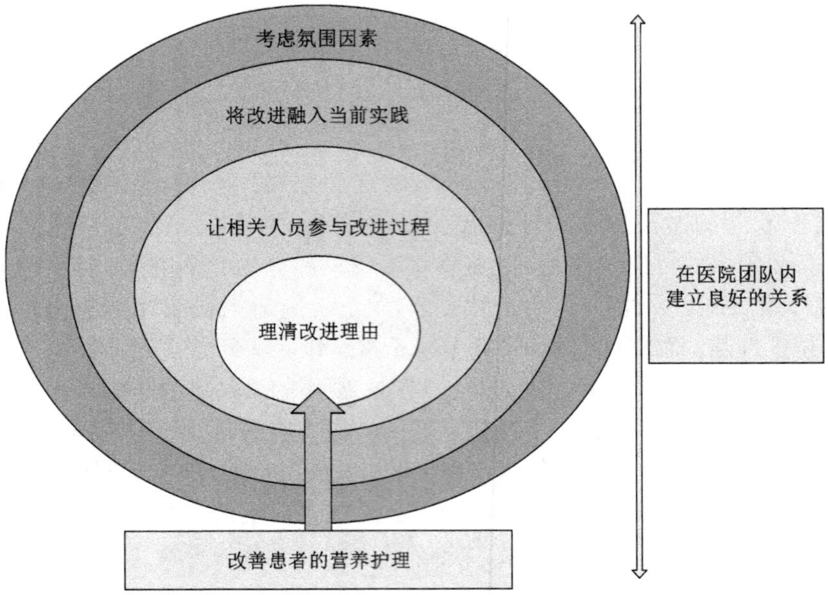

（此图已获许可使用）

图 11.1 医院如何实施营养护理改进项目并为可持续奠定基础模式图[18]

都参与营养护理改进项目，能使这些已存在的问题在后续的干预方案中得到解决。

这种多学科的方法促成了改进项目的关键因素，即在改进过程中采纳不同人群的建议，尤其是实施人员（例如，负责进行营养筛查的入院护士）的建议。为了保持可持续性，所有被提出的问题都必须在实践中具体考虑。例如与实施人员合作共同调整现有工作流程，以了解在该单位/医院中最合理的实践方式。

干预所在的背景环境是关键，因此需要考虑外部因素，如医院结构和整体氛围[25]。例如，改进需要符合卫生法规（背景环境），同时与医院的管理条例保持一致（整体氛围）。最后，在整个项目改进过程中，医院团队之间需要齐心协力，这一因素在维持和推广过程中仍然适用。

由图 11.2 可知，应在实施成功伊始即总结维持和推广的战略。

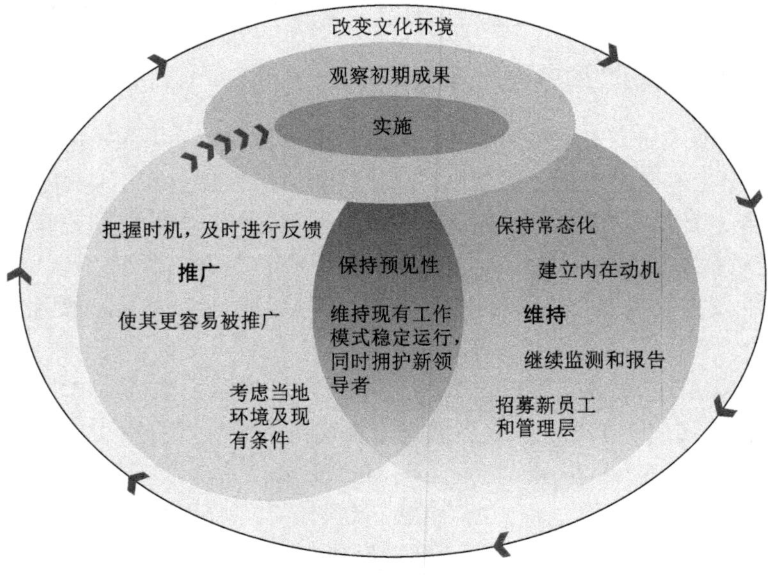

图 11.2 维持和推广框架模式图[13]

11.2.2　维持与推广策略

营养护理干预方案特别是营养筛查和评估,都得到了持续改进和推广[14]。对于此变化，在初步实施 1 年后与原医院进行了探讨，随后在 2 年后与 6 家新医院再次进行评估[13, 25]。这些策略的总结见图 11.2。图 11.1 可以放在图 11.2 的“实施”椭圆中。支持改进措施得以维持或推广的策略包含在各自的大圆圈内，共同的策略位于中间重叠部分。要在新的环境中进行推广，需要回到初始实施阶段(从推广圆圈指向实施的箭头)。经过多轮的维持和推广，可能会导致现有文化环境的改变。为了实现可持续性，多学科团队专注于常态化、建立内在动机、持续改进质量，以及吸引新员工和管理层。由于员工流动率较高，举办定向培训、使其与新管理层快速磨合至关重要。同时，定期召开质量改进会议也很关键，可以帮助团队评估进展，及时发现问题并持续质量改进。随着时间推移，开会的频率可逐渐降低。

在推广方面，团队强调要积极响应其他干预地点的需求，并借鉴以往的经验来简化流程。在新的环境中，质量改进项目需要重新启动，必须仔细考虑实施的各种因素，并学习已有的成功案例。

对改革的维持和推广而言，最重要的是使改革透明化，例如定期安排团队成员莅临现场进行指导和反馈。推动实施工作的“核心领导”对成功至关重要。选定特定任务或新干预地点的领导者是必要的，以减轻原领导者的负担并促进可持续性。优秀的领导者的特征包括影响力、责任感、出席每次会议、说服力、毅力和参与式领导风格[27]。

该案例研究在加拿大进行，所采用的框架尚未在其他环境中得到验证。然而，澳大利亚的医院已采用基于 INPAC 的系统化跨学科营养不良路径的实施与评估(systematized, interdisciplinary malnutrition pathway for implementation and evaluation, SIMPLE)方案，以改善营养护理策略[28, 29]。

11.3　维持与推广的工具

有许多理论、模型、框架和工具可以作为实施、维持和推广的指南[30, 31]。尽管某些工具侧重于初始实施，而某些工具则关注可持续性。因此选择适合所在团队的工具，特别是经过验证的工具，对于实施是十分重要的。详细型工具可能会为需考虑的各项因素提供有益的见解，但可能不适合日常使用。而简单型工具可能只关注存在的关键问题，而没有提供关于如何处理这些问题的解决办法。

目前已有培训课程，例如来自实施中心的课程(https://thecenterforimplementation.com/courses)，可以让您了解几种工具，并帮助您决定哪些内容适合您的工作。

11.3.1　可持续性工具

虽然工具可以用于规划实施和可持续性，但建议在一开始就考虑可持续性，而不是仅在项目结束时才考虑。以下是两款专注于可持续性的工具。

- 项目可持续性评估工具(program sustainability assessment tool, PSAT)：该工具旨在支持基于证据的项目实施，通常在社区中使用。此工具提供了多种资源，帮助您理解、评估、审查和规划可持续性(https://www.sustaintool.org/)[32]。
- 英国国家卫生服务体系可持续性模型与指南：该模型侧重于员工、流程和组织，可在实施的多个阶段使用。该模型允许您通过检查清单工作，并提供量化评分，以指导您的下一步行动。

11.4　监测与评估

如果不对质量改进项目进行监测，将难以判断预期的收益或过程是否仍在持续。监测和评估是初始实施阶段的重要组成部分，持续的监测能够帮助我们了解过程和结果是否得以维持[34]。监测的频率不必与实施早期阶段相同；突击检查可以及时发现是否需要进一步的努力或“强化措施”。

11.5　障碍与促进因素

在项目实施、维持、推广或规模化过程中，有许多障碍和促进因素[35-38]。促进因素包括领导者的持续作用、组织管理层的支持、充足的资金和资源、项目持续有效、环境特征和政策，以及项目/干预措施在特定背景下的适应性。障碍因素则包括资金不足、高员工流动率或政策变化。

使用预先设置的障碍和促进因素清单可以帮助您识别相关因素[35-37]；要先弄清楚哪些障碍或促进因素是真正影响当前工作的，然后再去考虑如何克服障碍，这样做才能更有效地针对具体情况制定解决方案。监测、评估、与相关人员进行讨论等方式可帮助理清思路。

11.6　确保公平性

在规划可持续、规模化的营养护理改进项目时，需以公平视角确保改善措施是公平的，而不是延续或加剧现有的不平等。改善措施还需考虑影响实施工作的多样化经验，并考虑社会影响因素，如社会政治、基础设施和经济状况[39]。确保公平性的一个关键目标是提高营养护理干预项目的质量和结果，使治疗和服务能够惠及多个社区和场所[40, 41]。为了实现这一目标，Baumann 和 Cabassa (2020) 列出了 5 项策略[41]：

- 从启动项目时就关注干预的覆盖面。
- 设计和选择针对弱势群体和资源匮乏社区的干预措施，同时考虑实施的可行性。
- 实施有效的措施，并制定能够帮助减少护理不平等的实施策略。
- 发展适应性科学。
- 从公平的视角看待实施结果。

11.7　总结

在进行营养护理改进项目时，应从干预初始就考虑可持续性和规模化。如果只关注短时间的改进，可能会浪费时间和资源，将阻碍下一次改进的开展。并非所有改进都需要考虑可持续性和规模化，评估和公平性是关键因素。由于医疗保健环境不断变化，灵活应对非常重要。因此，考虑如何维持或推广改进措施，将有助于提升成功率。

总结要点

- 在任何改革过程中，应从一开始就考虑可持续性和推广。
- 可持续性难以定义，通常指的是维持项目各个部分正常进行以确保能获得期望结果。
- 推广与规模化的区分，有助于更有效地在其他场合应用营养护理改进项目。
- 定期监测和评估可以帮助了解改革项目的进展，判断是否需要额外支持或强化措施。
- 在维持和推广营养护理改进项目时，需要关注公平性，以避免加剧不平等现象。

参考文献

[1] ILOTT I, GERRISH K, POWNALL S, et al. Exploring scale-up, spread, and sustainability: an instrumental case study tracing an innovation to enhance dysphagia care[J]. Implement Sci, 2013, 8: 128.

[2] FLEISZER A R, SEMENIC S E, RITCHIE J A, et al. The sustainability of healthcare innovations: a concept analysis

[J]. J Adv Nurs, 2015, 71(7): 1484-1498.

[3] MOORE J E, MASCARENHAS A, BAIN J, et al. Developing a comprehensive definition of sustainability [J]. Implement Sci, 2017, 12(1): 110.

[4] PROCTOR E, LUKE D, CALHOUN A, et al. Sustainability of evidence-based healthcare: research agenda, methodological advances, and infrastructure support[J]. Implement Sci, 2015, 10: 88.

[5] SCHELL S F, LUKE D A, SCHOOLEY M W, et al. Public health program capacity for sustainability: a new framework [J]. Implement Sci, 2013, 8: 15.

[6] SHELTON R C, COOPER B R, STIRMAN S W. The sustainability of evidence-based interventions and practices in public health and health care[J]. Annu Rev Public Health, 2018, 39: 55-76.

[7] SCHEIRER M A, DEARING J W. An agenda for research on the sustainability of public health programs[J]. Am J Public Health, 2011, 101(11): 2059-2067.

[8] GREENHALGH T, PAPOUTSI C. Spreading and scaling up innovation and improvement[J]. BMJ, 2019, 365: l2068.

[9] BARKER P M, REID A, SCHALL M W. A framework for scaling up health interventions: lessons from large-scale improvement initiatives in Africa[J]. Implement Sci, 2016, 11: 12.

[10] SHAW J, TEPPER J, MARTIN D. From pilot project to system solution: innovation, spread and scale for health system leaders[J]. BMJ Leader, 2018, 2(3): 2017-2055.

[11] GLOUBERMAN S, ZIMMERMAN B. Complicated and complex systems: what would successful reform of medicare look like? [R]. 2002.

[12] KELLER H H, VALAITIS R, LAUR C V, et al. Multi-site implementation of nutrition screening and diagnosis in medical care units: success of the More-2-Eat project[J]. Clin Nutr, 2019, 38(2): 897-905.

[13] LAUR C, BELL J, VALAITIS R, et al. The Sustain and Spread Framework: strategies for sustaining and spreading nutrition care improvements in acute care based on thematic analysis from the More-2-Eat study[J]. BMC Health Serv Res, 2018, 18(1): 930.

[14] KELLER H, KOECHL J M, LAUR C, et al. More-2-Eat implementation demonstrates that screening, assessment and treatment of malnourished patients can be spread and sustained in acute care; a multi-site, pretest post-test time series study[J]. Clin Nutr, 2021, 40(4): 2100-2108.

[15] KELLER H H, MCCULLOUGH J, DAVIDSON B, et al. The Integrated Nutrition Pathway for Acute Care (INPAC): building consensus with a modified Delphi[J]. Nutr J, 2015, 14: 63.

[16] KELLER H, LAUR C, ATKINS M, et al. Update on the Integrated Nutrition Pathway for Acute Care (INPAC): post implementation tailoring and toolkit to support practice improvements[J]. Nutr J, 2018, 17(1): 2

[17] LAUR C, BUTTERWORTH D, NASSER R, et al. Impact of facilitated behavior change strategies on food intake monitoring and body weight measurements in acute care: case examples from the More-2-Eat study[J]. Nutr Clin Pract, 2019, 34(3): 459-474.

[18] LAUR C, VALAITIS R, BELL J, et al. Changing nutrition care practices in hospital: a thematic analysis of hospital staff perspectives[J]. BMC Health Serv Res, 2017, 17(1): 498.

[19] RAMAGE-MORIN P L, GILMOUR H, ROTERMANN M. Nutritional risk, hospitalization and mortality among community-dwelling Canadians aged 65 or older[J]. Health Rep, 2017, 28(9): 17-27.

[20] CORREIA M, PERMAN M I, WAITZBERG D L. Hospital malnutrition in Latin America: a systematic review[J]. Clin Nutr, 2017, 36(4): 958-967.

[21] SCHINDLER K, PICHARD C, SULZ I, et al. nutritionDay: 10 years of growth[J]. Clin Nutr, 2017, 36(5): 1207-1214.

[22] LEIJ-HALFWERK S, et al. Prevalence of protein-energy malnutrition risk in European older adults in community, residential and hospital settings, according to 22 malnutrition screening tools validated for use in adults ≥65 years[J]. Maturitas, 2019, 126: 80-89.

[23] ALLARD J P, KELLER H, JEEJEEBHOY K N, et al. Malnutrition at hospital admission-contributors and effect on length of stay: a prospective cohort study from the Canadian malnutrition task force[J]. JPEN J Parenter Enteral Nutr, 2016, 40(4): 487-497.

[24] CURTIS L J, BERNIER P, JEEJEEBHOY K, et al. Costs of hospital malnutrition[J]. Clin Nutr, 2017, 36(5): 1391-1396.

[25] WEINER B J, BELDEN C M, BERGMIRE D M, et al. The meaning and measurement of implementation climate[J]. Implement Sci, 2011, 6: 78.

[26] KELLER H, KOECHL J M, LAUR C, et al. More-2-Eat implementation demonstrates that screening, assessment and treatment of malnourished patients can be spread and sustained in acute care; a multi-site, pretest post-test time series study[J]. Clin Nutr, 2021, 40(4): 2100-2108.

[27] BONAWITZ K, WETMORE M, HEISLER M, et al. Champions in context: which attributes matter for change efforts in healthcare? [J]. Implement Sci, 2020, 15(1): 62.

[28] BELL J J, YOUNG A, HILL J, et al. Rationale and developmental methodology for the SIMPLE approach: a Systematised, Interdisciplinary Malnutrition Pathway for impLementation and Evaluation in hospitals[J]. Nutr Diet, 2018, 75(2): 226-234.

[29] BELL J J, YOUNG A M, HILL J M, et al. Systematised, Interdisciplinary Malnutrition Program for impLementation and Evaluation delivers improved hospital nutrition care processes and patient reported experiences: an implementation study[J]. Nutr Diet, 2021, 78(5): 466-475.

[30] NILSEN P. Making sense of implementation theories, models and frameworks[J]. Implement Sci, 2015, 10: 53.

[31] MOULLIN J C, SABATER-HERNANDEZ D, FERNANDEZ-LLIMOS F, et al. A systematic review of implementation frameworks of innovations in healthcare and resulting generic implementation framework[J]. Health Res Policy Syst, 2015, 13: 16.

[32] MARSHALL T A, STUMBO P J, WARREN J J, et al. Inadequate nutrient intakes are common and are associated with low diet variety in rural, community-dwelling elderly[J]. J Nutr, 131(8): 2192-2196.

[33] DOYLE C, HOWE C, WOODCOCK T, et al. Making change last: applying the NHS institute for innovation and improvement sustainability model to healthcare improvement[J]. Implement Sci, 2013, 8: 127.

[34] GRAHAM I D, LOGAN J, HARRISON M B, et al. Lost in knowledge translation: time for a map? [J]. J Contin Educ Health Prof, 2006, 26(1): 13-24.

[35] HAILEMARIAM M, BUSTOS T, MONTGOMERY B, et al. Evidence-based intervention sustainability strategies: a systematic review[J]. Implement Sci, 2019, 14(1): 57.

[36] MILAT A J, BAUMAN A, REDMAN S. Narrative review of models and success factors for scaling up public health interventions[J]. Implement Sci, 2015, 10: 113.

[37] NORMAN K, KIRCHNER H, LOCHS H, et al. Malnutrition affects quality of life in gastroenterology patients[J]. World Journal of Gastroenterology, 2006, 12(021): 3380-3385.

[38] WESTERGREN A, OHLSSON O, HALLBERG I R. Eating difficulties, complications and nursing interventions during a period of three months after a stroke[J]. Journal of Advanced Nursing, 2010, 35(3): 416-426.

[39] WOODWARD E N, MATTHIEU M M, UCHENDU U S, et al. The health equity implementation framework: proposal and preliminary study of hepatitis C virus treatment[J]. Implement Sci, 2019, 14(1): 26.

[40] CHINMAN M, WOODWARD E N, CURRAN G M, et al. Harnessing implementation science to increase the impact of health equity research[J]. Med Care, 2017, 55(Suppl 9 2): S16-S23.

[41] BAUMANN A A, CABASSA L J. Reframing implementation science to address inequities in healthcare delivery[J]. BMC Health Serv Res, 2020, 20(1): 190.

推荐阅读

[1] GREENHALGH T, PAPOUTSI C. Spreading and scaling up innovation and improvement[J]. BMJ, 2019, 365: l2068.

[2] Intervention Scalability Assessment Tool (ISAT). https://preventioncentre. org. au/wp- content/uploads/2019/11/The - ISAT- Oct- 2019_FINAL. pdf.

[3] KELLER H, KOECHL J M, LAUR C, et al. More-2-Eat implementation demonstrates that screening, assessment and treatment of malnourished patients can be spread and sustained in acute care; a multi-site, pretest post-test time series study[J]. Clin Nutr, 2021, 40(4): 2100-2108.

[4] LAUR C, BELL J, VALAITIS R, et al. The sustain and spread framework: strategies for sustaining and spreading nutrition care improvements in acute care based on thematic analysis from the More-2-Eat study[J]. BMC Health Serv Res, 2018, 18(1): 930.
[5] SHAW J, TEPPER J, MARTIN D. From pilot project to system solution: innovation, spread and scale for health system leaders[J]. BMJ Leader, 2018, 2(3): 87-90.
[6] The INPAC Implementation Toolkit. http://m2e. nutritioncareincanada. ca/.
[7] The Program Sustainability Assessment Tool. https://www. sustaintool. org/.

第 12 章

开展跨专业教育，进行跨学科协作，实施有效营养护理

Julie Santy-Tomlinson, Celia V. Laur, and Sumantra Ray

版本：独立翻译稿

译者：洪　洋　王　洁　戴民慧　鲁雪梅　彭伶丽

【摘要】前文和本章节强调以跨学科手段提高营养护理质量，在跨专业教育中，发展和提高跨学科团队的知识与技能对实施可循证的协作式营养护理尤为重要。同时，这种跨学科营养护理能力的提升也会有助于为老年人提供有效的营养护理。

【关键词】跨学科团队；跨专业教育；营养护理

【学习目标】

- 描述教育在发展有效的、可循证的跨学科营养护理的重要性；
- 讨论跨专业教育在改善团队合作和营养护理方面的益处；
- 总结针对营养护理跨专业教育的方法；
- 概述教育在营养护理实践改进中的价值。

本章隶属于第一部分：老年营养护理。

关于本书章节划分依据，请参见第一章：老年病学和老年骨科营养护理概览。

J. Santy-Tomlinson (*)

Orthopaedic Nursing, Odense University Hospitals/University of Southern Denmark, Odense, Denmark

e-mail: juliesanty@ tomlinson15. karoo. co. uk

C. V. Laur

Women's College Hospital Institute for Health System Solutions and Virtual Care, and Women's College Research Institute, Women's College Hospital, Toronto, ON, Canada

NNEdPro Global Centre for Nutrition and Health, Cambridge, UK

e-mail: Celia. Laur@ wchospital. ca; cvlaur@ uwaterloo. ca

S. Ray

NNEdPro Global Centre for Nutrition and Health, Cambridge, UK

School of Biomedical Sciences, Ulster University at Coleraine, Coleraine, UK

School of Humanities and Social Sciences, University of Cambridge, Cambridge, UK

e-mail: S. Ray@ nnedpro. org. uk

Ó. G. Geirsdóttir, J. J. Bell (eds.), Interdisciplinary Nutritional Management and Care for Older Adults, Perspectives in Nursing Management and Care for Older Adults, https://doi. org/10. 1007/978-3-030-63892-4_12

12.1 引言

最佳营养护理实践需要基于循证，并通过团队执行。尽管营养学专家是管理疾病相关营养不良的专业人士，如营养师，但重要的是，有效且可循证的营养护理是由医疗团队的所有成员共同提供的。同时，这种护理模式需要形成一种合作文化，使所有从业者都基本了解自己和团队其他成员在满足患者及公众营养需求方面所发挥的作用。这种合作方式不仅可以使所有老年人的护理得到改善，还能合理分配营养资源，让营养专家将他们的专业知识和资源用于最需要的地方，比如用来支持高风险营养不良的人群。

医疗保健人员很少单独执业，他们需要利用团队合作的技能，与其他卫生和社会护理专业人员合作，实现以患者为中心的目标[2, 3]。本书经常提及跨学科团队预防和管理住院老年人营养不良的重要性(第 1、6、13 章)。本章介绍了跨学科团队发展的教育观点。为了表述更清楚，将跨学科合作和跨专业教育常用行业术语整理在表 12.1 中。

表 12.1 跨学科合作和跨专业教育常用行业术语

术语	说明
专科(单学科)	在这种文化中，医疗保健人员只在自己的专业领域内工作，没有共享信息或协作，这可能会导致工作和资源的重复
多学科	来自不同学科的专业人士合作，将各自的专业知识和技能应用到一个共同的焦点上
跨学科	来自不同学科的专业人士通过整合和综合来自不同学科的知识和技能进行合作，多观角解决共同问题，能够提供单一学科无法实现的创新解决方案
超学科	通过创建一门新的学科来进行专业合作，这门学科超越了学科角色的界限，并采用了一种不局限于任何一门学科的博学方法。营养学可以被认为是与自然科学、生物医学和社会科学以及人文学科有关的跨学科
协作	在相互信任、尊重和协作的文化氛围中，合作进行工作，分担解决问题的责任，作出决定，为患者提供护理。需要明确认识到无缝转诊和转诊护理的边界、重叠区域及门槛
跨专业教育(IPE)	当两个或两个以上的专业人员相互学习、相互了解以提高合作和护理质量时，就会发生跨专业教育[4]

12.2 跨学科团队的作用

人类健康的复杂性，加上营养问题涉及多个不同领域，意味着个人和社区需要掌握医疗保健团队在营养护理方面的所有技能[5]。举一个跨学科营养护理相关的例子。如果在住院期间监测患者食物摄入量，由负责监督和提供饮食的工作人员记录，营养专家跟进摄入量是否过低，内科医生将摄入不足作为病情评估的一部分。每个团队成员在确保患者饮食摄入量得到记录并在摄入不足时采取适当行动方面都起着重要作用，从而积极影响患者的康复和护理结果。

要想提高营养护理实践，以便有效治疗每一位营养不良或有营养不良风险的患者，识别干扰营养护理的障碍是非常重要的[6]。其中两个障碍是多学科团队合作失败和医疗保健专业人员跨学科教育缺失。

有效的跨学科团队工作需要团队协作，包括团队内部的开放沟通和信息共享，确保团队所有成员朝着相同的目标工作。成功的团队应具备这样的工作环境：团队中的每一个成员都受到重视和尊重，每个人都有明确的角色，并了解自己的职责所在。这些团队还具备优秀的领导、有序的管理和有效的资源，并以患者结局为重点不断复查工作开展情况[7]。下面列举了一个成功改善团队合作和沟通策略的案例。

一个改善团队合作策略的成功案例

医疗失误和不良健康结局与医疗团队中的沟通不畅密切相关。因此，在培训未来的卫生专业人员方面，增加了以小组为基础的交流策略。例如，2018 年，Brock 等人[8]探讨了 TeamSTEPPS（Team Strategies and Tools to Enhance Performance and Patient Safety，https://www.ahrq.gov/teamstepps/index.）对学生们跨专业沟通的态度、知识和技能的影响。TeamSTEPPS 指的是运用基于模拟的跨专业团队策略和工具以提高绩效和患者安全的培训项目。在这项研究中，临床医学、护理、药学和医师助理专业的学生（$n=306$）参加了 4 小时的培训，其中包括 1 小时的 TeamSTEPPS 授课环节和 3 小时的团队模拟和反馈环节。学生们在小组中工作，通过专业课程平衡自己选择的重点领域。培训前后比较发现，团队沟通的态度（$P<0.001$）、动机（$P<0.001$）、培训的实用性（$P<0.001$）和自我效能感（$P=0.005$）间的差异均有统计学意义。TeamSTEPPS 项目技能的态度转变包括团队结构（$P=0.002$）、情况监测（$P<0.001$）、相互支持（$P=0.003$）和交流（$P=0.002$）。对 TeamSTEPPS 项目的认知（$P<0.001$）、对患者的支持（$P<0.001$）和跨专业团队的交流（$P<0.001$）发生了转变。这只是用于支持团队沟通策略培训项目的一个例子。

团队协作方式的改变可以视为一个连续过程，涵盖了从独立工作到多学科、跨学科，再到超学科的方法（表 12.1；第 1 章，图 1.1）。在这一连续过程中能取得进展，取决于团队合作，相互尊重、信任，共同承担责任和决策。然而，仅凭这些品质，无法支持采用多学科、跨学科或跨领域方法的模式和团队。知识和技能的共享应被视为推动团队共同进步、实现跨学科护理的基石。

12.3　营养教育和跨学科团队合作

培训卫生专业人员，旨在确保所有临床决策都能得到准确和最新信息的支持，这些信息反映了实现最佳治疗效果的最佳可用证据[9]。不幸的是，卫生专业人员对于营养支持的最佳实践往往了解不多，而他们对于实施营养评估和干预至关重要[10, 11]。面向卫生专业人员的跨专业营养教育的具体目标是确保向老年人提供医疗服务的临床医生具备正确的技能、知识和态度，能够提供基于循证的跨学科护理。

这种教育方法不仅需要跨学科，还要适用于各种场合和不同护理环境以及护理流程中，以有效地管理和预防社区和医疗保健机构中的营养不良。为了实现这一点，无论从哪个学科出发，无论是在本科生、研究生的课程中还是继续教育的课程中，营养教育都是基础医疗实践的重要基础[12, 13]。跨学科的营养教育具有显著潜力，不仅能通过技能提升促进基于循证的营养护理发展，还能更好推动跨学科团队合作，促进技能共享。

多年来，人们已经认识到，卫生专业人员需要教育和培训来支持营养护理的最佳实践，但有文献表明，这一目标尚未达成[14, 15]。充分的证据表明医学生缺乏营养方面的教育[12]。然而，尽管这一领域的许多文献针对的是医学教育，但它们对大多数其他卫生专业学科也同样适用，营养护理有时仍被视为“其他人的工作”。

鉴于营养护理的跨学科性和跨学科团队合作的好处，最好将这些合并考虑。但是，在大多数医疗保健环境中，有效的合作仍相对较少[16]。对此现状的一种解释是，不同职业的从业人员往往只在自己的“专科”领域内工作，即不同的专业群体独立于其他群体各自开展教育和实践活动。[17, 18]。为了克服这些障碍，普遍建议对所有医疗保健专业人员的教育应关注知识、技能、态度，以及寻找合适证据的批判性方法[21, 22]。这应该比较容易做到，例如，让营养师给医学生授课，或支持开发新课程，并将营养知识整合到课程中。

建议进行文化改革，使学生能够发展一些其他行业的技能，并和自己的技能相结合[23]。虽然大多数卫生专业人员接受了有关营养方面的基础教育和培训，但这并不能让他们在提供有效的营养护理时足够游刃有余，特别是在缺乏营养学家和营养师的情况下[1]。跨专业教育是跨学科团队弥补技能差距的途径之一。在实施营养照护，预防和管理营养不良的过程中，其他医疗保健专业人员可以学习和扮演营养学家的角色、他们自己本职的角色以及其他人的角色。

跨学科医疗保健对于衰弱老年人所需的以人为中心和有效协调的复杂护理至关重要。如果医疗保健不是以人为中心和(或)在整个连续过程中没有协调一致，那么它的有效性就会降低，更有可能对结果产生不利影响。考虑到跨专业教育的目标，老年人的护理质量可以通过学科之间的互动学习得到改善，这一过程本身就包含了协作。通过这种方式，医疗保健专业人员可以以个人或团队的形式学习如何在跨学科环境中进行协作和沟通，以便将这种学习转化为日常实践[24]。

关于跨专业教育对实践各个方面(如绩效和护理质量)的长期效果，目前研究的结论较为有限。但也有一些良好的实践案例，而且这些研究认为教育对职业行为的影响具有挑战性[25]。尽管如此，卫生教育工作者一致认为，跨专业教育在改善每个卫生保健学科之间的合作实践方面具有巨大的潜力，对提升护理质量具有积极的影响[17]。我们建议将营养教育作为实践的一种方法，帮助团队成员理解彼此的角色，并实现更有效的协作，因为营养是实践的一个方面，团队中每个成员都在营养实践中起着重要的作用。下面列举一个案例描述这种方法。

通过应用教育和实践改善合作营养护理的案例

2014 年，英国 3 家医院的住院医生接受了基础营养护理以及变革管理、领导力的培训。这些技能使他们成为营养学方面的优胜者，回到自己的医院后，他们通过举办“营养宣传周”活动将这些技能付诸实践。在活动期间，他们与临床医生、管理人员、工作人员和医院的领导(跨学科团队建设)合作，强调营养(营养知识)的重要性，并在自己所在医院组织优胜赛(领导力)[26]。最近，这种模式在全英国的营养教育培训中得到了推广。

12.4　营养护理跨专业教育的途径

鉴于现有的针对医疗保健专业人员的教育项目不能充分地促进临床工作者在营养护理方面的合作，我们需要一种能改善整个团队营养实践的可协调的跨学科教育方法。这意味着每个专业需要审视其当前与营养相关的能力，并利用这些能力重新开发教育课程和教学方式，以确保它们能促进协作式的营养实践，而非当前的专业特定计划[11]。这需要对卫生职业教育计划进行全国范围，可能是全球范围的全面改革。

12.4.1　课程

课程是教育方案内容实施的蓝图，描述了如何满足学习需要、如何学习和实施相关内容、如何使用资源和评估方法，以及如何评估方案的有效性[27]。

课程内容应包含多学科团队成员(特别是营养师)，为老年人提供营养护理时需掌握的技能[28]。为此，设计 IPE 计划的人需要为所有参与该项目的学习者制定共同学习成果目标[17]。这些学习成果需要反映核心的集体营养学习需求[15]，同时需要考虑不同学生的个体学习需求，并需要通过涉及所有卫生专业教员的协作方式进行开发。课程的协作开发是达成跨专业学习目标的常见难题，必须依靠教育/学术机构的共同努力才能完成。

课程的一个重要方面是评价的设计，使学生能够展示学习成果，反映课程的学习效果。评价策略需要确保学生能够展示营养护理成功协作所需的技能、能力、知识和态度。

12.4.2　实践

医学生和卫生保健人员如何学习跨学科合作很重要[29]。授课方式需要满足所有接受教育的卫生专业人员的学习需求，让他们共同学习。这需要仔细考虑所采用的教学方法，因为这些方法不仅需要达成学习目标，而且需要满足所有团队成员的不同需求。作为临床专家，营养从业人员在教育其他卫生专业人员进行最佳护理实践中发挥着核心作用[29]。在传统的学习方式（如讲座、研讨会）受到质疑的情况下，团队学习、探究式学习、循证学习以及基于场景的学习和基于问题的学习等创新且富有想象力的学习方法，越来越多地被用于促进专业间医疗保健教育的合作。所有这些选项的一个共同主题是，让不同专业的学生通过临床案例进行合作，以了解患者的需求，共同确定优先事项、计划和提供护理[31]。

以团队为基础的学习（team-based learning，TBL）已成功用于与营养和生活方式干预相关的跨专业教育中，但是，在预防和管理营养不良的实践改进领域中，这方面的尝试和测试较少。在医疗保健的其他领域，TBL 已经被证明可以让学生参与到团队工作的真实体验中，以解决现实生活中的临床问题[29]。学生以团队的形式工作，并遵循一个特定的活动顺序，整个学习单元包括三个阶段[32]：第一阶段是课前准备作业；第二阶段是个人和团体准备就绪确保进行测试；第三阶段是小组活动，要求学生将准备工作中的材料应用到“现实世界”的场景中。

使用 TBL 这样的学习模式，让学生合作解决例如营养不良等重要的患者安全问题，对未来临床实践也可能有深远的影响。

特别是自 COVID-19 疫情以来，人们对线上学习方式的价值进行了大量讨论。许多教育项目已经成功使用了线上和小组面对面会议相结合的“混合学习”方法。这可能是一种能够克服先前讨论过的跨专业教育间传统障碍的方法[33]。混合式学习是一种采用适当的技术，结合面对面和在线互动的教学方法，并通过在线平台提供学习材料和学习机会的学习方法。这种灵活的学习方法的基本要素是适应不同的学习风格，学习者积极参与学习，注重同伴学习和自我反思[34]。线上和面对面的会议都提供了更全面的学习体验，并支持未来跨专业实践的合作学习。

目前，对跨专业教育课程的评估并不充分，使用的评估方法也不够严谨。对跨专业教育计划进行充分评估是至关重要的，它能确保通过跨专业合作实现改善营养护理的目标。这不仅包括学员对课程及其组成部分的反应，还包括评估以下方面：①学生的态度、观念、知识和技能是否有所改变；②学生的行为是否产生了变化；③医疗保健机构的实践是否对患者产生了有益的改变[25]。

我们需要制定策略，建立跨专业营养教育的证据基础。我们需要开展研究，评估跨专业教育干预措施与单独的专业特定干预措施的有效性，以及评估与跨专业教育相关的过程以及随后的营养实践变化和成本效益分析[16]。

12.5 营养护理跨学科合作的具体操作

教育是改进营养实践的一个重要方面，但它本身不足以推动和维持最佳实践。教育是实践改进策略的一部分，需要计划、实施和评估，以遵循质量改进的原则。

NNEdPro 全球营养和健康中心就是一个将营养教育和跨学科方法相结合以改善营养结局的例子（https://www.nnedpro.org.uk/）。该中心提供了一个全球战略方法，以促进和开展营养知识和技能方面的跨学科合作，来促进健康和提升生活质量。作为一个国际性、跨学科的智囊团，他们将营养教育、研究、政策和创新结合在一起，为卫生系统的营养能力建设开发适应性强、可扩展的教育模式（https://www.nnedpro.org.uk/about-us）。他们的任务是在全球卫生保健和公共卫生工作队伍中培养大量具备丰富的营养和卫生知识、技能及能力的成员，从而显著改善卫生实践和结果。与这类全球组织合作，不仅能促进跨学科营养教育融入医学课程，而且推动了教育应用于实践，从而改善了老年人的营养护理质量及患者和群众的营养护理结局。

12.6　总结

针对卫生专业人员的教育对于发展有效的、循证的跨学科营养护理至关重要，本章节阐述了一些最佳实践的案例。跨专业教育被广泛认为是改善团队合作与协作的有效方法，需要利用各种教学模式和学习方法将其融入卫生专业教育课程中。

总结要点

- 改善营养护理，需要克服几个障碍，包括多学科团队合作的失败和医疗保健专业人员跨学科教育的缺失。
- 跨专业营养教育的目的是帮助临床工作者掌握基于循证的护理知识与技能，从而有效地管理和预防营养不良。
- 跨专业营养教育需要融入课程中，课程设置既要包含团队成员在提供营养护理时所需技能，又要反映核心的集体营养学习需求。
- 采用包括教育在内的措施改善营养实践，并对这些措施进行评估，了解其对改进实践工作的影响。
- 一个积极、开放的组织是促进跨学科知识共享的关键。这种组织能够从食品的生产、供应，到膳食选择、干预指导，再到人们的营养状况、健康与疾病进行全面考虑，从而有效推动跨学科交流与合作。

参考文献

[1] BELL J J, GEIRSDÓTTIR Ó G, HERTZ K, et al. Nutritional care of the older patient with fragility fracture: opportunities for systematised, interdisciplinary approaches across acute care, rehabilitation and secondary prevention settings[M]. FALASCHI P, MARSH D. Orthogeriatrics: The Management of Older Patients with Fragility Fractures. 2nd ed. Cham: Springer, 2021: 311-329. ed. Springer, 2021: 311-329.

[2] DINH J V, SCHWEISSING E J, VENKATESH A, et al. The study of teamwork processes within the dynamic domains of healthcare: a systematic and taxonomic review[J]. Frontiers in Communication, 2021, 6: 1-8.

[3] WEI H, CORBETT R W, RAY J, et al. A culture of caring: the essence of healthcare interprofessional collaboration [J]. J Interprof Care, 2020, 34(3): 324-331.

[4] ATKINS J. Interprofessional education today, yesterday and tomorrow[J]. Learning in Health and Social Care, 2002, 1(3): 172-176.

[5] THISTLETHWAITE J, JACKSON A, MORAN M. Interprofessional collaborative practice: a deconstruction[J]. Journal of Interprofessional Care, 2013, 27(1): 50-56.

[6] TAPPENDEN K A, QUATRARA B, PARKHURST M L, et al. Critical role of nutrition in improving quality of care: an interdisciplinary call to action to address adult hospital malnutrition[J]. JPEN J Parenter Enteral Nutr, 2013, 37(4): 482-497.

[7] MARGARET S L G, REED C R, MCGINNIS P Q. Foundations of interprofessional collaborative practice in health care [M]. 1st ed. Maryland Heights: Mosby, 2018: 280.

[8] BROCK D, ABU-RISH E, CHIU C R, et al. Interprofessional education in team communication: working together to improve patient safety[J]. BMJ Qual Saf, 2013, 22(5): 414-423.

[9] LEHANE E, LEAHY-WARREN P, O'RIORDAN C, et al. Evidence-based practice education for healthcare professions: an expert view[J]. BMJ Evid Based Med, 2019, 24(3): 103-108.

[10] NIGHTINGALE J. Nutrition support teams: how they work, are set up and maintained[J]. Frontline Gastroenterol, 2010, 1(3): 171-177.

[11] DIMARIA-GHALILI R A, MIRTALLO J M, TOBIN B W, et al. Challenges and opportunities for nutrition education

and training in the health care professions: intraprofessional and interprofessional call to action[J]. Am J Clin Nutr, 2014, 99(5 Suppl): 1184S-1193S.

[12] CROWLEY J, BALL L, HIDDINK G J. Nutrition in medical education: a systematic review[J]. Lancet Planet Health, 2019, 3(9): e379-e389.

[13] ELLIS G, SEVDALIS N. Understanding and improving multidisciplinary team working in geriatric medicine[J]. Age Ageing, 2019, 48(4): 498-505.

[14] DIMARIA-GHALILI R A, MIRTALLO J M, TOBIN B W, et al. Challenges and opportunities for nutrition education and training in the health care professions: intraprofessional and interprofessional call to action[J]. Am J Clin Nutr, 2014, 99(5 Suppl): 1184S-1193S.

[15] KRIS-ETHERTON P M, AKABAS S R, BALES C W, et al. The need to advance nutrition education in the training of health care professionals and recommended research to evaluate implementation and effectiveness[J]. Am J Clin Nutr, 2014, 99(5 Suppl): 1153S-1166S.

[16] REEVES S, PELONE F, HARRISON R, et al. Interprofessional collaboration to improve professional practice and healthcare outcomes[J]. Cochrane Database Syst Rev, 2017, 6(6): CD72.

[17] THISTLETHWAITE J E. Interprofessional education: implications and development for medical education [J]. Educación Médica, 2015, 16(1): 68-73.

[18] ABU-RISH E, KIM S, CHOE L, et al. Current trends in interprofessional education of health sciences students: a literature review[J]. J Interprof Care, 2012, 26(6): 444-451.

[19] MLADENOVIC J, TILDEN V P. Strategies for overcoming barriers to IPE at a health sciences university[J]. Journal of Interprofessional Education & Practice, 2017, 8: 10-13.

[20] HOMEYER S, HOFFMANN W, HINGST P, et al. Effects of interprofessional education for medical and nursing students: enablers, barriers and expectations for optimizing future interprofessional collaboration: a qualitative study [J]. BMC Nurs, 2018, 17: 13.

[21] GREEN B N, JOHNSON C D. Interprofessional collaboration in research, education, and clinical practice: working together for a better future[J]. J Chiropr Educ, 2015, 29(1): 1-10.

[22] BRIDGES D R, DAVIDSON R A, ODEGARD P S, et al. Interprofessional collaboration: three best practice models of interprofessional education[J]. Med Educ Online, 2011, 16.

[23] GRACE S. Models of interprofessional education for healthcare students: a scoping review [J]. Journal of Interprofessional Care, 2020(1): 1-13.

[24] BURING S M, BHUSHAN A, BROESEKER A, et al. Interprofessional education: definitions, student competencies, and guidelines for implementation[J]. Am J Pharm Educ, 2009, 73(4): 59.

[25] ANDERSON E, SMITH R, HAMMICK M. Evaluating an interprofessional education curriculum: a theory-informed approach[J]. Med Teach, 2016, 38(4): 385-394.

[26] RAY S, LAUR C, DOUGLAS P, et al. Nutrition education and leadership for improved clinical outcomes: training and supporting junior doctors to run "Nutrition Awareness Weeks" in three NHS hospitals across England[J]. BMC Med Educ, 2014, 14: 109.

[27] LEE A, STEKETEE C, ROGERS G, et al. Towards a theoretical framework for curriculum development in health professional education[J]. Focus on Health Professional Education, 2013, 14(3): 64.

[28] HARK L A, DEEN D. Position of the academy of nutrition and dietetics: interprofessional education in nutrition as an essential component of medical education[J]. Journal of the Academy of Nutrition & Dietetics, 2017, 117(7): 1104-1113.

[29] BURGESS A, KALMAN E, HAQ I, et al. Interprofessional team-based learning (TBL): how do students engage? [J]. BMC Med Educ, 2020, 20(1): 118.

[30] POGGE E. A team-based learning course on nutrition and lifestyle modification[J]. Am J Pharm Educ, 2013, 77(5): 103.

[31] KHALAFALLA F G, COVARRUBIAS K, FESPERMAN M, et al. Enhancing nutrition and lifestyle education for healthcare professional students through an interprofessional, team-based training program[J]. Curr Pharm Teach

Learn, 2020, 12(12): 1484-1490.
[32] REIMSCHISEL T, HERRING A L, HUANG J, et al. A systematic review of the published literature on team-based learning in health professions education[J]. Med Teach, 2017, 39(12): 1227-1237.
[33] CHEN A K, DENNEHY C, FITZSIMMONS A, et al. Teaching interprofessional collaborative care skills using a blended learning approach[J]. Journal of Interprofessional Education and Practice, 2017, 8: 86-90.
[34] SWAMINATHAN N, RAVICHANDRAN L, RAMACHANDRAN S, et al. Blended learning and health professional education: protocol for a mixed-method systematic review[J]. J Educ Health Promot, 2020, 9: 46.

推荐阅读

[1] CROWLEY J, BALL L, HIDDINK G J. Nutrition in medical education: a systematic review[J]. Lancet Planet Health, 2019, 3(9): e379-e389.
[2] RAY S, LAUR C, DOUGLAS P, et al. Nutrition education and leadership for improved clinical outcomes: training and supporting junior doctors to run "Nutrition Awareness Weeks" in three NHS hospitals across England[J]. BMC Med Educ, 2014, 14: 109.

PART 2
Special Topics in Geriatric Nutrition

第二部分
老年营养学专题

专题

老年人专科营养护理 vs 支持性营养护理：一项难题

版本：独立翻译稿

译者：陈智灵　胡三莲　章紫薇　鲁雪梅　彭伶丽

本书第二部分将主要介绍老年营养护理的专题内容。基于此，本部分强调专业营养护理不能以专家或专科疾病为中心，而应以影响老年人营养结局的需求为中心。这要求我们遵循共同设计、知情同意、共享决策和实际需求的原则，并在营养护理时对两类食物，即“患者喜爱的食物”和“作为药物的食物”进行平衡与合理安排，从而改善患者的就医体验和营养护理结局。

老年人营养支持和液体管理的主要目的是为其提供充足的能量、蛋白质、微量营养素和液体以满足营养需求，从而维持或改善营养状况[1]。营养支持和液体管理的总体目标与老年医学一致，即改善老年人的功能状态以确保老年人可以自主生活并提升其生活质量[1, 2]。营养护理包括营养评估和营养护理计划的实施。已有研究证明，营养护理可以提高老年患者能量和蛋白质的摄入量，改善其营养状态和医疗保健结局，从而提高其生活质量[3]。

随着全球肥胖和心血管代谢疾病的日益增多，社会对营养的关注角度发生了变化。人们不再仅仅担心营养不良，而且开始更加关注饮食过量和相关疾病的预防。已有研究证明，在西方国家，饮食和肥胖[4-7]与营养相关疾病(如心脏代谢性疾病、2 型糖尿病、癌症和其他饮食相关的非传染性疾病)存在相关性[8, 9]，其中最令人担忧的是能量的过度消耗。为预防上述疾病，经过培训的医疗保健专业人员建议通过指导健康饮食及限制性饮食以改善患者健康状况。

然而，“健康饮食”也有不足的地方，营养不良仍然是一个全球性问题[10]。共病在老年人群中非常普遍，影响了超过 70%的成人住院患者，并与较高的死亡率相关[11]。此外，共病导致失能、功能衰退、生活质量差，同时还会增加医疗负担以及相关的医疗成本[12]。目前营养护理的临床指南主要针对单一疾病制定，较少考虑共病的情况，因此当前单一疾病的营养护理必然面临挑战[13, 14]。已有研究表明，临床医生在应用单一疾病营养护理的临床指南为共病患者治疗时抱有不确定的态度[14]。由于共病在老年人中较为常见，且营养不良是一种严重的疾病，因此这个问题非常令人担忧。

欧洲临床营养和代谢学会(European Society for Clinical Nutrition and Metabolism, ESPEN)关于老年病学临床营养和水合作用的指南和美国饮食营养协会(American Dietetic Association, ADA)均指出，应避免可能限制饮食摄入的限制性饮食处方，放宽老年人的饮食限制可降低营养不良、相关的

Ólöf G. Geirsdóttir, e-mail: ogg@ hi. is171

Faculty of Food Science and Nutrition, School of Health, University of Iceland, Reykjavik, Iceland

Jack J. Bell, e-mail: jack. bell@ health. qld. gov. au

Allied Health, The Prince Charles Hospital, Chermside, Queensland, Australia

School of Human Movement and Nutrition Sciences, The University of Queensland, St Lucia, Queensland, Australia

去脂体重减轻和机能下降的风险，是一种良好的临床实践。放宽对长期护理中的老年人的饮食限制可能会改善其营养状况和生活质量[1, 15]。限制性饮食是患者营养不良的潜在原因之一，因为该类饮食可能会限制患者对食物的选择且影响食欲，从而增加饮食摄取受限的风险[1]。此外，尽管有关饮食限制对老年人影响的研究很少，但随着年龄的增长，限制性饮食效果降低[16]。一项针对 75 岁以上患者的研究表明，与年龄和性别匹配的对照组相比，那些需限制饮食（如低盐、低胆固醇或糖尿病饮食）的患者营养不良风险更高；同样，另一项研究表明，大多数心脏病患者的营养不良均为不适当地限制高蛋白饮食所致[17, 18]。

不可否认，降低与生活方式相关疾病的发病率和死亡率仍然是全球首要问题，我们提倡围绕这些重点问题开展公众宣传和行动[10]。同时，我们也反复强调，营养不良是一种有损健康的疾病，而营养丰富的饮食是治疗营养不良的主要药物[19]。然而，虽然为老年人提供营养护理的主要目的是维持或改善其自身功能，但在某些情况下，提升老年人的生活质量可能比单纯关注饮食中具体的营养成分更重要[1, 20, 21]。

这是一个在个体和社会整体层面都迫切需要进行模式转变的难题。我们必须意识到，“好的”营养护理能够使个体受益终身，例如，从营养促进生长发育、预防和管理生活方式相关疾病到保证充足的摄入量以维持机体功能，再到仅仅为了享受食物，而忽视其营养成分的好坏。该方法提出了许多算法或决策树无法回答的难题。调整共病患者与疾病相关的饮食方式可能会增加益处，但也可能导致肌少症，对于这些患者应采取什么措施呢？在提出饮食建议时，何时应优先考虑年龄？这些建议是应该与年龄相关，还是应该与发病率、功能、衰弱或肌少症措施保持一致？何时、何地以及如何向营养不良或有营养不良风险的老年人提供营养护理？专科护理对这些老年人一般没有额外作用[22, 23]。如果专家间的营养建议有冲突，那么，治疗的优先顺序是什么？由谁来作决定？谁是开处方、提供营养护理和评价老年人营养护理的最优人选，是营养专家还是行跨学科营养支持的医务人员？

这突出了我们在编写本书时的两个重要观点。首先，本书的前几章强调，如果专科护理或专家干预对营养护理无益，则必须由系统和跨学科医务人员来对营养不良或有营养不良风险的老年人进行营养护理[22, 23]。关于以下章节，我们还注意到，无论是限制性还是补充性的专业营养干预措施，都必须针对个体慎重考虑是否采用。对每位患者都应行独立的营养评估，并定期由有资质的专业人员进行重新评估[20, 21]。治疗计划应基于干预措施的利弊情况权衡，考虑患者功能、身体、生理和心理社会因素、合并症和对生活质量的影响等[20]。应重视老年人的态度、看法、观点、知识、理解和优先事项，例如，寿命与生活质量、反对或坚持专业治疗建议的能力以及营养的相对价值[20]，同时，必须通过共同决策的方法来考虑这些事项，为设定、干预以及监测和评估营养目标提供参考。在可能的情况下，老年人应参与干预措施的制定及实施过程。最后，系统化和跨学科的流程还必须继续用于老年人的营养护理，因为该模式有助于老年人从附加的专科护理中受益[23, 24]。

尽管并不全面，但在推荐或重新考虑专门的个体化营养护理干预措施时，我们提供了需要考虑的问题列表，包括限制性和规范性问题，见表 1。

可以注意到，这些问题都是围绕患者的关键问题，而不是个体的某些营养指标或临床结局提出的。

毫无疑问，受过专业培训的人员是最适合提供营养专科护理的，这可能会增加护理价值及可用资源。然而，最近一项研究表明，大多数营养不良或有营养不良风险的老年人不需要专科护理。对大多数不需要专科护理的人来说，可将护理需求归类为跨学科的支持性护理，从而改善患者结局和医院的营养治疗体验[24]。第 5 章和第 6 章中清楚地强调了护士在支持性营养护理方面的关键作用。

表1　在开具或取消专业的、个性化的营养护理处方时应遵循的问题

• 干预措施是否能改善或维持个体生活质量？
• 干预措施是否能改善或维持个体机能？
• 干预措施是否能延长个体寿命？
• 干预措施是否能提升患者营养护理的体验感，或改善其健康结局(PREMs/PROMs)？
• 从个体的角度来看，延长生命是可取的吗？
• 饮食干预的预期益处是否高于潜在风险？这些措施是针对特定的营养物质或疾病过程，还是针对个人的总体需求和期望？
• 患者(或护理人员)是否有足够的卫生专业知识，可以对治疗(或不治疗)方案作出知情决定？
• 干预人员是否以患者为中心，采用了共享决策方法？

跨环境护理的工作性质要求护士要高度重视患者需求，因此，护士是不同于专家的最佳营养护理人选。虽然大部分护士不是营养护理方面的专家，但仍在营养护理过程中发挥着重要作用[25]。因此，我们认为，护士可能是最适合提出上述问题的人，但他们通常需要通过与营养专家和各类跨学科团队成员合作才能从整个护理过程中找到最合适的营养护理方案[26, 27]。

1.1　总结

综上，饮食提供的不仅仅是营养。通过饮食进行社交活动可以改善患者的生活质量、营养状况和液体摄入量[27]。我们恳请管理人员、资助者、政策制定者、机构和服务场所，以及所有与老年人打交道的医务人员，提供家庭式的、适宜的用餐环境和丰富的食物选择，来确保充足的饮食摄入，最重要的是维持老年人的生活质量。

参考文献

[1] VOLKERT D, BECK A M, CEDERHOLM T, et al. ESPEN guideline on clinical nutrition and hydration in geriatrics[J]. Clin Nutr, 2019, 38(1): 10-47.

[2] Medicine G (2016) Defnition of geriatrics. [2021-04-01]. https://uemsgeriatricmedicine.org/www/land/defnition/english.asp.

[3] BABINEAU J, VILLALON L, LAPORTE M, et al. Outcomes of screening and nutritional intervention among older adults in healthcare facilities[J]. Can J Diet Pract Res, 2008, 69(2): 89-94.

[4] O'KEEFFE M, KELLY M, O'HERLIHY E, et al. Potentially modifiable determinants of malnutrition in older adults: a systematic review[J]. Clin Nutr, 2019, 38(6): 2477-2498.

[5] SCHWARTZ M W, SEELEY R J, ZELTSER L M, et al. Obesity Pathogenesis: an Endocrine Society Scientific Statement[J]. Endocr Rev, 2017, 38(4): 267-296.

[6] NAJA F, NASREDDINE L, ITANI L, et al. Dietary patterns and their association with obesity and sociodemographic factors in a national sample of Lebanese adults[J]. Public Health Nutrition, 2011, 14(09): 1570-1578.

[7] SUN J, BUYS N J, HILLS A P. Dietary pattern and its association with the prevalence of obesity, hypertension and other cardiovascular risk factors among Chinese older adults[J]. Int J Environ Res Public Health, 2014, 11(4): 3956-3971.

[8] JENSEN M D, RYAN D H, APOVIAN CM, et al. 2013 AHA/ACC/TOS guideline for the management of overweight and obesity in adults[J]. Circulation, 2014, 129: S102-S138.

[9] FOROUZANFAR M H, ALEXANDER L, ANDERSON H R, et al. Global, regional, and national comparative risk assessment of 79 behavioural, environmental and occupational, and metabolic risks or clusters of risks in 188 countries 1990-2013: a systematic analysis for the Global Burden of Disease Study 2013[J]. Lancet, 2015, 386(10010): 2287-2323.

[10] World Health Organisation. Malnutrition[EB/OL]. [2023-09-20]. https://www.who.int/newsroom/q-a-detail/malnutrition.

[11] STEINER C A, FRIEDMAN B. Hospital utilization, costs, and mortality for adults with multiple chronic conditions, nationwide inpatient sample, 2009[J]. Preventing Chronic Disease, 2013, 10: 1-20.

[12] MARENGONI A, ANGLEMAN S, MELIS R, et al. Aging with multimorbidity: a systematic review of the literature [J]. Ageing Res Rev, 2011, 10(4): 430-439.

[13] BARNETT K, MERCER S W, NORBURY M, et al. Epidemiology of multimorbidity and implications for health care, research, and medical education: a cross-sectional study[J]. Lancet, 2012, 380(9836): 37-43.

[14] FRIED T R, TINETTI M E, IANNONE L. Primary care clinicians' experiences with treatment decision making for older persons with multiple conditions[J]. Arch Intern Med, 2011, 171(1): 75-80.

[15] NIEDERT K C. Position of the American Dietetic Association: liberalization of the diet prescription improves quality of life for older adults in long-term care[J]. Journal of the American Dietetic Association, 2005, 105(12): 1955-1965.

[16] PATRICE, DARMON, AND, et al. Restrictive diets in the elderly: never say never again? [J]. Clinical Nutrition, 2010, 29(2): 170-174.

[17] ZEANANDIN G, MOLATO O, Le DUFF F, et al. Impact of restrictive diets on the risk of undernutrition in a free-living elderly population[J]. Clin Nutr, 2012, 31(1): 69-73.

[18] LEE R J, COLLINS P F, ELMAS K, et al. Restrictive diets in older malnourished cardiac inpatients: a cross-sectional study[J]. Nutr Diet, 2021, 78(2): 121-127.

[19] BELL J, BAUER J, CAPRA S, et al. Barriers to nutritional intake in patients with acute hip fracture: time to treat malnutrition as a disease and food as a medicine? [J]. Can J Physiol Pharmacol, 2013, 91(6): 489-495.

[20] KING P C, BARRIMORE S E, PULLE R C, et al. "I wouldn't ever want it": a qualitative evaluation of patient and caregiver perceptions toward enteral tube feeding in hip fracture inpatients[J]. JPEN J Parenter Enteral Nutr, 2019, 43(4): 526-533.

[21] DRUML C, BALLMER P E, DRUML W, et al. ESPEN guideline on ethical aspects of artificial nutrition and hydration [J]. Clin Nutr, 2016, 35(3): 545-556.

[22] BELL J J, GEIRSD? TTIR ? G, HERTZ K, et al. Nutritional care of the older patient with fragility fracture: opportunities for systematised, interdisciplinary approaches across acute care, rehabilitation and secondary prevention settings[M]. FALASCHI P, MARSH D. Orthogeriatrics: The Management of Older Patients with Fragility Fractures. 2nd ed. Cham: Springer, 2021: 311-329.

[23] BELL J J, YOUNG A, HILL J, et al. Rationale and developmental methodology for the SIMPLE approach: a Systematised, Interdisciplinary Malnutrition Pathway for impLementation and Evaluation in hospitals[J]. Nutr Diet, 2018, 75(2): 226-234.

[24] BELL J J, YOUNG A M, HILL J M, et al. Systematised, Interdisciplinary Malnutrition Program for impLementation and Evaluation delivers improved hospital nutrition care processes and patient reported experiences: an implementation study[J]. Nutr Diet, 2021, 78(5): 466-475.

[25] TEN C D, ETTEMA R, HUISMAN-DE W G, et al. Interventions to prevent and treat malnutrition in older adults to be carried out by nurses: a systematic review[J]. J Clin Nurs, 2020, 29(11-12): 1883-1902.

[26] CEDERHOLM T, BARAZZONI R, AUSTIN P, et al. ESPEN guidelines on definitions and terminology of clinical nutrition[J]. Clin Nutr, 2017, 36(1): 49-64.

[27] TITSWORTH W L, ABRAM J, FULLERTON A, et al. Prospective quality initiative to maximize dysphagia screening reduces hospital-acquired pneumonia prevalence in patients with stroke[J]. Stroke, 2013, 44(11): 3154-3160.

推荐阅读

[1] MEEHAN A J, MAHER A B, BRENT L, et al. The International Collaboration of Orthopaedic Nursing (ICON): best practice nursing care standards for older adults with fragility hip fracture[J]. International Journal of Orthopaedic and Trauma Nursing, 2019, 32(C): 3-26.

[2] SABHARWAL S, WILSON H. Orthogeriatrics in the management of frail older patients with a fragility fracture[J].

Osteoporosis international, 2015, 26(10): 2387-2399.

[3] KING P C, BARRIMORE S E, PULLE R C, et al. "I wouldn't ever want it": a qualitative evaluation of patient and caregiver perceptions toward enteral tube feeding in hip fracture inpatients[J]. JPEN J Parenter Enteral Nutr, 2019, 43(4): 526-533.

第 13 章

多学科营养护理：让所有医疗保健机构的营养不良患者获益

Heather Keller, Susan Slaughter, Leah Gramlich, Ashwini Namasivayam-MacDonald, and Jack J. Bell

版本：独立翻译稿

译者：陈智灵　胡三莲　章紫薇　鲁雪梅　彭伶丽

【**摘要**】在所有护理场所中，老年营养不良的预防、识别及治疗都得益于多学科方法。为支持医院、转诊及初级保健的多学科护理，已创建营养护理路径。长期照护中营养支持的概念模型也强调了多学科方法。

【**关键词**】急症护理；长期护理；营养不良；多学科护理；营养评估；营养治疗；营养支持

【**学习目标**】

- 解释筛查和评估的区别，以及不同医疗保健人员在老年营养不良识别中的作用；
- 阐述多学科团队中不同角色在营养不良的预防、识别和治疗中的作用；
- 利用现有的营养护理路径和概念框架，制订多学科老年营养不良护理计划。

本章隶属于第二部分：老年营养学专题。

有关本书章节划分依据，请参见第一章：老年病学和老年骨科营养护理概览。

H. Keller (*)
Schlegel-University of Waterloo Research Institute for Aging, University of Waterloo, Waterloo, ON, Canada
e-mail: hkeller@ uwaterloo. ca

S. Slaughter
Faculty of Nursing, University of Alberta, Edmonton, AB, Canada
e-mail: sslaught@ ualberta. ca

L. Gramlich
Department of Medicine, Faculty of Medicine and Dentistry, University of Alberta, Edmonton, AB, Canada
e-mail: lg3@ ualberta. ca

A. Namasivayam-MacDonald
School of Rehabilitation Science, McMaster University, Hamilton, ON, Canada
e-mail: namasia@ m cmaster. ca

J. J. Bell
Allied Health, The Prince Charles Hospital, Chermside, Queensland, Australia
School of Human Movement and Nutrition Sciences, The University of Queensland, St Lucia, QLD, Australia
e-mail: jack. bell@ health. qld. gov. au

Ó. G. Geirsdóttir, J. J. Bell (eds.), Interdisciplinary Nutritional Management and Care for Older Adults, Perspectives in Nursing Management and Care for Older Adults, https://doi. org/10. 1007/978-3-030-63892-4_13

13.1　营养不良的评估和筛查

营养不良是指能量和营养素摄入不足或利用不足，导致身体成分发生变化，从而影响心理和认知功能，并对急性疾病患者的临床结局造成不良影响[1]，常见于老年人[2,3]。营养不良的患病率因其评估方式[4]以及疾病亚群而异，在老年人群中约有 1/3 需急性期护理[5]，约 1/2 需长期照护[6]。社区老年人营养不良的患病率更加难以确定[7]。营养风险先于营养不良出现，表明个体存在影响食物摄入的风险因素或可能导致营养不良的需求增加；约 1/3 的社区老年人存在营养风险[8]。这一普遍现象需要多学科共同应对，尽管营养不良的评估和治疗是营养师的职责，但是相关部门接触营养师的机会有限。

营养筛查是指使用有效的筛查工具识别营养风险的过程，具有快捷、易操作的特点[1]。任何受过简单培训的医疗保健专业人员均可完成该项工作。使用经电子采集的数据以及某些情况下使用患者管理工具均可以进行营养不良筛查[9,10]。随着筛查工具的变化，对医疗保健人员的培训要求也会有所变化。例如，需要测量 BMI 或小腿围的筛查工具[例如，微型营养评价简表(mini nutritional assessment-short form，MNA-SF)[11]]所需的培训将多于基于问题的筛查工具[例如，加拿大营养筛查工具(Canadian nutrition screening tool，CNST)[12]]。筛查工具也可能是基于特定人群或部门构建的。例如，CNST 适用于急症护理人群，而 SCREEN-14 适用于社区老年人群[13]。其他工具则可以跨部门使用，例如，MNA-SF。

全面的营养评估包括以下几个方面：身体测量和身体成分指标的评估；营养相关的生化指标的评估；饮食摄入史及摄入量是否充足；食品安全；身体机能评估；肌肉和脂肪消耗的体格检查；微量营养素缺乏的临床体征；疾病史、用药史、手术史及药物滥用史；生活史(例如，居住状况、与饮食相关的日常活动，如购物、烹饪和进食能力)[1]。进行营养评估的临床医生则根据患者的年龄、疾病和其他情况(例如，居住在社区还是长期护理机构)来调整评估内容。

13.2　营养不良护理中多学科成员的作用

13.2.1　营养师的作用

许多国家的营养师经过培训，可以完成全面、个性化的营养评估，以识别营养不良，并向患者提供改善营养不良的建议[例如，口服低剂量维生素补充剂、口服营养补充剂(oral nutritional supplements，ONS)[14]、饮食强化、饮食调整等]，以及其他改善营养状况的方法(例如，使用合适的餐具、食物配送等)。营养师了解不同年龄、性别和疾病人群的营养需求，并且对食物和补充剂的营养价值有全面的了解[15]，因此他们可以制定治疗性饮食方案来改善患者的营养状况并实现其健康目标。由于营养不良评估与治疗是营养师实践的核心领域，因此，营养师通常能及时识别并治疗营养不良。然而，考虑到老年人群中共病、衰弱[16]和痴呆症[17]的复杂性，并非所有营养师都具备老年营养不良保健相关的专业知识。此外，营养师在所有医疗部门中都数量有限[18,19]，让营养师对所有营养不良的高危患者进行治疗并不现实[20]。因此，需要更大的医疗团队支持营养不良护理的发展。

13.2.2　医生的作用

医生是多学科团队中的另一重要成员，在营养不良识别中发挥重要作用。有些医生是营养学专家，经过相关培训后可以完成全面的营养评估。大多数接受过培训的医生能够通过使用标准化工具，例如主观全面评估(subjective global assessment，SGA)[21]等，识别营养不良风险并作出诊断。当营养师参与评估时，营养师告知医生患者存在营养不良，从而优先考虑采用适宜的营养护理措施。医生在识别、诊断和治疗因经口摄入障碍导致营养不良的相关症状方面也起重要作用。同时，他们能很好地预测患者的病情并明确医疗保健和并发疾病对特定患者营养护理的影响。除了识别营养不良风险和(或)诊断营养不良，在有效地与老年患者沟通营养不良的重要性，强调营养不良与其他健康状况或老年综合征(包括第7章中讨论的衰弱)的关联性等方面，医生都发挥了重要作用。医生可通过开具口服营养补充剂[22]、高剂量微量营养素以及减少可能导致食物摄入不足的药物来支持营养治疗。与营养师和其他卫生专业人员合作实施复杂的营养护理是医生的关键职能之一，例如人工喂养或如何解决体重持续减轻的问题。

13.2.3 语言治疗师的作用

语言治疗师(speech-language pathologists，SLP)对于营养不良多学科团队来说不可或缺，因为团队中部分成员是吞咽和吞咽障碍(吞咽困难)方面的专家，尤其是那些从事老年医学实践的SLP。然而，并不是所有医疗保健环境中都配有SLP，尤其是在医疗资源不足的地区。吞咽障碍与老年人的营养不良和脱水独立相关[23]。由于存在误吸风险，即食物或液体进入气道，增加患肺炎的风险，许多患有急性或慢性疾病(如脑卒中后、脑损伤后、痴呆症、帕金森病、头颈癌等)的老年人可能会减少饮食摄入量或不摄入。此外，食物质地的改变，对老年人来说难以下咽，也可能减少饮食摄入量。最后，如果食物本身的能量和微量营养素不足，那么也可能导致营养不良[24]。吞咽困难在老年人中十分普遍。与营养不良类似，其患病率取决于评估方法(床边或仪器)、人群和环境。据估计，80%的脑卒中患者会出现急性吞咽困难[25]。由多种与老年相关的疾病(包括痴呆症)导致的吞咽障碍风险，在需长期护理的老年人中约占60%[26]，社区老年人约占29%[27]。评估患者误吸风险和吞咽功能是SLP的必备技能。营养不良多学科团队建议团队成员和患者采取应对策略(例如，下巴收缩，并做吞咽动作确保食管无异物)，提供康复治疗(例如，舌头强化训练及其他训练以改善吞咽功能)，必要时可调整饮食。吞咽困难可受诊断和其他复杂因素的影响。因此理想的状态是，SLP对吞咽困难患者的吞咽功能进行持续动态评估，从而进一步避免营养不良和脱水的发生。营养师、医生和护士通常会针对特定的老年患者(例如，卒中后、帕金森病、痴呆症患者)进行吞咽困难风险筛查，将具有潜在风险的患者转诊至SLP处再次评估。常用的筛查工具包括多伦多床边吞咽筛选试验(Toronto bedside swallowing screening Test[28])、3盎司(1盎司≈28.35克)水吞咽试验(3-ounce water swallow test[29])和饮食评估工具-10(the eating assessment tool-10[30])。最佳做法是在入院时，对所有未曾诊断过吞咽困难的高危人群(即存在任何神经系统疾病或头颈癌患者)进行正式筛查，以降低肺炎[31]和营养不良[23]的发生风险(第18章)。

13.2.4 其他医疗专业人员的作用

除营养师、医生和SLP，其他医疗专业人员也可能参与营养不良的预防和识别工作，包括可进行急症护理咨询的职业治疗师，为失能或截肢后自行进食的患者提供应对策略和专业设备。他们也可能与理疗师一起进行肌少症的评估。肌少症通常与营养不良同时存在，可影响营养治疗、物理治疗以及功能锻炼的效果(第8章和第14章)。药剂师可以通过更好地指导患者用药以最大限度地减少药物对食欲的影响或饮食摄入的不良反应(第20章)。社会工作者则可通过帮助老年患者获得社区服务，例如购物或协助做饭，减少其住院时间并提高长时间居家的能力。在急性和长期护理中，餐饮服务助理/营养助理可为居民和患者提供食物，并在每次用餐时探望他们，以确定他们喜爱的食物，尤其是在摄入不足时。团队的所有成员在鼓励进食、强调食物对身体恢复和健康的重要性，以及确定是否需要与团队其他专业成员讨论进食潜在风险等方面都起着至关重要的作用。专职医疗服务者还可以协助老年患者去餐厅就餐，同时利用这段时间帮助老年人进行活动。

13.2.5　护士在营养不良中的作用

护理团队将整个多学科团队联系在一起。护理团队由注册护士、注册执业护士或持牌执业护士、护理助理组成，在营养不良的预防、识别和治疗方面起至关重要的作用(第 1~6 章)。例如，在营养不良评估过程中，护士可确定影响食物获取和消耗的潜在因素，并持续监测患者和居民的饮食情况。例如消耗了多少以及是否发生进食困难，这不仅可以预防营养不良，还可以确定治疗是否有效。实施营养筛查和吞咽困难筛查的团队成员通常会持续监测居民的体重[12, 32]。鉴于护士与患者、居民接触较为频繁，因此他们在识别营养不良、吞咽困难和(或)自我喂养问题的潜在风险等方面发挥着关键作用。护士通常会因病情需要将患者转诊至其他医疗团队和社区医疗服务机构中，除此之外，在服药期间，护士还会给患者发放口服营养补充剂和微量营养素来帮助他们维持营养平衡。在缺少营养师的社区中，护士对预防、识别和治疗衰弱老年人的营养不良至关重要，并可提供基本的营养咨询[33]。此外，因为护士是与患者接触最多的人员，所以对他们进行系统的营养不良教育非常重要(第 12 章)。

13.2.6　医疗管理人员和领导者的作用

护理人员、管理人员和执业医师的领导者以及其他医疗保健的领导者有责任推动实现优质营养护理和预防老年人营养不良[18]。具体而言，领导者可以倡导一种护理文化，使用基于现有最佳证据、优质食品的适当筛查工具、方案和标准，建立食物配送系统，减轻患者饮食摄入障碍，识别并治疗营养不良患者，同时明确角色分工并培训相应的员工[34]。

13.3　营养不良护理的多学科模型

充分利用进餐时间(making most of mealtimes)概念模型[35]为多学科长期照护提供了基础，可促进饮食摄入并预防营养不良。虽然居民的饮食摄入量受他们的居住环境、照护者帮助、家庭情况等多因素影响，但该模型的核心是指出食物获取、饮食质量和用餐时间体验对食物摄入量的直接影响，并且这些直接影响因素可通过多学科团队行动改变。一项纳入 32 个长期照护中心的 600 名患者的“充分利用进餐时间”现况调查证明了这一概念模型的有效性。研究结果显示，食物获取、饮食质量和用餐时间体验对食物摄入量有积极作用[26]。因此，需要在居民环境中使用多学科护理来预防营养不良。

急性期护理、过渡期护理和初级保健的最佳实践途径能为营养不良患者的多学科护理提供指导。目前，相关机构已为特定的患者群构建了几种实践途径，例如，急性护理综合营养途径[36]，旨在为营养不良的预防、识别和治疗提供指导。护士和负责办理入院的工作人员通过电子设备及入院数据警报对入院人员进行筛查。那些被确定为营养不良高风险的人群通常由营养师进行评估，例如使用 SGA 来诊断营养不良[21]。由护理人员确定并实施患者的饮食护理措施，例如减轻患者饮食摄入障碍(例如，可能需要协助患者戴眼镜和使用假牙以方便进食)或确定患者是否有吞咽困难的风险。此外，通常由护理人员(例如护理助理或饮食助理)监测患者饮食摄入量和体重以确定其营养不良的改善情况，并在患者体重发生显著变化之前确定是否需要营养干预[37]。为患者提供药物或口服营养剂是高级护理措施。营养师可为营养不良患者开具专门的饮食处方，必要时与医生一起开具肠内或肠外营养处方。出院计划涉及整个多学科团队以保证患者成功从住院过渡到居家，包括转诊至初级保健团队、出院后继续接受营养师治疗以及转诊至社区服务机构。医院到社区过渡的初级保健营养途径概述了延续性营养护理所涉及的多学科作用[38]。此期护理的核心人员是负责提供营养护理服务的医务人员(例如，执业护士、家庭医生)，将营养不良的患者与社区营养师联系起来，以支持患者获取食物并监测患者的营养状况。当没有营养师时，初级保健提供者可以遵循基本营养计划来满足营养不良患者的需求(https://nutritioncareincanada.ca/Resources and-tools/primary-community-care/nutrition-care-pathways)。《老年人(65岁以上)初级保健营养路径指南》为社区中的老年人提供了具体的营养指导，重点关注老年人健康问题的早期筛查与预防。在此路径中，初级保健提供者开展营养筛查并为老年人提供健康教育资源和基本营养护理计划，将高危患者转诊给营养师进行进一步评估和治疗。

13.4 促进多学科营养不良护理的标准和政策

除了由保健专业人员和护理机构采用自下而上的方法来提供优质的营养护理以预防或治疗营养不良外，自上而下的方法也可以提高护理质量。例如，已有研究证明可以在国家层面进行营养不良筛查[39]。多学科营养不良实践的授权可促进多学科团队的推广和规模化发展，目前最佳实践路径的实施已得到政策或标准的支持，例如，卫生标准组织(https://healthstandards.org/)制定的营养不良预防、监测和治疗标准，描述了一种全面的多学科营养不良护理方法。

13.5 多学科营养不良护理案例

More-2-Eat研究[5]是成功实施多学科急性护理综合营养路径[36]的案例。该研究的第一阶段证明了在5家医院实施该路径的可行性以及多学科团队的重要作用，其中每家医院的营养路径都由一名营养管理者、主管营养师或护士领导并推动实施。在多学科站点实施团队(护士、医生、SLP、理疗师、食品服务经理、药剂师等)的支持下，针对每家医院定制个性化的综合营养路径。例如，在其中一家医院，理疗师通过每两周测量一次患者体重来监测患者营养状况[37]。在另一家医院，由营养团队成员完成入院营养筛查，同时为患者提供菜单并确定其饮食偏好。在某些医院，护理人员负责监测食物摄入量，而另一些医院则是由送餐和回收餐盘的饮食人员负责[37]。无论路径如何调整，从实践改进及患者报告结局来看，都证明了该路径可以成功实施，其中4家医院的患者住院时间显著缩短[32, 40]。研究的第二阶段证明了该路径在其他医院的可推广性[5, 41]。

此案例强调了多学科营养护理的必要性。多学科团队的所有成员都有责任通过基本护理的干预来预防、识别和治疗营养不良，尤其在没有营养师的情况下[42]。

13.6 总结

本章概述了营养不良的概念、筛查和诊断方法，以及跨医疗保健部门的多学科团队成员在营养不良预防、识别和治疗中的作用[42, 43]。其中护士是团队不可或缺的成员，可预防和识别营养不良并提供基本的营养治疗，同时协调团队其他成员和社区服务提供者，以确保老年人获得所需的营养护理。营养不良的概念模型和最佳实践路径可指导老年人的多学科营养护理。

总结要点

- 营养不良的预防、识别和治疗受益于多学科模式。
- 现有的多学科护理路径可以指导急症、过渡期和初级护理中针对老年患者进行的营养不良多学科护理。
- 由于老年人营养不良的原因和治疗的复杂性，所有保健专业人员都可以发挥作用。
- 护士在协调老年营养护理方面发挥着核心作用。

参考文献

[1] CEDERHOLM T, BARAZZONI R, AUSTIN P, et al. ESPEN guidelines on definitions and terminology of clinical nutrition[J]. Clin Nutr, 2017, 36(1): 49-64.

[2] WOLTERS M, VOLKERT D, STREICHER M, et al. Prevalence of malnutrition using harmonized definitions in older adults from different settings: a MaNuEL study[J]. Clin Nutr, 2019, 38(5): 2389-2398.

[3] CEREDA E, PEDROLLI C, KLERSY C, et al. Nutritional status in older persons according to healthcare setting: a systematic review and meta-analysis of prevalence data using MNA((R))[J]. Clin Nutr, 2016, 35(6): 1282-1290.

[4] DENT E, HOOGENDIJK E O, VISVANATHAN R, et al. Malnutrition screening and assessment in hospitalised older people: a review[J]. J Nutr Health Aging, 2019, 23(5): 431-441.

[5] KELLER H, KOECHL J M, LAUR C, et al. More-2-Eat implementation demonstrates that screening, assessment and treatment of malnourished patients can be spread and sustained in acute care: a multi-site, pretest post-test time series study[J]. Clin Nutr, 2021, 40(4): 2100-2108.

[6] KELLER H, VUCEA V, SLAUGHTER S E, et al. Prevalence of malnutrition or risk in residents in long term care: comparison of four tools[J]. Journal of Nutrition in Gerontology and Geriatrics, 2019, 38(4): 1-16.

[7] MARSHALL S, CRAVEN D, KELLY J, et al. A systematic review and meta-analysis of the criterion validity of nutrition assessment tools for diagnosing protein-energy malnutrition in the older community setting (the MACRo study)[J]. Clin Nutr, 2018, 37(6 Pt A): 1902-1912.

[8] RAMAGE-MORIN P L, GARRIGUET D. Nutritional risk among older Canadians[J]. Health Rep, 2013, 24(3): 3-13.

[9] POWER L, MULLALLY D, GIBNEY E R, et al. A review of the validity of malnutrition screening tools used in older adults in community and healthcare settings: a MaNuEL study[J]. Clin Nutr ESPEN, 2018, 24: 1-13.

[10] KELLER H H. Nutri-eSCREEN®: descriptive analysis of a self-management site for older adults (50+ years)[J]. BMC Nutrition, 2016, 2(1): 1-10.

[11] KAISER M J, BAUER J M, RAMSCH C, et al. Validation of the Mini Nutritional Assessment short-form (MNA-SF): a practical tool for identification of nutritional status[J]. J Nutr Health Aging, 2009, 13(9): 782-788.

[12] LAPORTE M, KELLER H H, PAYETTE H, et al. Validity and reliability of the new Canadian Nutrition Screening Tool in the "real-world" hospital setting[J]. Eur J Clin Nutr, 2015, 69(5): 558-564.

[13] KELLER H H, GOY R, KANE S L. Validity and reliability of SCREEN II (Seniors in the community risk evaluation for eating and nutrition, Version II)[J]. Eur J Clin Nutr, 2005, 59(10): 1149-1157.

[14] ANDERSEN D, BAIRD S, BATES T, et al. Academy of nutrition and dietetics: revised 2017 scope of practice for the registered dietitian nutritionist[J]. Journal of the Academy of Nutrition and Dietetics, 2018, 118(1): 141-165.

[15] DORNER B, FRIEDRICH E K. Position of the academy of nutrition and dietetics: individualized nutrition approaches for older adults: long-term care, post-acute care, and other settings[J]. Journal of the Academy of Nutrition and Dietetics, 2018(4): 118.

[16] VERLAAN S, LIGTHART-MELIS G C, WIJERS S, et al. High prevalence of physical frailty among community-dwelling malnourished older adults: a systematic review and meta-analysis[J]. J Am Med Dir Assoc, 2017, 18(5): 374-382.

[17] LIVINGSTON G, SOMMERLAD A, ORGETA V, et al. Dementia prevention, intervention, and care[J]. Lancet, 2017, 390(10113): 2673-2734.

[18] TAPPENDEN K A, QUATRARA B, PARKHURST M L, et al. Critical role of nutrition in improving quality of care: an interdisciplinary call to action to address adult hospital malnutrition[J]. J Acad Nutr Diet, 2013, 113(9): 1219-1237.

[19] FLEURKE M, VOSKUIL D W, BENEKEN G K D. The role of the dietitian in the management of malnutrition in the elderly: a systematic review of current practices[J]. Nutr Diet, 2020, 77(1): 60-75.

[20] BELL J J, YOUNG A, HILL J, et al. Rationale and developmental methodology for the SIMPLE approach: A Systematised, Interdisciplinary Malnutrition Pathway for impLementation and Evaluation in hospitals[J]. Nutr Diet,

2018, 75(2): 226-234.

[21] DETSKY A S, MCLAUGHLIN J R, BAKER J P, et al. What is subjective global assessment of nutritional status?[J]. JPEN J Parenter Enteral Nutr, 1987, 11(1): 8-13.

[22] VAN DEN BERG G H, LINDEBOOM R, VAN DER ZWET W C. The effects of the administration of oral nutritional supplementation with medication rounds on the achievement of nutritional goals: a randomized controlled trail[J]. Clin Nutr, 2015, 34(1): 15-19.

[23] NAMASIVAYAM-MACDONALD A M, MORRISON J M, STEELE C M, et al. How swallow pressures and dysphagia affect malnutrition and mealtime outcomes in long-term care[J]. Dysphagia, 2017, 32(6): 785-796.

[24] VUCEA V, KELLER H H, MORRISON J M, et al. Nutritional quality of regular and pureed menus in Canadian long term care homes: an analysis of the Making the Most of Mealtimes (M3) project[J]. BMC Nutr, 2017, 3: 80.

[25] TAKIZAWA C, GEMMELL E, KENWORTHY J, et al. A systematic review of the prevalence of oropharyngeal dysphagia in stroke, Parkinson's disease, Alzheimer's disease, head injury, and pneumonia[J]. Dysphagia, 2016, 31(3): 434-441.

[26] KELLER H, CARRIER N, SLAUGHTER S E, et al. Prevalence and determinants of poor food intake of residents living in long-term care[J]. J Am Med Dir Assoc, 2017, 18(11): 941-947.

[27] MULHEREN R W, AZOLA A M, KWIATKOWSKI S, et al. Swallowing changes in community-dwelling older adults[J]. Dysphagia, 2018, 33(6): 848-856.

[28] MARTINO R, SILVER F, TEASELL R, et al. The Toronto Bedside Swallowing Screening Test (TOR-BSST): development and validation of a dysphagia screening tool for patients with stroke[J]. Stroke, 2009, 40(2): 555-561.

[29] SUITER D M, LEDER S B. Clinical utility of the 3-ounce water swallow test[J]. Dysphagia, 2008, 23(3): 244-250.

[30] BELAFSKY P C, MOUADEB D A, REES C J, et al. Validity and reliability of the Eating Assessment Tool (EAT-10)[J]. Ann Otol Rhinol Laryngol, 2008, 117(12): 919-924.

[31] HINCHEY J A, SHEPHARD T, FURIE K, et al. Formal dysphagia screening protocols prevent pneumonia[J]. Stroke, 2005, 36(9): 1972-1976.

[32] KELLER H H, VALAITIS R, LAUR C V, et al. Multi-site implementation of nutrition screening and diagnosis in medical care units: success of the More-2-Eat project[J]. Clinical Nutrition, 2019, 38(2): 897-905.

[33] VASILOGLOU M F, FLETCHER J, POULIA K A. Challenges and perspectives in nutritional counselling and nursing: a narrative review[J]. J Clin Med, 2019, 8(9).

[34] KELLER H H, VESNAVER E, DAVIDSON B, et al. Providing quality nutrition care in acute care hospitals: perspectives of nutrition care personnel[J]. J Hum Nutr Diet, 2014, 27(2): 192-202.

[35] KELLER H, CARRIER N, DUIZER L, et al. Making the most of mealtimes (M3): grounding mealtime interventions with a conceptual model[J]. J Am Med Dir Assoc, 2014, 15(3): 158-161.

[36] KELLER H H, MCCULLOUGH J, DAVIDSON B, et al. The Integrated Nutrition Pathway for Acute Care (INPAC): building consensus with a modified Delphi[J]. Nutr J, 2015, 14: 63.

[37] LAUR C, BUTTERWORTH D, NASSER R, et al. Impact of facilitated behavior change strategies on food intake monitoring and body weight measurements in acute care: case examples from the More-2-Eat study[J]. Nutr Clin Pract, 2019, 34(3): 459-474.

[38] KELLER H, DONNELLY R, LAUR C, et al. Consensus-based nutrition care pathways for hospital-to-community transitions and older adults in primary and community care[J]. JPEN J Parenter Enteral Nutr, 2022, 46(1): 141-152.

[39] LEISTRA E, VAN BOKHORST-DE VAN DER SCHUEREN M, VISSER M, et al. Systematic screening for undernutrition in hospitals: predictive factors for success[J]. Clin Nutr, 2014, 33(3): 495-501.

[40] KELLER H H, XU Y, DUBIN J A, et al. Improving the standard of nutrition care in hospital: mealtime barriers reduced with implementation of the integrated nutrition pathway for acute care[J]. Clin Nutr ESPEN, 2018, 28: 74-79.

[41] KELLER H, KOECHL J M, LAUR C, et al. More-2-Eat implementation demonstrates that screening, assessment and

treatment of malnourished patients can be spread and sustained in acute care: a multi-site, pretest post-test time series study[J]. Clin Nutr, 2021, 40(4): 2100-2108.
[42] TEN C D, ETTEMA R, HUISMAN-DE W G, et al. Interventions to prevent and treat malnutrition in older adults to be carried out by nurses: a systematic review[J]. J Clin Nurs, 2020, 29(11-12): 1883-1902.
[43] LAUR C, KELLER H H. Implementing best practice in hospital multidisciplinary nutritional care: an example of using the knowledge-to-action process for a research program[J]. J Multidiscip Healthc, 2015, 8: 463-472.

推荐阅读

[1] KELLER H, CARRIER N, DUIZER L, et al. Making the most of mealtimes (M3): grounding mealtime interventions with a conceptual model[J]. J Am Med Dir Assoc, 2014, 15(3): 158-161.
[2] KELLER H, MCCULLOUGH J, DAVIDSON B, et al. The Integrated Nutrition Pathway for Acute Care (INPAC): building consensus with a modified Delphi[J]. Nutr J, 2015, 14: 63.
[3] TEN C D, ETTEMA R, HUISMAN-DE W G, et al. Interventions to prevent and treat malnutrition in older adults to be carried out by nurses: a systematic review[J]. J Clin Nurs, 2020, 29(11-12): 1883-1902.

第 14 章

运动、锻炼和身体康复

Camila Astolphi Lima, Renato Barbosa dos Santos, and Monica Rodrigues Perracini

版本：独立翻译稿

译者：何　丹　胡三莲　章紫薇　鲁雪梅　彭伶丽

【摘要】本章旨在论证运动有益于身体健康。运动计划应根据老年人的身体状况量身定做，并对其能力和需求进行分级，同时可以与康复干预相结合，以预防老年综合征和失能。本章论证总结了运动对老年人健康的益处，着重强调营养在其中所起的作用，同时我们还提出了一些帮助医务人员鼓励患者运动的方法。

【关键词】运动；锻炼；营养；康复；老年人

【学习目标】

- 应用针对老年人运动的最新建议；
- 解释运动对老年人健康的益处；
- 描述锻炼和营养干预相结合的基本原理；
- 提出提高运动水平的策略。

14.1 运动对老年人的重要性

健康老龄化的概念以培养老年人的运动能力为基础，同时满足其日常生活需求和价值追求[1]。积极锻炼身体是维持身心健康、优化老年人身体功能的关键因素，运动(physical activity, PA)通常指身体任意运动产生肌肉收缩，从而增加能量消耗[2]。最新定义表明，运动指人类在特定文化空间和背景下的移动、行动和行为，并受一系列独特的兴趣、情感、想法、指令和人际关系的影响[3]。而锻炼指的是有计划、有条理、重复性地运动，在一定程度上可以改善或维持身体机能健康[2]。

本章隶属于第二部分：老年营养学专题。

关于本书章节划分依据，请参见第一章：老年病学和老年骨科营养护理概览。

C. A. Lima · R. B. dos Santos

Master's and Doctoral Programs in Physical Therapy, Universidade Cidade de São Paulo, São Paulo, SP, Brazil

M. R. Perracini (*)

Master's and Doctoral Programs in Physical Therapy, Universidade Cidade de São Paulo, São Paulo, SP, Brazil

Master's and Doctoral Programs in Gerontology, Faculty of Medical Sciences, Universidade Estadual de Campinas, São Paulo, SP, Brazil

e-mail: monica.perracini@unicid.edu.br

Ó. G. Geirsdóttir, J. J. Bell (eds.), Interdisciplinary Nutritional Management and Care for Older Adults, Perspectives in Nursing Management and Care for Older Adults, https://doi.org/10.1007/978-3-030-63892-4_14

运动可在休闲、工作或做家务时进行。有些运动令人愉悦，并且有益于心理健康和社会发展。因此，如果老年人定期进行时间、强度充足（或足量）的运动，将有益于身体健康[4]。加强运动是 WHO 提出的一项关于预防非传染性疾病（NCDs）的全球战略。在社区范围内开展公共教育，增强公民运动意识，为公民提供运动咨询和建议是初级卫生保健的常规服务之一。该项服务被认为是性价比最高的干预措施，特别是针对低收入和中等收入国家[5]。

14.2　运动的建议

建议每周进行 150～300 min 的中等强度有氧运动，或 75～150 min 的高强度有氧运动，或中等强度和高强度运动结合的等效运动，以获得显著效果[6]。推荐每次至少进行 10 min 有氧运动。大量证据表明，普通老年人有氧运动量越大，身体机能下降的风险就越小。

对于无法完成上述建议的老年人，应该在能力和条件允许的情况下进行体育锻炼[6]。正如 2020 年 WHO 建议中所强调的，“动起来就是进步”。

老年人应每周进行 3 天及以上的综合运动，包括有氧运动、强化运动和功能平衡运动。同时，建议老年人每周对所有主肌群进行 2 天及以上的力量训练[6]。对于患有慢性病的成年人，通常建议每周锻炼 3 次。

最受老年人欢迎的运动类型是低强度运动，例如散步和园艺[2]。老年人应逐渐增加中等强度运动的持续时间和频率，切忌迅速提高到剧烈运动[6, 7]。越来越多的证据表明，低强度运动，如散步或做家务（例如熨衣服和打扫卫生），也有利于预防疾病和失能[8, 9]。老年人应该尽可能活动起来，即使无法达到上述建议要求的运动强度，努力将低强度运动融入日常生活中也是有益的。

14.3　运动的好处

玛茜娅大半辈子都在牧场工作。虽然她看上去很瘦，但实际上非常强壮。她勤奋、健康、快乐，晚上总是睡得很香。她没有服用任何药物，每年都会例行在社区诊所进行体检，但她从来不需要看医生，更不需要去医院。

运动可以帮助中老年人保持平衡、力量、柔韧性和运动能力（表 14.1）。无论是定制的多模式或多组合锻炼，还是赶牛、修围栏等农活，都可以强化身体、心理和肌肉骨骼健康，提高生活质量、身体功能的独立性和能力，并降低跌倒的风险。

玛茜娅在 76 岁时从马上摔了下来，她接下来的大部分时间都是在床上度过的。之后的 6 个月里，她饮食摄入不足，总是从床上跌落，并得了尿失禁。玛茜娅的儿子尤塞最终说服她接受了当地社区护士的访视。不久之后，玛西娅因多发性脊椎压缩性骨折而入院，同时被诊断为营养不良、衰弱、维生素 D 缺乏、骨质疏松和抑郁。

出现老年综合征的老年人，如跌倒和脆性骨折、营养不良、衰弱、抑郁和尿失禁，可能会发生不同程度的功能障碍和失调，导致身体活动水平低下和长时间久坐行为。经证实，适当、合理的运动是非常安全的，并且可以促进功能恢复；适当运动依然适用于如玛茜娅这样即使身体和功能已经处于受限状态的老年人。强烈推荐多模式或多组合运动，包括平衡、力量、柔韧性和功能训练，以减缓身体功能和活动能力的退化速度[22]。

表 14.1　老年人运动的好处

潜在益处	具体内容
健康状况和死亡率	• 全因死亡率降低 22%[10] • 患乳腺癌风险降低 12%[11] • 预防/控制非传染性疾病(例如冠心病、2 型糖尿病)[2, 12]
认知功能、心理健康及和健康相关的生活质量	• 认知能力下降的风险降低 36%[13, 14] • 全因痴呆症风险降低 24%(中等强度运动) • 全因痴呆症风险降低 28%(高强度运动)[13, 14] • 患阿尔茨海默病风险降低 40%[11] • 患抑郁症风险降低 21%(高强度运动)[11] • 改善睡眠质量差和内在能力下降的情况 • 提高与健康相关的生活质量
肌肉骨骼健康	• 骨折(髋部、腕部和椎骨骨折)的相对风险降低 31%[15] • 改善腰椎骨密度和髋部(股骨颈)骨密度[15] • 可改善衰弱和肌肉萎缩(结合阻力、平衡、耐力和功能训练的运动)[16]
身体机能和残疾	• 功能受限/失能的风险降低 50%(中等强度/高强度运动)[17] • 可避免身体功能和活动能力下降(多模式或多组合锻炼，包括平衡、力量、柔韧性和功能训练)[17] • 延缓失能或功能受限，延长自主生活寿命(中年时期高强度运动)[18]
跌倒预防	• 跌倒风险降低 31%(基于舞蹈的脑力运动活动)[19] • 跌倒风险降低 23%(结构化锻炼)[20] • 跌倒风险预计降低 42%(运动频率超过 3 小时/周，结合平衡和功能锻炼)[20] • 运动作为单一干预措施，并不能降低跌倒风险，但能够增强刚出院的体弱老年人的活动能力[21]

接下来的 6 个月里，玛茜娅在医院、康复中心和二级预防骨折诊所各位医务人员的帮助下进行锻炼，并实现了她在 1 年内重返马背的目标。

14.4　营养状况与身体、功能、运动和康复结局

营养不良会影响老年人的身体和功能活动、锻炼和康复过程[23]，从而延长住院时间，提高再入院率[24]。老年人的营养状况与自身身体状况[26]、社区居住环境[22]、自理能力[25]、日常生活活动能力(activities of daily living，ADL)和工具性日常生活活动能力(instrumental activities of daily living，IADL)有关。如果老年人出现不明原因的体重减轻或肥胖[28]，其出现 ADL(例如洗澡、穿衣和进食)限制的风险更高[27]。此外，经证实，低 BMI[29] 和高 BMI[28] 是日常生活活动受限的危险因素。尤其是与单纯肥胖相比，高 BMI 常伴有功能障碍(定义为功能障碍肥胖)，这与身体机能较差有关[30]。营养不良还与高跌倒风险[31]、损害健康的跌倒[32]、髋部骨折发生率以及髋部骨折后患者恢复骨折前功能的能力降低有关[33]。

维生素 D 和蛋白质对肌肉力量有重要作用。因此，缺乏维生素 D 和蛋白质会导致肌肉无力[34]。采用高蛋白饮食，提高三餐中蛋白质的比例，补充高剂量的钙和维生素 D，可以改善肌肉健康状况，降低骨折风险[34](第 9 章)。

14.5　联合营养和体育活动/运动干预

因此，我们认为，在缺乏足够营养的情况下，体育活动或运动干预无法帮助像玛茜娅这样的老年人达到最佳健康状态或健康的生活状态。尽管相关证据并不一致，但越来越多的证据支持对老年人进行营养和运动的联合干预，尤其是摄入蛋白质和营养咨询与运动相结合，该方案已被证明可减少长期活动障碍[17, 22]，降低衰弱评分[35]，提升下肢功能[35]，并提高日常生活的自理能力[35]。

14.6　物理康复

康复是一套涉及多个学科、以人为本的干预措施，其主要目标是优化身体功能，降低失能风险[36]。以人为本的老年人护理方法包括：评估和制订护理计划，该计划基于对体力（包括营养护理）、视觉、听觉、认知、运动和心理能力的评估；对潜在疾病（和风险因素）的评估；照顾需求；评估、选择和提供辅助产品（例如助行器、治疗鞋、扶手）；改善物理环境；满足社会关怀的需求（第 1 章和第 13 章）[37]。

由跨学科团队实施的综合护理方法可以根据老年人及其照护者的需求量身定制，并确保干预措施以相关结果为导向，避免过度治疗、用药，提高其治疗依从性。特别是对于因慢性病导致行动不便的老年人，康复干预和提高运动水平相结合，可以产生积极的治疗效果[6]。

14.7　提高老年人的运动水平

不同的医务人员可以通过探索、讨论和干预来帮助老年人提高其运动水平，解决运动时遇到的难题、提高其积极性（表 14.2）[38]。具体实施措施如下：在考虑个体实际需求、健康状况和身体限制的基础上，商讨树立个人的运动目标，并创建一个共享的、量身定制的运动计划，针对计划中推荐的不同运动/锻炼类型，制定具体目标、监督和安全程序来保证执行。应用积极强化的行为策略和动机性访谈策略来鼓励老年人参与运动。经证实，该措施具有长期有效性。目标设定、自我监督与传感器（例如计步器和加速度计）等数字技术相结合也是有益的[38, 39]。并且数字技术有望接入智能手机、平板电脑应用程序，使越来越多的人接受这些措施，这同样有利于老年人在短期内坚持并加强运动[39]。电子健康策略越来越多地应用于促进并追踪老年人的身体活动中（例如移动应用程序、可穿戴设备、数字化运动训练、在线社交、视频演示、视频游戏等），并在鼓励老年人参与运动、延长运动时间、增加运动消耗等方面取得了积极成果。这些策略都有利于提高老年人的身体活动水平[39]。

表 14.2　跨学科合作加强老年人活动

职业	建议	具体内容
医学博士/医生	体育活动建议	具体的运动建议（类型、频率）；运动计划和后续方案[40]；针对个体的动机、运动的促进因素和障碍进行干预；给老年人推荐当地合适的体育活动或介绍能够提供体育活动或锻炼计划的专业人员[43, 44]
理疗师	加强运动[41]并提供量身定制的预防干预和（或）康复计划	根据需要、偏好、能力和条件评估并制订适当的计划；具体的运动建议（类型、频率）；运动计划和后续方案；鼓励老年人不断进步，积极参与[42]

续表14.2

职业	建议	具体内容
体育教育工作者和专业健身人士	提供量身定制的体育活动/锻炼计划	根据需要、偏好、能力和条件评估并制订适当的计划；具体的运动建议(类型、频率)；运动计划和后续方案；鼓励老年人不断进步，积极参与
护士和其他医务人员	提高运动参与度	探索并讨论积极运动带来的好处；针对个体的动机、运动的促进因素和障碍进行干预；给老年人推荐当地合适的体育活动或介绍能够提供体育活动或锻炼计划的专业人员[43, 44]
志愿者和照护者	提高运动参与度	以身作则做一个体育运动爱好者；探索并讨论积极运动带来的好处；针对个体的动机、运动的促进因素和障碍进行干预；给老年人推荐当地合适的体育活动或介绍能够提供体育活动或锻炼计划的专业人员[43]；为需要的人提供支持和(或)陪伴[38]
研究人员	提倡并传播科学健身理念	研究并提供高质量的体力活动证据；调查各地战略实施的阻碍因素和促进因素
政策制定者	实施健康老龄化政策、改善健身环境和基础设施	提供适合个人需求和偏好、免费或低成本的锻炼计划[4-6]；创造安全的环境，例如开放公园、其他娱乐设施、安全的人行道等[45]

14.8　总结

运动不仅益处多多，而且有助于健康老龄化。组合型锻炼、营养干预和康复训练甚至可以改善身体机能并预防失能。医务人员在实施提高运动参与度的策略方面发挥着关键作用。

总结要点

- 建议在一周内进行150~300 min的中等强度有氧运动，或者进行75~150 min的高强度有氧运动，或中等强度和高强度运动相结合的等效运动，以获得显著效果。
- 老年人运动应该结合有氧运动、力量运动和功能平衡运动。
- 锻炼不仅仅是运动，还包括娱乐活动、工作和家务。
- 动起来就是进步——注意要在能力和条件允许的范围内坚持运动。
- 营养治疗可减缓功能衰退的进程，当与运动相结合时，营养治疗甚至可以减少长期的行动障碍。
- 可参考电子健康策略来加强运动。

参考文献

[1] World Health Organization. Global strategy and action plan on ageing and health[EB/OL]. (2017-01-02)[2023-09-20]. https://www.who.int/publications/i/item/9789241513500.

[2] CHODZKO-ZAJKO W J, PROCTOR D N, FIATARONE S M, et al. American College of Sports Medicine position stand. Exercise and physical activity for older adults[J]. Med Sci Sports Exerc, 2009, 41(7): 1510-1530.

[3] PIGGIN J. What is physical activity? A holistic definition for teachers, researchers and policy makers[J]. Front Sports Act Living, 2020, 2: 72.

[4] World Health Organization. Global action plan on physical activity 2018-2030: more active people for a healthier world [EB/OL]. (2018-06-01)[2023-09-20]. https://www.who.int/publications/i/item/9789241514187.

[5] World Health Organization. Tackling NCDs: "best buys" and other recommended interventions for the prevention and control of noncommunicable diseases[EB/OL]. (2017-10-26)[2023-09-20]. https://www.who.int/publications/i/item/WHO-NMH-NVI-17.9.

[6] World Health Organization. WHO guidelines on physical activity and sedentary behaviour: at a glance[EB/OL]. (2020-11-25)[2023-09-20]. https://www.who.int/publications/i/item/9789240015128.

[7] PIERCY K L, TROIANO R P, BALLARD R M, et al. The physical activity guidelines for Americans[J]. JAMA, 2018, 320(19): 2020-2028.

[8] SPARLING P B, HOWARD B J, DUNSTAN D W, et al. Recommendations for physical activity in older adults[J] BMJ, 2015, 350: h100.

[9] DUVIVIER B M, SCHAPER N C, BREMERS M A, et al. Minimal intensity physical activity (standing and walking) of longer duration improves insulin action and plasma lipids more than shorter periods of moderate to vigorous exercise (cycling) in sedentary subjects when energy expenditure is comparable[J]. PLoS One, 2013, 8(2): e55542.

[10] HUPIN D, ROCHE F, GREMEAUX V, et al. Even a low-dose of moderate-to-vigorous physical activity reduces mortality by 22% in adults aged ≥60 years: a systematic review and meta-analysis[J]. Br J Sports Med, 2015, 49(19): 1262-1267.

[11] CUNNINGHAM C, O' S R, CASEROTTI P, et al. Consequences of physical inactivity in older adults: a systematic review of reviews and meta-analyses[J]. Scand J Med Sci Sports, 2020, 30(5): 816-827.

[12] LEE I M, SHIROMA E J, LOBELO F, et al. Effect of physical inactivity on major non-communicable diseases worldwide: an analysis of burden of disease and life expectancy[J]. Lancet, 2012, 380(9838): 219-229.

[13] BLONDELL S J, HAMMERSLEY-MATHER R, VEERMAN J L. Does physical activity prevent cognitive decline and dementia?: a systematic review and meta-analysis of longitudinal studies[J]. BMC Public Health, 2014, 14: 510.

[14] GUURE C B, IBRAHIM N A, ADAM M B, et al. Impact of physical activity on cognitive decline, dementia, and its subtypes: meta-analysis of prospective studies[J]. Biomed Res Int, 2017, 2017: 9016924.

[15] QU X, ZHANG X, ZHAI Z, et al. Association between physical activity and risk of fracture[J]. J Bone Miner Res, 2014, 29(1): 202-211.

[16] OLIVEIRA J S, PINHEIRO M B, FAIRHALL N, et al. Evidence on physical activity and the prevention of frailty and sarcopenia among older people: a systematic review to inform the World Health Organization Physical Activity Guidelines[J]. J Phys Act Health, 2020, 17(12): 1247-1258.

[17] World Health Organization. Integrated care for older people: guidelines on community-level interventions to manage declines in intrinsic capacity[EB/OL]. (2017-01-01)[2023-09-20]. https://www.who.int/publications/i/item/WHO-MCA-17.06.10.

[18] PATERSON D H, WARBURTON D E. Physical activity and functional limitations in older adults: a systematic review related to Canada's Physical Activity Guidelines[J]. Int J Behav Nutr Phys Act, 2010, 7: 38.

[19] MATTLE M, CHOCANO-BEDOYA P O, FISCHBACHER M, et al. Association of dance-based mind-motor activities with falls and physical function among healthy older adults: a systematic review and meta-analysis[J]. JAMA Netw Open, 2020, 3(9): e2017688.

[20] SHERRINGTON C, FAIRHALL N, KWOK W, et al. Evidence on physical activity and falls prevention for people aged 65+ years: systematic review to inform the WHO guidelines on physical activity and sedentary behaviour[J]. Int J Behav Nutr Phys Act, 2020, 17(1): 144.

[21] SHERRINGTON C, LORD S R, VOGLER C M, et al. A post-hospital home exercise program improved mobility but increased falls in older people: a randomised controlled trial[J]. PLoS One, 2014, 9(9): e104412.

[22] FERDOUS T, CEDERHOLM T, RAZZAQUE A, et al. Nutritional status and self-reported and performance-based evaluation of physical function of elderly persons in rural Bangladesh[J]. Scand J Public Health, 2009, 37(5): 518-524.

[23] DIEKMANN R, WOJZISCHKE J. The role of nutrition in geriatric rehabilitation[J]. Curr Opin Clin Nutr Metab Care, 2018, 21(1): 14-18.

[24] KRUIZENGA H, van KEEKEN S, WEIJS P, et al. Undernutrition screening survey in 564, 063 patients: patients with

a positive undernutrition screening score stay in hospital 1. 4 d longer[J]. Am J Clin Nutr, 2016, 103(4): 1026-1032.

[25] SUOMINEN M, MUURINEN S, ROUTASALO P, et al. Malnutrition and associated factors among aged residents in all nursing homes in Helsinki[J]. Eur J Clin Nutr, 2005, 59(4): 578-583.

[26] OLIVEIRA M R, FOGACA K C, LEANDRO-MERHI V A. Nutritional status and functional capacity of hospitalized elderly[J]. Nutr J, 2009, 8: 54.

[27] ARNOLD A M, NEWMAN A B, CUSHMAN M, et al. Body weight dynamics and their association with physical function and mortality in older adults: the cardiovascular health study[J]. J Gerontol A Biol Sci Med Sci, 2010, 65(1): 63-70.

[28] KONG H H, WON C W, KIM W. Effect of sarcopenic obesity on deterioration of physical function in the elderly[J]. Arch Gerontol Geriatr, 2020, 89: 104065.

[29] BEYDOUN M A, POPKIN B M. The impact of socioeconomic factors on functional status decline among community-dwelling older adults in China[J]. Soc Sci Med, 2005, 60(9): 2045-2057.

[30] BOUCHARD D R, JANSSEN I. Dynapenic-obesity and physical function in older adults[J]. J Gerontol A Biol Sci Med Sci, 2010, 65(1): 71-77.

[31] ADLY N N, ABD-EL-GAWAD W M, ABOU-HASHEM R M. Relationship between malnutrition and different fall risk assessment tools in a geriatric inpatient unit[J]. Aging Clin Exp Res, 2020,32(7):1279-1287.

[32] LACKOFF A S, HICKLING D, COLLINS P F, et al. The association of malnutrition with falls and harm from falls in hospital inpatients: findings from a 5-year observational study[J]. J Clin Nurs, 2020, 29(3-4): 429-436.

[33] MALAFARINA V, REGINSTER JY, CABRERIZO S, et al. Nutritional status and nutritional treatment are related to outcomes and mortality in older adults with hip fracture[J]. Nutrients, 2018,10(5):555.

[34] ARTAZA-ARTABE I, SAEZ-LOPEZ P, SANCHEZ-HERNANDEZ N, et al. The relationship between nutrition and frailty: effects of protein intake, nutritional supplementation, vitamin D and exercise on muscle metabolism in the elderly. A systematic review[J]. Maturitas, 2016, 93: 89-99.

[35] HAN C Y, MILLER M, YAXLEY A, et al. Effectiveness of combined exercise and nutrition interventions in prefrail or frail older hospitalised patients: a systematic review and meta-analysis[J]. BMJ Open, 2020, 10(12): e40146.

[36] STUCKI G, BICKENBACH J, GUTENBRUNNER C, et al. Rehabilitation: the health strategy of the 21st century[J]. J Rehabil Med, 2018, 50(4): 309-316.

[37] World Health Organization. Integrated care for older people (ICOPE): guidance for person-centred assessment and path-ways in primary care[EB/OL]. (2019-01-01)[2023-09-20]. https://www.who.int/publications/i/item/WHO-FWC-ALC-19.1.

[38] PERRACINI M R, FRANCO M, RICCI N A, et al. Physical activity in older people: case studies of how to make change happen[J]. Best Pract Res Clin Rheumatol, 2017, 31(2): 260-274.

[39] KWAN R, SALIHU D, LEE P H, et al. The effect of e-health interventions promoting physical activity in older people: a systematic review and meta-analysis[J]. Eur Rev Aging Phys Act, 2020, 17: 7.

[40] HINRICHS T, BRACH M. The general practitioner's role in promoting physical activity to older adults: a review based on program theory[J]. Curr Aging Sci, 2012, 5(1): 41-50.

[41] PERRACINI MR, FREITAS SMSF, PIRES RS, et al. Promotion of physical activity for older people with neurological conditions[M/OL]// NYMAN SR, HAINES T, MUSSELWHITE C, et al. The Palgrave handbook of ageing and physical activity promotion. New York: Springer Nature, 2018: 145-163 [2023-09-20]. HTTPS://DOI.ORG/10.1007/978-3-319-71291-8_8.

[42] OLIVEIRA CB, FRANCO MR, MAHER CG, et al. The efficacy of a multimodal physical activity intervention with supervised exercises, health coaching and an activity monitor on physical activity levels of patients with chronic, nonspecific low back pain (Physical Activity for Back Pain (PAyBACK) trial): study protocol for a randomised controlled trial[J]. Trials, 2018,19(1):40.

[43] PALMER S J. Encouraging exercise in older adults: advice for nurses[J]. Br J Community Nurs, 2020, 25(2): 95-97.

[44] LEE LL, ARTHUR A, AVIS M. Using self-efficacy theory to develop interventions that help older people overcome psychological barriers to physical activity: a discussion paper[J]. Int J Nurs Stud, 2008,45(11):1690-1699.

[45] PETERS M, MUELLMANN S, CHRISTIANSON L, et al. Measuring the association of objective and perceived neighborhood environment with physical activity in older adults: challenges and implications from a systematic review [J]. Int J Health Geogr, 2020,19(1):47.

推荐阅读

[1] NYMAN S R, HAINES T, MUSSELWHITE C, et al. The Palgrave handbook of ageing and physical activity promotion [M/OL]. New York: Springer Nature, 2018 [2023-09-20]. https://link.springer.com/book/10.1007/978-3-319-71291-8.

[2] PERRACINI M R, FRANCO M, RICCI N A, et al. Physical activity in older people: case studies of how to make change happen[J]. Best Pract Res Clin Rheumatol, 2017, 31(2): 260-274.

[3] SPARLING P B, HOWARD B J, DUNSTAN D W, et al. Recommendations for physical activity in older adults[J]. BMJ, 2015, 350: h100.

[4] World Health Organization. WHO guidelines on physical activity and sedentary behaviour: at a glance[EB/OL]. (2020-11-25)[2023-09-20]. https://www.who.int/publications/i/item/9789240015128.

第 15 章

压力性损伤的预防和管理

Donna Hickling, Tracy Nowicki, and Julie Santy-Tomlinson

版本：独立翻译稿
译者：李佳惠　高　远　章紫薇　胡三莲　刘民辉

【摘要】前几章介绍了如何实施和改善营养护理，并强调了多学科联合的重要性。本章将重点阐述营养不良和压力性损伤(pressure injuries, PIs)的关系，重点关注预防和管理压力性损伤过程中的营养筛查、评估和跨学科干预。

【关键词】压力性损伤；皮肤完整性；筛查；营养不良；营养治疗

【学习目标】

- 描述导致压力性损伤的营养相关原因；
- 解释良好的营养状况对预防和管理压力性损伤的重要性；
- 作为整体护理的一部分，探究最有可能影响压力性损伤预防和管理的营养护理方案。

15.1 压力性损伤

压力性损伤，又称压疮，是指皮肤和皮下软组织的局部损伤[1]，常见于活动能力受损、有急慢性疾病以及衰弱的老年人中[2]。尽管已有大量的循证建议指导如何预防压力性损伤，但它仍然是常见的、因护理不当而导致的患者安全事件[3]。因此，多学科管理导致压力性损伤的外在和内在因素是预防和管理压力性损伤的关键。

可根据组织损伤的严重程度和深度对压力性损伤进行分期：皮肤完整伴压之不变白的红斑(Ⅰ

本章隶属于第二部分：老年营养学专题。

关于本书章节划分依据，请参见第一章：老年病学和老年骨科营养护理概览。

D. Hickling (*)
Nutrition and Dietetics Department, The Prince Charles Hospital, Chermside, QLD, Australia
e-mail: Donna. Hickling@ health. qld. gov. au
T. Nowicki
Quality Effective Support Team (QuEST), The Prince Charles Hospital, Chermside, QLD, Australia
e-mail: Tracy. Nowicki@ health. qld. gov. au
J. Santy-Tomlinson
Orthopaedic Nursing, Odense University Hospitals/University of Southern Denmark, Odense, Denmark
e-mail: juliesanty@ tomlinson15. karoo. co. uk

Ó. G. Geirsdóttir, J. J. Bell (eds.), Interdisciplinary Nutritional Management and Care for Older Adults, Perspectives in Nursing Management and Care for Older Adults, https://doi.org/10.1007/978-3-030-63892-4_15

期）；局部皮肤缺损伴真皮层暴露或水疱出现（Ⅱ期）；全层皮肤缺损，脂肪层暴露（Ⅲ期）；全层组织缺损，皮下组织暴露（Ⅳ期）。因腐肉或焦痂覆盖无法观察到伤口底部的压力性损伤则不可分期。当完整或破损的皮肤出现持续指压不褪色，或持续变为深红色、红褐色、紫色等，则提示深部组织损伤[1]。临床上，还需警惕黏膜压力性损伤：呼吸道、胃肠道和泌尿生殖道的压力性损伤通常由医疗设备导致，例如通气管或胃肠管[4-5]。黏膜压力性损伤不能使用上述分级标准。

15.2　压力性损伤的病因

压力性损伤是骨隆突处皮肤和软组织受到压力和（或）剪切力导致的[1]。当这些外力持续存在时，皮肤微循环受损，导致皮肤组织细胞缺血、营养供应减少和代谢产物累积[6]，从而造成组织坏死。皮肤表面长时间暴露在湿润环境中（如尿液、汗液、唾液、粪便、伤口渗出液）会导致炎症和表皮损伤[7]，从而增加组织损伤的风险。医疗设备（如气管插管和鼻胃管、吸氧管和面罩、导尿管和石膏）也会对皮肤和软组织施加压力[8]。

患者特有的一系列内在因素会影响软组织对压力和剪切力的耐受性，包括营养状况、微环境、灌注情况和共病（如衰弱、呼吸系统和心血管系统疾病以及糖尿病）[1]。导致血液、氧气和营养供应减少的不良健康状况降低了组织对外来损害性因素的耐受性。压力性损伤早期预防的重点是通过识别容易导致皮肤损伤的外在和内在因素来评估患者的风险。

15.3　压力性损伤和营养不良的关系

营养不良是导致压力性损伤的独立内在危险因素，致使发生压力性损伤的风险增加 3～5 倍，且随着营养不良严重程度的增加而逐渐增加[9-11]。重要的是，即便没有营养不良，压力性损伤患者对蛋白质和能量的需求也会增加。如果患者存在营养失调或营养不良，还将可能导致伤口恶化和愈合延迟。人体组织和器官需要常量元素及微量元素来维持机体的生长、发育和修复[11]。

尽管已经确定营养不良是压力性损伤[9]和皮肤破溃[12]的危险因素，但医务工作者并不总能意识到营养不良在压力性损伤进展中的重要性，这导致干预难以推进。补充营养和水分对于保持皮肤组织完整、促进组织修复至关重要，因此，对营养和水分管理不善是导致压力性损伤的主要因素。目前，饮食问题、体重下降、营养摄入不足和营养不良是引起皮肤损伤和延迟愈合的关键危险因素[9-10]。虽然低体重和营养不良是导致压力性损伤的危险因素，有研究显示[5]，肥胖（Ⅰ类，BMI 为 30～34.99 kg/m^2）是压力性损伤的保护因素。然而，与体重正常的人相比，病态肥胖（BMI≥40 kg/m^2）和营养不良的患者发生压力性损伤概率相近（$OR=3.5$）[5]，同时诊断为病态肥胖和营养不良的患者发生压力性损伤的概率是病态肥胖且营养良好者的 11 倍[5]，此结论对患有病态肥胖及难以诊断的因营养不良导致的肌少症患者尤为重要。

15.4　以营养护理为重点的压力性损伤的预防和管理

评估有压力性损伤风险的老年人尤其需要通过跨学科合作来识别、预防和治疗营养不良，以帮助降低营养不良的发病率和继发性损伤。然而，迄今为止，大多数研究只关注营养不良的风险或治疗，而对最大化降低营养不良风险的干预关注较少。本章的重点是将营养干预作为预防和治疗压力性损伤的整体性和个体化干预的一部分。2019 年国际《压力性损伤的预防与治疗：临床实践指南》概述了预防压力性损伤的非营养干预方法[1]，并提供了全面的证据以指导最佳实践[1,13-14]，主要建议如下：

- 对营养不良或有营养风险的老年人，应同时进行压力性损伤评估和营养评估。

- 对营养不良或有营养风险的人，应由营养学家/营养师进行更详细的评估。
- 正如本书通篇所讨论的，由跨学科合作团队进行营养管理至关重要。

2019 年国际《压力性损伤的预防与治疗：临床实践指南》[1]对基于营养干预的压力性损伤管理提出了建议，内容见表 15.1。

表 15.1 营养干预对治疗压力性损伤的临床指导

临床指导	参考文献/章节
对有压力性损伤潜在风险及已发生压力性损伤的患者，使用经过验证的营养不良筛查工具进行评估	[1, 14]
营养师应对压力性损伤患者进行全面的营养评估，并制定个性化营养护理方案	[1, 14]
压力性损伤患者应增加蛋白质和能量的摄入，参考国内指南(如有)来指导实践	本书第 2~5 章
每日能量摄入 125~145 kJ/kg(30~35 kal/kg)	[1, 14]
每日蛋白质摄入 1.2~1.5 g/kg	
高危人群的识别	
营养不良患者	[1, 14]
低体重患者	[1, 5, 9]
病态肥胖患者	[1, 5]
制定并实施增加营养摄入的方案	第 6、10~13 章
对患者进行压力性损伤及其病因的健康宣教，告知患者营养干预在预防压力性损伤及伤口愈合过程中的作用	第 1、12~14 章
监测营养摄入量	第 5、6 章
对于营养充足但有营养不足风险的患者(如酗酒者等高危人群)，应考虑补充维生素、矿物质(注意定时监测血生化指标)	第 2~5 章[1, 14]
监测营养状况，包括体重、饮食记录和症状管理(如便秘、食欲不振、术后恶心、呕吐)	第 2~6 章
对于有压力性损伤风险且食欲差/摄入量低的患者，考虑鼻饲饮食，同时考虑置管处发生压力性损伤的风险	第 5 章
鼻胃管固定处是容易发生黏膜压力性损伤的主要部位	[1]
认识到补水是保证营养输送和氧合的关键，以促进伤口愈合，鼓励患者摄入足够量的液体，并关注高危人群(如吞咽困难患者)	第 7 章

证据表明，强化营养干预与由营养学家或营养师领导的多学科干预方案相结合，是预防和治疗压力性损伤的关键[1, 14]。营养护理有助于促进压力性损伤的愈合，应成为多学科营养管理中的一部分[1]。在没有营养师或营养师有限的情况下，应考虑授权更多团队为有营养不良风险的老年人(包括患有压力性损伤的老年人)提供系统化、跨学科的营养照护方法，确保能够满足患者不断增加的营养需求[15-17]。营养师或营养专家是监督循证营养护理实践和提供专业营养护理的最佳人选。鉴于护士对患者实施连续性护理，护理团队通常能够很好地识别和管理压力性损伤风险(第 6 章)[17-19]，因此，护士和营养专家在实施营养管理中发挥着关键作用，同时，护士能够确保有压力性损伤风险的患者在出院或转院时在营养和其他护理方面的连续性。

压力性损伤被视为反映多学科照护效果不佳的患者安全事件，在一些国家，如果发生此类事件，医务人员将受到经济处罚[20]。制定压力性损伤预防策略时需考虑循证营养护理实践的重要性，并在营养学专家的指导下，通过健康教育及管理将这些策略应用于临床实践。

15.5 总结

对于行动不便、身体衰弱及患有合并症的老年人来说，压力性损伤仍然是重大的患者安全事件。但是，通过循证的风险评估和干预，大多数的压力性损伤是可以预防的。证据表明，营养不良是压力性损伤的独立危险因素，同时也是伤口延迟愈合的影响因素。与国际营养指南一致，多学科循证干预已被证明是预防和管理营养不良和压力性损伤的有效措施。

总结要点

- 营养不良是压力性损伤及伤口延迟愈合的独立、可改变的危险因素。
- 适当的营养管理对预防和管理压力性损伤至关重要。
- 患有压力性损伤的老年人需要补充更多的蛋白质及能量。
- 多学科团队合作可预防压力性损伤的发生。
- 2019 年国际《压力性损伤的预防与治疗：临床实践指南》总结了临床上最有效的多学科营养干预措施，以预防和管理压力性损伤。

参考文献

[1] HAESLER E. Prevention and treatment of pressure ulcers/injuries: clinical practice guideline: the international guideline[M/OL]. 3rd ed. Rockville: European Pressure Ulcer Advisory Panel, National Pressure Injury Advisory Panel and Pan Pacific Pressure Injury Alliance; 2019[2023-09-20]. https://internationalguideline.com/.

[2] CAMPBELL K E. A new model to identify shared risk factors for pressure ulcers and frailty in older adults[J]. Rehabil Nurs, 2009, 34(6): 242-247.

[3] RECIO-SAUCEDO A, DALL'ORA C, MARUOTTI A, et al. What impact does nursing care left undone have on patient outcomes?: review of the literature[J]. J Clin Nurs, 2018, 27(11-12): 2248-2259.

[4] KAYSER S A, VANGILDER C A, AYELLO E A, et al. Prevalence and analysis of medical device-related pressure injuries: results from the international pressure ulcer prevalence survey[J]. Adv Skin Wound Care, 2018, 31(6): 276-285.

[5] NESS S J, HICKLING D F, BELL J J, et al. The pressures of obesity: The relationship between obesity, malnutrition and pressure injuries in hospital inpatients[J]. Clin Nutr, 2018, 37(5): 1569-1574.

[6] COLEMAN S, NIXON J, KEEN J, et al. A new pressure ulcer conceptual framework[J]. J Adv Nurs, 2014, 70(10): 2222-2234.

[7] KOTTNER J, BLACK J, CALL E, et al. Microclimate: a critical review in the context of pressure ulcer prevention[J]. Clin Biomech (Bristol, Avon), 2018, 59: 62-70.

[8] GEFEN A, ALVES P, CIPRANDI G, et al. Device-related pressure ulcers: SECURE prevention[J]. J Wound Care, 2020, 29(Sup2a): S1-S52.

[9] BANKS M, BAUER J, GRAVES N, et al. Malnutrition and pressure ulcer risk in adults in Australian health care facilities[J]. Nutrition, 2010, 26(9): 896-901.

[10] BANKS MD, ROSS LJ, WEBSTER J, et al. Pressure ulcer healing with an intensive nutrition intervention in an acute setting: a pilot randomised controlled trial[J]. J Wound Care, 2016, 25(7): 384-392.

[11] MUNOZ N, POSTHAUER M E, CEREDA E, et al. The role of nutrition for pressure injury prevention and healing: the 2019 international clinical practice guideline recommendations[J]. Adv Skin Wound Care, 2020, 33(3): 123-136.

[12] MUNRO E L, HICKLING D F, WILLIAMS D M, et al. Malnutrition is independently associated with skin tears in hospital inpatient setting-Findings of a 6-year point prevalence audit[J]. Int Wound J, 2018, 15(4): 527-533.

[13] ROBERTS S, DESBROW B, CHABOYER W. Feasibility of a patient-centred nutrition intervention to improve oral intakes of patients at risk of pressure ulcer: a pilot randomised control trial[J]. Scand J Caring Sci, 2016, 30(2): 271-280.

[14] Trans Tasman Dietetic Wound CareGroup. Evidence based practice guidelines for the dietetic management of adults with pressure injuries[EB/OL]. (2011-09-01)[2023-09-20]. https://www.nestlehealthconnect.com.au/education-centre/wound-care/evidence-based-practice-guidelines-dietetic-management-adults-pressure.

[15] TAPPENDEN K A, QUATRARA B, PARKHURST M L, et al. Critical role of nutrition in improving quality of care: an interdisciplinary call to action to address adult hospital malnutrition[J]. JPEN J Parenter Enteral Nutr, 2013, 37(4): 482-497.

[16] BELL J J, YOUNG A, HILL J, et al. Rationale and developmental methodology for the SIMPLE approach: a Systematised, Interdisciplinary Malnutrition Pathway for impLementation and Evaluation in hospitals[J]. Nutr Diet, 2018, 75(2): 226-234.

[17] BELL JJ, GEIRSDóTTIR ÓG, HERTZ K, et al. Nutritional care of the older patient with fragility fracture: opportunities for systematised, interdisciplinary approaches across acute care, rehabilitation and secondary prevention settings[M/OL]// FALASCHI P, MARSH D. Orthogeriatrics: the management of older patients with fragility fractures. 2nd ed. Switzerland: Springer Cham, 2020: 311-329 [2023-09-20]. https://doi.org/10.1007/978-3-030-48126-1_18.

[18] TEN C D, ETTEMA R, HUISMAN-DE W G, et al. Interventions to prevent and treat malnutrition in older adults to be carried out by nurses: a systematic review[J]. J Clin Nurs, 2020, 29(11-12): 1883-1902.

[19] TEN C D, SCHOONHOVEN L, HUISMAN-DE W G, et al. Hospital and home care nurses' experiences and perceptions regarding nutritional care for older adults to prevent and treat malnutrition: a cross-sectional study[J]. J Clin Nurs, 2021, 30(13-14): 2079-2092.

[20] LYDER CH, AYELLO EA. Pressure ulcers: a patient safety issue[M/OL]// HUGHES RG. Patient safety and quality: an evidence-based handbook for nurses. Rockville: Agency for Healthcare Research and Quality, 2008: 267-299 [2023-09-20]. https://www.ncbi.nlm.nih.gov/books/NBK2650/pdf/Bookshelf_NBK2650.pdf.

推荐阅读

[1] HOMMEL A, SANTY-TOMLINSON J. Pressure injury prevention and wound management[M/OL]// HERTZ K, SANTY-TOMLINSON J. Fragility fracture nursing: holistic care and management of the orthogeriatric patient. SWITZERLAND: Springer Cham, 2018: 85-94 [2023-09-20]. https://rd.springer.com/book/10.1007/978-3-319-76681-2.

[2] MUNOZ N, POSTHAUER ME, CEREDA E, et al. The role of nutrition for pressure injury prevention and healing: the 2019 international clinical practice guideline recommendations[J]. Adv Skin Wound Care, 2020,33(3):123-136.

[3] HAESLER E. Prevention and treatment of pressure ulcers/injuries: clinical practice guideline: the international guideline[M/OL]. 3rd ed. Rockville: European Pressure Ulcer Advisory Panel, National Pressure Injury Advisory Panel and Pan Pacific Pressure Injury Alliance; 2019[2023-09-20]. https://internationalguideline.com/.

第 16 章

老年人健康与肥胖

Alfons Ramel and Sari Stenholm

版本：独立翻译稿
译者：宋　咪　高　远　章紫薇　胡三莲　刘民辉

【摘要】本章将重点讲述老年人肥胖与体质指数，还将讨论是否应该建议肥胖的老年人减肥。
【关键词】体质指数；肥胖；“肥胖悖论”；身体成分；减肥；营养
【学习目标】
- 了解老年人肥胖的流行病学情况；
- 了解随着年龄增长身体成分的改变；
- 解释老年人肥胖的原因；
- 简述肥胖对健康的影响；
- 理解“肥胖悖论”；
- 帮助肥胖老年人制订独立于减肥的健康促进计划。

16.1　定义和流行病学

超重和肥胖的特征是异常或过多的脂肪堆积，并被证明会增加多种疾病的风险。体质指数(BMI)即体重(千克)除以身高(米)的平方，通常被用来评估是否肥胖。对于 18 岁以上的人，WHO 对超重和肥胖的定义如下：BMI≥25 kg/m^2 为超重，BMI≥30 kg/m^2 为肥胖[1]。然而，这些临界值是否适用于老年人受到了质疑[2]，因此一些国家已经相继提出并引入针对老年人的特定的临界值(23～30 kg/m^2)[3]，如冰岛[4]。

作为一种全球性流行病，肥胖在老年人中普遍存在，并在过去几十年中呈持续增长趋势[5]。

本章隶属于第二部分：老年营养学专题。
关于本书章节划分依据，请参见第一章：老年病学和老年骨科营养护理概览。

A. Ramel (*)
Department of Food Science and Nutrition, University of Iceland, Reykjavík, Iceland
e-mail: alfonsra@hi.is
S. Stenholm
Department of Public Health, University of Turku, Turku, Finland
e-mail: samast@utu.f

Ó. G. Geirsdóttir, J. J. Bell (eds.), Interdisciplinary Nutritional Management and Care for Older Adults, Perspectives in Nursing Management and Care for Older Adults, https://doi.org/10.1007/978-3-030-63892-4_16

2014 年美国国家健康和营养研究所调查显示，在 60 岁以上人群中，男性肥胖患病率为 38%，女性为 39%[6]，与英国、加拿大、冰岛等国家的情况相似[7-9]。

16.2　身体成分随年龄的变化

随着年龄增长，可以观察到身体成分的变化，尤其是肌肉、骨量和水分占比减少，脂肪占比增加。此外，随着年龄增长，脂肪会重新分布，更多的脂肪聚集在腹部，而身体其他部位的皮下脂肪则会减少，肌肉、肝脏及心脏中也会出现脂肪堆积[10]。考虑到身体成分的这些变化，部分老年人会因过度肥胖和肌肉量下降而面临更高的健康风险，这种情况被称为肌少性肥胖[11]（sarcopenic obesity，SO，见第 8 章）。此外，老年人可能同时存在超重和营养不良，诊断为超重或肥胖型营养不良（diagnosis of overweight or obese malnutrition，DOOM），对患者的健康结局有重大影响[12]。需要注意的是，肌少性肥胖不同于肌少症，肌少症是指与年龄相关的肌少症，而肌少性肥胖是指同时被诊断为营养不良和肥胖。

16.3　肥胖的病因

能量摄入和能量消耗之间的不平衡是导致肥胖和超重的主要原因。在许多群体和社会中，因城市化和交通业的发展，以及工作导致的久坐增加，人们对高脂肪及高糖食物的摄入增加，身体活动减少[13, 14]。膳食结构的不良改变和身体活动的减少与卫生、农业、交通、城市规划、环境、食品加工、分配、营销和教育等部门的环境和社会变化息息相关[1]。

衰老的特征是肌肉、运动量和基础代谢率的明显降低，且老年人更倾向于摄入碳水化合物而非脂肪，因此，老年人可能更容易出现肥胖。虽然摄入的总能量没有明显增加，甚至可能会由于年龄增长而减少，但这似乎不能弥补能量消耗下降，从而导致脂肪堆积和代谢问题[15]。

16.3.1　肥胖对健康的影响

肥胖会导致胰岛素抵抗、性激素和生长因子的改变、血脂增加及多种脂肪因子、炎症因子（如肿瘤坏死因子-α、白细胞介素-6 等）的产生，从而导致不良的生理状态[16, 17]。机体生理方面的变化，导致以下疾病的发生率增加，还可能为癌症提供有利发展条件[18]。

因此，体脂增加是导致代谢性疾病发生的重要危险因素，如心血管疾病（心脏病、脑卒中），糖尿病和某些癌症（包括子宫内膜癌、乳腺癌、卵巢癌、前列腺癌、肝癌、胆囊癌、肾癌以及结肠癌）等，这些非传染性疾病的风险随着 BMI 的增加而增加。目前，从全球角度来看，因超重和肥胖死亡的人数超过因低体重死亡的人数[1, 19, 20]。肥胖不仅对人体代谢有影响，还对肌肉骨骼系统造成一定负担，是下肢骨关节炎的主要危险因素。此外，由肥胖导致的身体功能和活动能力下降在老年肥胖者中很常见[21]。

16.3.2　肥胖悖论：肥胖对老年人以及老年患者的保护作用

许多慢性疾病可能会导致老年人体重下降，此时，肥胖可为其提供额外的保护。现实中，一些肥胖人群的寿命会长于正常体重的人群，这种现象被称为“肥胖悖论”。患有冠心病、心力衰竭、2 型糖尿病和慢性肾病的肥胖老年患者，他们的死亡风险往往低于或者与正常体重的老年人相当[22-26]。

一些疾病的已知危险因素在疾病确诊后变成保护因素，这听起来与传统相悖。过去 10 年中，学者们对“肥胖悖论”进行了激烈的讨论[27]。部分研究强调了肌肉量和心肺功能在疾病中的作用，并提出“肥胖悖论”不适用于健康人群[28-30]。然而，已经确定有几个因素可以解释肥胖的保护作用，包括更好的营养储备、更稳定的血流动力学、更高的骨密度，以及在跌倒预防中髋部脂肪的保护作用[31-33]。此外，与研究设计和研究对象相关的因素可以解释在肥胖人群中观察到死亡风险较低的原因，如幸存者偏差，严重疾病导致患者体重下降、BMI降低，BMI不一定代表身体脂肪含量，BMI的临界值设定不合适，肥胖患者更早被确诊[34-36]。

16.4 针对性减肥是否适合老年人

一般不建议老年肥胖者减肥，因为减肥会导致肌肉和骨密度下降，进而影响老年人健康。但在过去几十年中，随着针对肥胖老年人的减肥干预研究增多，我们对老年人体重管理的了解也在逐步加深[37-39]。研究表明，控制体重并减少能量摄入，但保证充足的蛋白质摄入和适量运动的方法对老年人体重减轻、疼痛减少、身体机能和生活质量的改善有着良好的效果。另外，研究也报道了该方法在体重和脂肪量的减少、血糖控制的改善等身体成分方面的积极变化[40-42]。

尽管多因素干预是一种合理且恰当的方法，但很难将此类研究产生的积极结果完全归因于减肥，甚至可能会产生误导。鉴于这些研究中，平均体重减轻的幅度很小(约5 kg)[41]，人们可能认为，干预组和对照组在健康结果方面的差异可能是由体育运动而非体重的少量减轻造成的，这一假设得到了部分研究的支持。这些研究报告显示，实施没有体重变化的锻炼方案，对改善身体功能和降低心血管疾病风险同样具有积极作用[43-45]。

最近一项关于老年人刻意减肥与死亡率的荟萃分析结果显示，体重减轻与死亡风险降低15%有关[46]。然而，查看纳入分析的研究时发现，死亡率的降低主要是由于将运动作为了干预的一部分[38-42]。而在仅有饮食控制的干预研究中，干预组死亡率甚至会升高(尽管并不显著)[32-35]。

在保证去脂体重和骨量正常的前提下，存在代谢异常(如高甘油三酯)或功能障碍(如步态缓慢)的肥胖老年人能从减肥中受益较多[47]。然而，在现实生活中，很难避免减肥对身体的损害，因为减肥会导致能量失衡，使身体分解代谢，对骨骼及肌肉产生不可避免的负面影响[48]。

鉴于干预性研究中刻意减肥的益处具有不确定性、流行病学研究中减肥对于老年人负面影响的大量证据[49]以及维持体重变化的困难，我们不应该仅关注老年肥胖人群的减重问题。具有高度限制性、自行制定的减肥食谱可导致保护性营养素摄入不足，甚至肌少症。在行针对性减肥时，应仔细监测，至少需要通过一系列的测量方法来评估肌少症，确保肌肉力量和身体功能，同时维持宏量营养素及微量营养素摄入的良好平衡。

肥胖老年人可通过抗阻运动和有氧运动来增加身体活动量，以改善或维持身体功能、独立性和良好的健康状况，而不是通过能量限制或减肥引发健康问题(见第14章)。在饮食方面，重点是通过营养疗法提升饮食质量，调整摄入和消耗比，培养健康饮食习惯，多进食蛋白质和新鲜食物，在保证身体获得充足营养的同时避免体重过一步增长。

我们认为，在肥胖老年人开始刻意减肥前，应重点评估老年人的以下特征：减肥动机和态度、认知功能、社会环境、家庭支持、经济情况等。

肥胖是患有行动能力受限性疾病(如脑卒中、关节炎)的老年人的常见问题。疾病引发的活动限制会影响老年人的活动意愿和活动能力，导致能量失衡、体重增加和活动障碍。为了避免这种恶性循环，有必要找到平衡能量摄入和能量消耗的最佳方法。根据本领域最新综述，对活动能力受限的老年人减肥和营养的研究仍处于初级阶段，有必要进行随机对照试验来寻找最佳的减肥方法[50]，如高蛋白饮食、共病管理等。

16.5 总结

不建议超重的老年人减肥[3]，如果是肥胖老年人，建议由专业人士评估后，慎重决定。总之，健康体重在整个成年时期发挥着重要作用，在中年时期将体重控制在正常范围内可预防各种慢性疾病，有助于维持年龄增长后的身体、认知和社会功能。

总结要点

- 医务人员在进行医疗服务时应重点使用生命历程法来预防肥胖。
- 超重的老年人如未得到医生建议，不应自行减肥。
- 肥胖的老年人不一定能从节食减肥中获益。
- 减肥时，应在控制饮食的同时进行适当的体育活动，同时仔细监测肌肉力量和功能。
- 对于老年人来说，减肥可能会对身体造成危害。
- 老年人不应通过当下流行的限制性饮食的方法来减肥。

参考文献

[1] NGUYEN D M, EL-SERAG H B. The epidemiology of obesity[J]. Gastroenterol Clin North Am, 2010, 39(1): 1-7.

[2] NG W L, COLLINS P F, HICKLING D F, et al. Evaluating the concurrent validity of body mass index (BMI) in the identification of malnutrition in older hospital inpatients[J]. Clin Nutr, 2019, 38(5): 2417-2422.

[3] ELVA GÍSLADÓTTIR Hþ, GEIRSDÓTTIR Ó G, JÓNSDÓTTIR A B, et al. Ráðleggingar um mataræði fyrir hrumt og veikt fólk [EB/OL]. (2018-12-10)[2023-09-20]. https://island.is/s/landlaeknir.

[4] VOLKERT D, BECK A M, CEDERHOLM T, et al. ESPEN guideline on clinical nutrition and hydration in geriatrics [J]. Clin Nutr, 2019, 38(1): 10-47.

[5] BATSIS J A, ZAGARIA A B. Addressing obesity in aging patients[J]. Med Clin North Am, 2018, 102(1): 65-85.

[6] FLEGAL K M, KRUSZON-MORAN D, CARROLL M D, et al. Trends in obesity among adults in the United States, 2005 to 2014[J]. JAMA, 2016, 315(21): 2284-2291.

[7] SMITH K B, SMITH M S. Obesity statistics[J]. Prim Care, 2016, 43(1): 121-135.

[8] TWELLS LK, GREGORY DM, REDDIGAN J, et al. Current and predicted prevalence of obesity in Canada: a trend analysis published correction appears in CMAJ Open[J]. CMAJ Open, 2014,2(1):E18-E26.

[9] VALDIMARSDÓTTIR M, JONSSON S H, ÞORGEIRSDÓTTIR H, et al. Líkamsþyngd og holdafar fullorðinna Íslendinga frá 1990 til 2007[J]. Lýðheilsustöð, Reykjavík, 2009.

[10] ZAMBONI M, ROSSI A P, FANTIN F, et al. Predictors of Ectopic Fat in Humans[J]. Curr Obes Rep, 2014, 3(4): 404-413.

[11] ORWOLL E S, PETERS K E, HELLERSTEIN M, et al. The importance of muscle versus fat mass in sarcopenic obesity: a re-evaluation using D_3-creatine muscle mass versus DXA lean mass measurements[J]. J Gerontol A Biol Sci Med Sci, 2020, 75(7): 1362-1368.

[12] NESS S J, HICKLING D F, BELL J J, et al. The pressures of obesity: The relationship between obesity, malnutrition and pressure injuries in hospital inpatients[J]. Clin Nutr, 2018, 37(5): 1569-1574.

[13] ALLENDER S, FOSTER C, HUTCHINSON L, et al. Quantification of urbanization in relation to chronic diseases in developing countries: a systematic review[J]. J Urban Health, 2008,85(6):938-951.

[14] JAKICIC J M, ROGERS R J, COLLINS A M, et al. Strategies for physical activity interventions in the treatment of obesity[J]. Endocrinol Metab Clin North Am, 2020, 49(2): 289-301.

[15] JOHANNSEN D L, RAVUSSIN E. Obesity in the elderly: is faulty metabolism to blame? [J]. Aging health, 2010, 6(2): 159-167.

[16] HEYMSFIELD S B, WADDEN T A. Mechanisms, pathophysiology, and management of obesity[J]. N Engl J Med, 2017, 376(3): 254-266.

[17] POLLAK M. Insulin and insulin-like growth factor signalling in neoplasia[J]. Nat Rev Cancer, 2008, 8(12): 915-928.

[18] LOHMANN A E, GOODWIN P J, CHLEBOWSKI R T, et al. Association of obesity-related metabolic disruptions with cancer risk and outcome[J]. J Clin Oncol, 2016, 34(35): 4249-4255.

[19] SUZUKI R, ORSINI N, SAJI S, et al. Body weight and incidence of breast cancer defined by estrogen and progesterone receptor status: a meta-analysis[J]. Int J Cancer, 2009, 124(3): 698-712.

[20] LAUBY-SECRETAN B, SCOCCIANTI C, LOOMIS D, et al. Body fatness and cancer: Viewpoint of the IARC Working Group[J]. N Engl J Med, 2016, 375(8): 794-798.

[21] DE SOUZA BARBOSA J F, DOS S G C, VILTON C J, et al. Abdominal obesity and mobility disability in older adults: a 4-year follow-up the international mobility in aging study[J]. J Nutr Health Aging, 2018, 22(10): 1228-1237.

[22] FLEGAL K M, KIT B K, ORPANA H, et al. Association of all-cause mortality with overweight and obesity using standard body mass index categories: a systematic review and meta-analysis[J]. JAMA, 2013, 309(1): 71-82.

[23] WINTER J E, MACINNIS R J, WATTANAPENPAIBOON N, et al. BMI and all-cause mortality in older adults: a meta-analysis[J]. Am J Clin Nutr, 2014, 99(4): 875-890.

[24] JANSSEN I, MARK A E. Elevated body mass index and mortality risk in the elderly[J]. Obes Rev, 2007, 8(1): 4-59.

[25] PISCHON T, BOEING H, HOFFMANN K, et al. General and abdominal adiposity and risk of death in Europe[J]. N Engl J Med, 2008, 359(20): 2105-2120.

[26] BEA J W, THOMSON C A, WERTHEIM B C, et al. Risk of mortality according to body mass index and body composition among postmenopausal women[J]. Am J Epidemiol, 2015, 182(7): 585-596.

[27] LAVIE C J, De SCHUTTER A, MILANI R V. Healthy obese versus unhealthy lean: the obesity paradox[J]. Nat Rev Endocrinol, 2015, 11(1): 55-62.

[28] PRADO C M, GONZALEZ M C, HEYMSFIELD S B. Body composition phenotypes and obesity paradox[J]. Curr Opin Clin Nutr Metab Care, 2015, 18(6): 535-551.

[29] GOEL K, THOMAS R J, SQUIRES R W, et al. Combined effect of cardiorespiratory fitness and adiposity on mortality in patients with coronary artery disease[J]. Am Heart J, 2011, 161(3): 590-597.

[30] BARRY V W, BARUTH M, BEETS M W, et al. Fitness vs. fatness on all-cause mortality: a meta-analysis[J]. Prog Cardiovasc Dis, 2014, 56(4): 382-390.

[31] GANDHAM A, ZENGIN A, BONHAM M P, et al. Incidence and predictors of fractures in older adults with and without obesity defined by body mass index versus body fat percentage[J]. Bone, 2020, 140: 115546.

[32] LI G, COMPSTON J E, LESLIE W D, et al. Relationship between obesity and risk of major osteoporotic fracture in postmenopausal women: taking frailty into consideration[J]. J Bone Miner Res, 2020, 35(12): 2355-2362.

[33] OREOPOULOS A, KALANTAR-ZADEH K, SHARMA A M, et al. The obesity paradox in the elderly: potential mechanisms and clinical implications[J]. Clin Geriatr Med, 2009, 25(4): 643-659.

[34] BANACK H R, KAUFMAN J S. The obesity paradox: understanding the effect of obesity on mortality among individuals with cardiovascular disease[J]. Prev Med, 2014, 62: 96-102.

[35] ROTHMAN K J. BMI-related errors in the measurement of obesity[J]. Int J Obes (Lond), 2008, 32 Suppl 3: S56-S59.

[36] DIXON J B, EGGER G J, FINKELSTEIN E A, et al. "Obesity paradox" misunderstands the biology of optimal weight throughout the life cycle[J]. Int J Obes (Lond), 2015, 39(1): 82-84.

[37] DIMILIA P R, MITTMAN A C, BATSIS J A. Benefit-to-Risk balance of weight loss interventions in older adults with obesity[J]. Curr Diab Rep, 2019, 19(11): 114.

[38] PAPAGEORGIOU M, KERSCHAN-SCHINDL K, SATHYAPALAN T, et al. Is weight loss harmful for skeletal health in obese older adults? [J]. Gerontology, 2020, 66(1): 2-14.

[39] JIANG B C, VILLAREAL D T. Therapeutic and lifestyle approaches to obesity in older persons[J]. Curr Opin Clin Nutr Metab Care, 2019, 22(1): 30-36.

[40] REJESKI W J, MARSH A P, CHMELO E, et al. Obesity, intentional weight loss and physical disability in older adults[J]. Obes Rev, 2010, 11(9): 671-685.

[41] MILLER G D, NICKLAS B J, DAVIS C, et al. Intensive weight loss program improves physical function in older obese adults with knee osteoarthritis[J]. Obesity (Silver Spring), 2006, 14(7): 1219-1230.

[42] DUNSTAN D W, DALY R M, OWEN N, et al. High-intensity resistance training improves glycemic control in older

patients with type 2 diabetes[J]. Diabetes Care, 2002, 25(10): 1729-1736.

[43] GEIRSDOTTIR O G, ARNARSON A, RAMEL A, et al. Muscular strength and physical function in elderly adults 6-18 months after a 12-week resistance exercise program[J]. Scand J Public Health, 2015, 43(1): 76-82.

[44] ARNARSON A, RAMEL A, GEIRSDOTTIR O G, et al. Changes in body composition and use of blood cholesterol lowering drugs predict changes in blood lipids during 12 weeks of resistance exercise training in old adults[J]. Aging Clin Exp Res, 2014, 26(3): 287-292.

[45] GEIRSDOTTIR O G, ARNARSON A, BRIEM K, et al. Effect of 12-week resistance exercise program on body composition, muscle strength, physical function, and glucose metabolism in healthy, insulin-resistant, and diabetic elderly Icelanders[J]. J Gerontol A Biol Sci Med Sci, 2012, 67(11): 1259-1265.

[46] KRITCHEVSKY S B, BEAVERS K M, MILLER M E, et al. Intentional weight loss and all-cause mortality: a meta-analysis of randomized clinical trials[J]. PLOS One, 2015, 10(3): e121993.

[47] MATHUS-VLIEGEN E M. Prevalence, pathophysiology, health consequences and treatment options of obesity in the elderly: a guideline[J]. Obes Facts, 2012, 5(3): 460-483.

[48] BOSY-WESTPHAL A, KOSSEL E, GOELE K, et al. Contribution of individual organ mass loss to weight loss-associated decline in resting energy expenditure[J]. Am J Clin Nutr, 2009, 90(4): 993-1001.

[49] EVERT A B, FRANZ M J. Why weight loss maintenance is difficult[J]. Diabetes Spectr, 2017, 30(3): 153-156.

[50] PLOW M A, MOORE S, HUSNI M E, et al. A systematic review of behavioural techniques used in nutrition and weight loss interventions among adults with mobility-impairing neurological and musculoskeletal conditions[J]. Obes Rev, 2014, 15(12): 945-956.

推荐阅读

[1] KRITCHEVSKY S B, BEAVERS K M, MILLER M E, et al. Intentional weight loss and all-cause mortality: a meta-analysis of randomized clinical trials[J]. PLOS One, 2015, 10(3): e121993.

[2] OREOPOULOS A, KALANTAR-ZADEH K, SHARMA A M, et al. The obesity paradox in the elderly: potential mechanisms and clinical implications[J]. Clin Geriatr Med, 2009, 25(4): 643-659.

[3] VOLKERT D, BECK A M, CEDERHOLM T, et al. ESPEN guideline on clinical nutrition and hydration in geriatrics[J]. Clin Nutr, 2019, 38(1): 10-47.

第 17 章

营养系统

Saverio Cinti

版本：独立翻译稿
译者：李佳惠　高　远　章紫薇　胡三莲　刘民辉

【**摘要**】人体内的脂肪组织可分为白色脂肪组织和棕色脂肪组织。它们有着不同的解剖结构和生理功能，能够在受到生理刺激后相互转换并协同工作。在生理状态下，成熟细胞内的基因组能够进行可逆性编码，以乳房皮下脂肪的转化为例，在妊娠期和哺乳期，脂肪细胞可转化为腺体。由于脂肪细胞凋亡后的细胞碎片需由巨噬细胞重新吸收，因此存在大量肥厚脂肪细胞的器官容易出现炎症反应。这些细胞在重吸收过程中产生的分子会干扰胰岛素抗体，从而引发胰岛素抵抗，导致 2 型糖尿病。在人体内，贮存脂肪的器官与消化系统协同工作，两者都会产生可影响个体营养行为的激素，它们产生的分子可影响彼此的功能活动，包括产热作用，这帮助人体在摄入足够的食物后停止进食。营养物质被肠道吸收后贮存于脂肪器官中，在两餐之间为全身提供能量。哺乳期的母乳喂养也属于身体供能的一种形式。因此，整个系统被称为营养系统。

【**关键词**】脂肪细胞；白色脂肪；棕色脂肪；米色脂肪细胞；乳腺；肥胖

【**学习目标**】

- 了解脂肪器官在人类生存、行为以及复杂生理过程中发挥着关键作用。

17.1 引言

据统计，人体大约由 37 万亿个细胞组成。它们每天都需要能量供给。各类细胞的能量供应均来自食物摄入。寻找食物是人体的基本生存行为，它受大脑理性活动与人体本能反应之间平衡的控制。摄取食物是一种继发的、自然而然的行为，它也需要行为背后这两个组成部分的协作。

如今我们很难理解为什么需要本能的冲动去寻找食物，但在几百年前，获取食物并不是件容易的事，甚至会面临生命危险。试想一下，原始人一旦离开洞穴，便很容易从捕食者变成猎物。因此，

本章隶属于第二部分：老年营养学专题。

关于本书章节划分依据，请参见第一章：老年病学和老年骨科营养护理概览。

S. Cinti (*)
Faculty of Medicine, Department of Experimental and Clinical Medicine, Marche Polytechnic University, Ancona, Italy
e-mail: cinti@ univpm. it

Ó. G. Geirsdóttir, J. J. Bell (eds.), Interdisciplinary Nutritional Management and Care for Older Adults, Perspectives in Nursing Management and Care for Older Adults, https://doi. org/10. 1007/978-3-030-63892-4_17

这种寻找食物的本能冲动足以让人克服对死亡的恐惧。

更难理解的是，需要什么样的刺激来促使人们进食？进食本身可使人获得生理上的满足感，还能帮助我们缓解长时间饥饿带来的不适。

寻找和摄取食物均需要复合作用激素的刺激，而这种激素主要由白色脂肪细胞产生。

白色脂肪细胞构成了人体组织，形成营养供给中心储存能量，在两餐之间为身体提供营养，使人们能够将注意力从获取食物转移到其他事情上，如寻找伴侣、生育、繁衍后代等，以维持生命的延续。

17.2 瘦素

1994 年 Jeffrey Friedman[1]的团队发现了一种可用于食物研究的激素，被称为瘦素(来自希腊语 leptòs，thin)，它是一种具有内分泌和旁分泌活性、可反映机体营养状况的激素，可作用于全身多个器官，但主要作用于大脑，特别是大脑边缘系统[2]。在人体内，身体的能量供应决定了瘦素的含量，而瘦素含量与白色脂肪细胞的数量成正比，当能量供给不足时，瘦素含量降低，大脑就会接收到无法控制的寻找食物的冲动。小鼠和人类如不能产生瘦素，可进食正常个体 3 倍的食物，从而变得过度肥胖，而使用重组瘦素可帮助其恢复正常的体型和进食行为[3]。

大多数肥胖者会产生瘦素抵抗[4]，这种现象可以用一种生理学依据来解释，比如，当身体意识到食物即将短缺时，尽管已经获得了充足的能量，体内瘦素含量也较高，但还是会出现瘦素抵抗，以摄入更多的食物来保证在长时间禁食后仍然存活的可能性。

瘦素抵抗是导致原发性肥胖的原因之一，身体因长期暴饮暴食出现能量正平衡，而白色脂肪组织在此过程中发生了变化，脂肪细胞体积变大，数量增多。白色脂肪组织非凡的膨胀能力可使其在一个瘦弱成年人体重中的占比从 20%增加至 70%[5]。

这些数据使我们瘦素抵抗会需要身体产生一系列分泌因子，通过旁分泌的方式促进细胞与外部环境(细胞外基质)相互作用，当身体长期处于能量正平衡时，这些分泌因子会促使细胞充分膨胀，甚至会膨胀到非常高的水平来应对能量的正平衡[6]。

2016 年，Chopra 博士的团队发现白色脂肪细胞能够分泌一种激素——白脂素(源自希腊语 àspros，white)[7]，这种激素能够刺激摄入食物的本能行为。

瘦素对进食至关重要且最令人信服的事实是，患有脂肪代谢障碍(因此合并低瘦素血症)和具有基因缺陷而不能产生白脂素的人进食量很少[8]。白脂素的另一重要功能是诱导肝细胞释放糖原。因此，在禁食期间，白色脂肪细胞会释放直接用于心脏活动的脂肪酸，同时刺激肝脏释放糖原，来满足大脑活动需求。

综上所述，白色脂肪细胞可分泌两种激素，它们可作用于大脑，诱导个体产生寻找食物(瘦素)和摄入食物(白脂素)的行为，同时在两餐之间为身体细胞提供能量、保障生存。

17.3 脂肪器官

从解剖学的角度来看，脂肪组织存储于人体不同器官中，根据脂肪存储的位置可分为皮下脂肪和内脏脂肪，其储存形式包括形成结缔组织囊或被浆液膜分隔，前者主要位于皮下腔室，后者则位于内脏腔室。

人体脂肪组织为淡黄色，但在某些特殊部位为棕色(图 17.1)，棕色脂肪组织的分布与主动脉及其分支的分布密切相关。棕色区域的脂肪细胞数量变化较大，主要取决于年龄(年轻人更多)、营养状况(瘦高者更多)和在寒冷环境中的暴露时间(暴露时间长者更多)。

棕色脂肪细胞具有不同于白色脂肪细胞的特征，其线粒体数量多、体积大、内嵴丰富(图 17.2)。

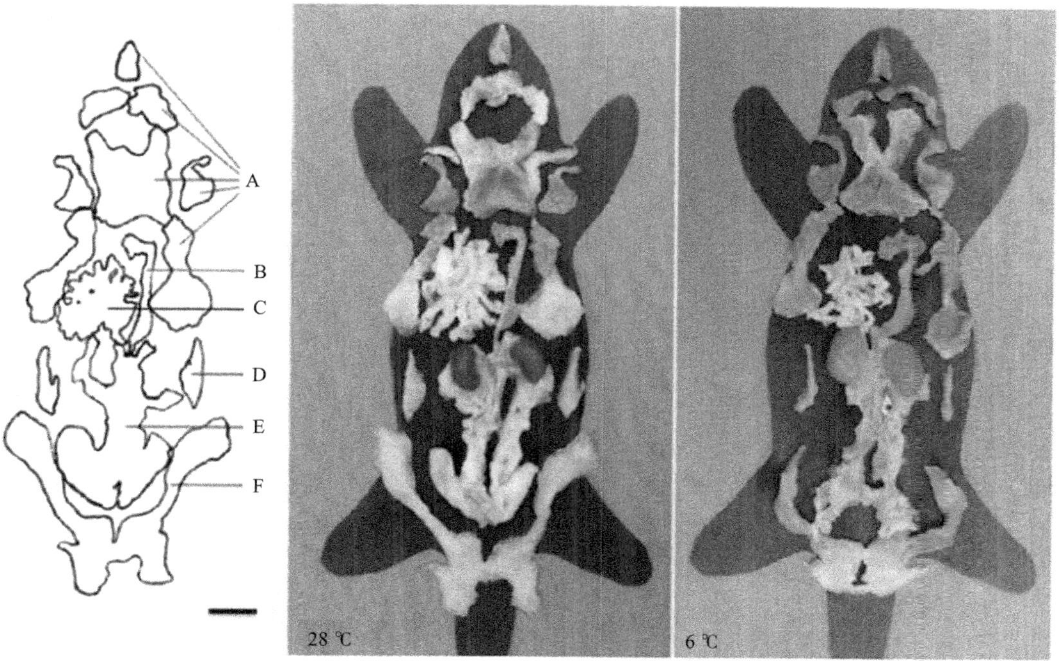

A 和 F 位点为皮下脂肪，B 至 E 位点是内脏脂肪。肾脏在固定位置。灰色区域是棕色脂肪组织，白色区域是白色脂肪组织。在 6℃时，器官的褐变在视觉上很明显。直径 15 mm。

图 17.1　小鼠脂肪器官解剖后可在 28℃或 6℃环境下保存 10 天[31]

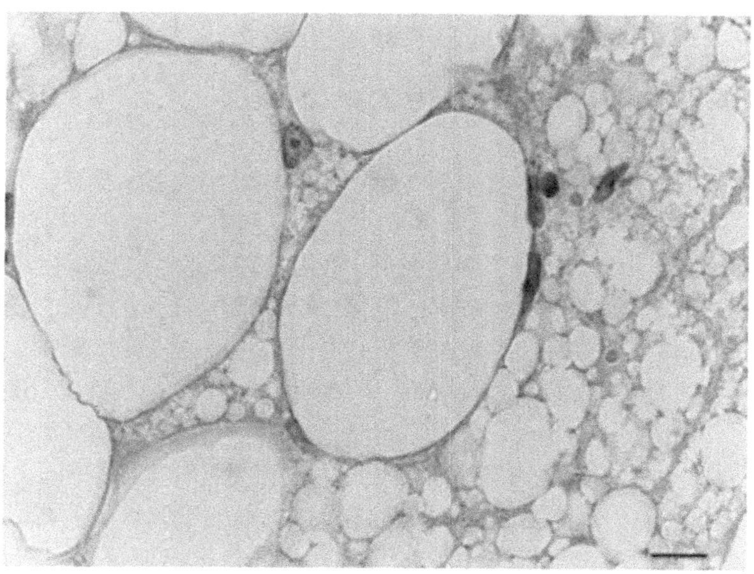

单室为白色脂肪组织(左)，多室为棕色脂肪组织(右)。

图 17.2　光学显微镜下的脂肪组织

棕色脂肪细胞与白色脂肪细胞的功能相反，它们通过消耗脂肪酸来消耗能量并产生热量[9]。棕色脂肪细胞内的脂质液泡呈多房型，因此在受到肾上腺素刺激时可释放大量脂肪酸，同时由于其细胞内线粒体数量多、体积大、内嵴丰富，能产生更多的热量。举个例子，人体温度必须保持在 37℃左右，而环境温度波动在−70℃～50℃，因此产热系统比散热系统更为重要，而棕色脂肪组织就是体内最重要的产热系统。

综上所述，脂肪器官是由两种具有特定解剖结构的脂肪组织构成的，根据形态和功能的不同可分为白色脂肪组织和棕色脂肪组织。事实上，根据定义，器官是一种可解剖的结构，由至少两个为了实现特定功能而相互配合的组织构成。例如胃由产生胃液的腺体和蠕动的肌肉组成，腺体和肌肉是不同的组织，但它们协同实现胃的消化功能。脂肪器官的合作在于脂肪细胞的特殊可塑性，在特定的生理条件下，脂肪细胞能够相互转化，将脂质的内在能量分配到产热或代谢储备中[10-13]。

上述内容主要解释了两方面内容：①脂肪器官的褐变可增加身体能量消耗，因此可作为肥胖症及其并发症的一种治疗方法；②成熟的脂肪细胞可在生理刺激下改变其表型。

17.4 脂肪器官的褐变可作为肥胖及相关疾病的治疗方法

在一组对照实验中，对实验组小鼠实施基因操纵，使其体内棕色脂肪的基因不能表达，几周后，尽管实验组小鼠在饮食和运动方面与对照组一致，但它们却患有严重的肥胖症及 2 型糖尿病[14]。在另一实验中，使肥胖小鼠服用 β-3 肾上腺素能药物或棕色脂肪外植体后，小鼠体重减轻的同时其 2 型糖尿病也得到了控制[15]。还有研究表明，激活棕色脂肪可改善脂质代谢、预防动脉粥样硬化[16]。因此，在激活了棕色脂肪的转基因小鼠中发现其寿命得以延长也就不足为奇了。

近年来的研究证实，不仅棕色脂肪存在于人体脂肪器官中，白色脂肪转化为棕色脂肪的现象在人体内同样存在，这一现象对人体健康是有利的[17]。以上这些令我们怀有一种期望，即能研制出一种药物，使人暴露于寒冷环境中不会有不适的负面感受，也不会引发典型的传染性感冒。有研究结果显示，体育锻炼激活交感神经系统与脂肪器官的褐变是相关的[18]，这是因为肌肉在运动和震颤时会产生一种叫作鸢尾素的激素，它能够促进脂肪褐变[19]。最新研究数据表明，这种激素对骨骼也有一定益处，它能够通过体育锻炼强化骨骼，并能够预防和治疗由实验导致的小鼠骨质疏松和肌肉萎缩[20]。

17.5 乳腺生理学证实了脂肪器官的可塑性

我们研究的第二个方面涉及迄今为止仍然未知的一个新的细胞基本属性，即成熟细胞的生理和可逆转化(或转分化)。

为了证实这一细胞特性，我们寻找了多个案例，最终发现女性在妊娠的生理状态下脂肪器官的形态和功能会发生可逆性改变。在女性妊娠期，乳腺发育形成了产生乳汁的必要结构(腺泡)，妊娠结束后，腺泡消失，乳房恢复为妊娠前的解剖结构，皮下脂肪被分支导管浸润，这些导管聚集在单个乳头中。在腺泡发育的过程中，脂肪细胞消失，在退化过程中也是如此；但腺泡消失时，脂肪细胞又会重新出现。

我们假设，腺体发育过程中脂肪细胞的消失是由于脂肪细胞转化为腺泡中的腺细胞，正如退化过程中腺细胞再次转化为脂肪细胞一样。如果上述假设成立，这意味着我们在脂肪器官可逆性转化中有了一个新发现。为了证实这一假设，我们使用谱系示踪技术来追踪细胞发育的过程[21]。实验数据证实，脂肪细胞具有强大的可塑性，能够在生理刺激下发生可逆性形态和功能转变以满足身体的不同功能需求。

17.6 肥胖者的脂肪器官

虽然详细解释肥胖者脂肪器官的特性超出了本章引言的范畴，但肥胖者的脂肪器官具有其独特特性，如肥胖小鼠和人类的脂肪器官被以巨噬细胞为主的炎性细胞浸润[22, 23]，其浸润程度与脂肪细胞大小有关，但内脏脂肪细胞凋亡时的体积小于皮下脂肪细胞，这为内脏脂肪发病率更高提供了解释依据，可能是因为内脏脂肪主要源于棕色—白色脂肪细胞转化[24]。巨噬细胞重吸收凋亡的肥大细胞，形成多核巨细胞结构，我们称之为冠状结构(crown-like structures，CLS)(图 17.3)。在重吸收过程中，巨噬细胞产生的不同物质(TNFα、抵抗素、特异性 miRNA 等)干扰了胰岛素受体的活性，这为脂肪组织的炎症与胰岛素抵抗同时发生并最终导致 2 型糖尿病提供了解释。此外，肥胖小鼠和人类的实验数据表明，胰岛中的去甲肾上腺素能纤维逐渐增加[25]。这可能是 2 型糖尿病出现时胰岛素分泌减少的原因，并解释了做完减肥手术后，糖尿病能很快恢复的原因。

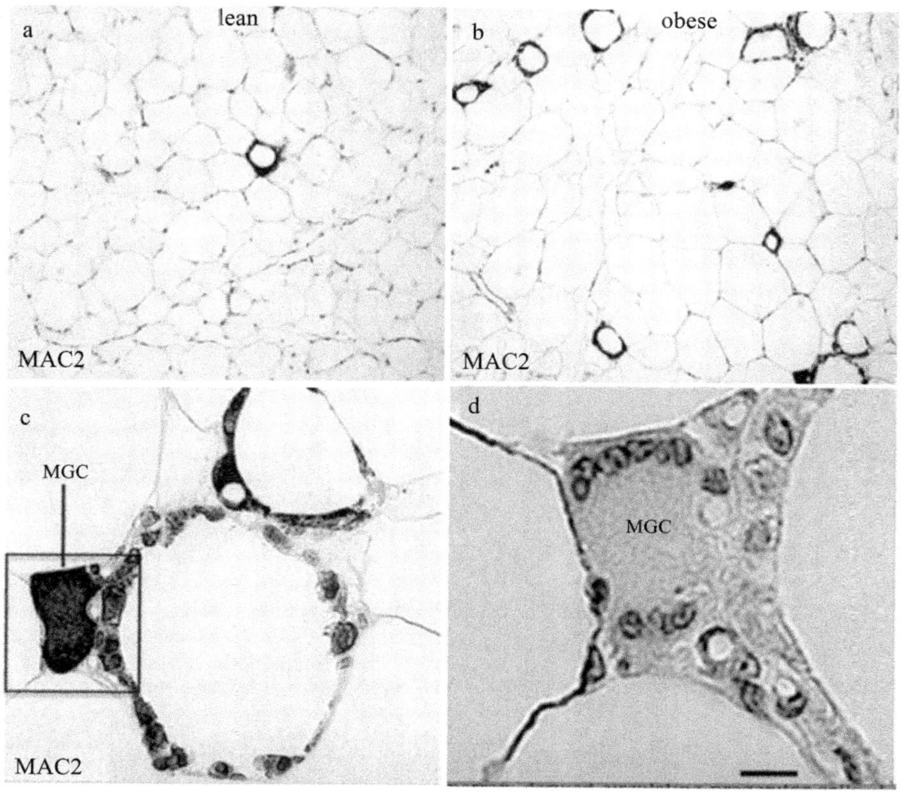

抗体免疫组化显示，MAC2 可染色活性巨噬细胞，Perilipin1 (d)染色重要的脂肪细胞。在肥胖小鼠的脂肪组织中可以看到几个冠状结构(b)，在瘦小鼠的脂肪组织中也可看到几个冠状结构(a)。(c)为(b)右下角冠状结构的放大图，一个巨噬细胞和几个 MAC2 免疫反应性巨噬细胞包围死亡脂肪细胞碎片。(d)为(c)中方框区域连续切片的放大图，显示巨噬细胞为多核形态。左侧可见髂周围血脂免疫反应性脂肪细胞，CLS 中可见免疫反应性缺失。直径，100 μm (a 和 b)，28 μm (c)，10 μm (d)。

图 17.3 抗体免疫组化显示[32]

17.7 总结

人体器官协同工作，共同实现复杂的生理功能，并形成系统。脂肪器官主要与消化器官协作。两者均可产生影响大脑营养的激素，也可产生相互影响着其他器官活动的不同分子。消化器官也存在餐后产热现象，而产热是调节食物摄入量的机制之一[26-29]。肠道吸收营养后，将营养物质分配到脂肪器官，脂肪器官以甘油三酯的形式储存营养物质，保证人体在两餐之间的能量供应。

总之，人体除了神经、内分泌、免疫、泌尿生殖、心血管和呼吸系统可以实现复杂的功能外，还有一个真实的营养系统[30](图 17.4)。

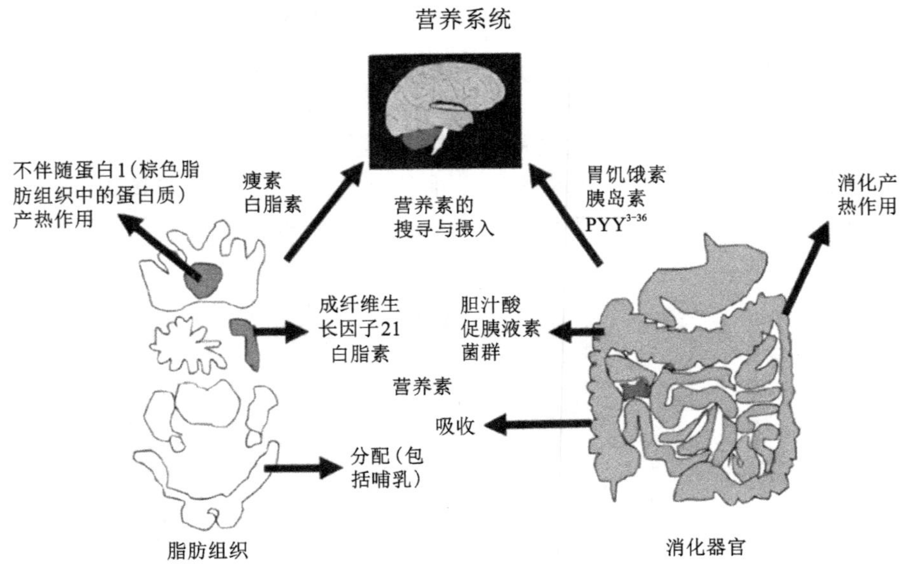

图 17.4 营养系统概念

总结要点

- 白色脂肪组织和棕色脂肪组织构成了脂肪器官。
- 脂肪器官在调节哺乳动物生存行为的复杂生理过程中发挥着关键作用。

参考文献

[1] ZHANG Y, PROENCA R, MAFFEI M, et al. Positional cloning of the mouse obese gene and its human homologue[J]. Nature, 1994, 372(6505): 425-432.

[2] De MATTEIS R, CINTI S. Ultrastructural immunolocalization of leptin receptor in mouse brain[J]. Neuroendocrinology, 1998, 68(6): 412-419.

[3] FAROOQI I S, O'RAHILLY S. 20 years of leptin: human disorders of leptin action[J]. J Endocrinol, 2014, 223(1): T63-T70.

[4] MAFFEI M, HALAAS J, RAVUSSIN E, et al. Leptin levels in human and rodent: measurement of plasma leptin and ob RNA in obese and weight-reduced subjects[J]. Nat Med, 1995, 1(11): 1155-1161.

[5] PRINS J B, O'RAHILLY S. Regulation of adipose cell number in man[J]. Clin Sci (Lond), 1997, 92(1): 3-11.

[6] CINTI S. Adipose organ development and remodeling[J]. Compr Physiol, 2018, 8(4): 1357-1431.

[7] ROMERE C, DUERRSCHMID C, BOURNAT J, et al. Asprosin, a fasting-induced glucogenic protein hormone[J]. Cell, 2016, 165(3): 566-579.

[8] DUERRSCHMID C, HE Y, WANG C, et al. Asprosin is a centrally acting orexigenic hormone[J]. Nat Med, 2017, 23(12): 1444-1453.

[9] CANNON B, NEDERGAARD J. Brown adipose tissue: function and physiological significance[J]. Physiol Rev, 2004, 84(1): 277-359.

[10] MURANO I, BARBATELLI G, GIORDANO A, et al. Noradrenergic parenchymal nerve fiber branching after cold acclimatisation correlates with brown adipocyte density in mouse adipose organ[J]. J Anat, 2009, 214(1): 171-178.

[11] HIMMS-HAGEN J, MELNYK A, ZINGARETTI M C, et al. Multilocular fat cells in WAT of CL-316243-treated rats derive directly from white adipocytes[J]. Am J Physiol Cell Physiol, 2000, 279(3): C670-C681.

[12] GRANNEMAN J G, LI P, ZHU Z, et al. Metabolic and cellular plasticity in white adipose tissue I: effects of beta3-adrenergic receptor activation[J]. Am J Physiol Endocrinol Metab, 2005, 289(4): E608-E616.

[13] ROSENWALD M, PERDIKARI A, RULICKE T, et al. Bi-directional interconversion of brite and white adipocytes[J]. Nat Cell Biol, 2013, 15(6): 659-667.

[14] BACHMAN E S, DHILLON H, ZHANG C Y, et al. betaAR signaling required for diet-induced thermogenesis and obesity resistance[J]. Science, 2002, 297(5582): 843-845.
[15] NEDERGAARD J, BENGTSSON T, CANNON B. New powers of brown fat: fighting the metabolic syndrome[J]. Cell Metab, 2011, 13(3): 238-240.
[16] BERBEE J F, BOON M R, KHEDOE P P, et al. Brown fat activation reduces hypercholesterolaemia and protects from atherosclerosis development[J]. Nat Commun, 2015, 6: 6356.
[17] BETZ M J, ENERBACK S. Human brown adipose tissue: what we have learned so far[J]. Diabetes, 2015, 64(7): 2352-2360.
[18] De MATTEIS R, LUCERTINI F, GUESCINI M, et al. Exercise as a new physiological stimulus for brown adipose tissue activity[J]. Nutr Metab Cardiovasc Dis, 2013, 23(6): 582-590.
[19] BOSTROM P, WU J, JEDRYCHOWSKI M P, et al. A PGC1-alpha-dependent myokine that drives brown-fat-like development of white fat and thermogenesis[J]. Nature, 2012, 481(7382): 463-468.
[20] COLAIANNI G, MONGELLI T, CUSCITO C, et al. Irisin prevents and restores bone loss and muscle atrophy in hind-limb suspended mice[J]. Sci Rep, 2017, 7(1): 2811.
[21] CINTI S. Pink adipocytes[J]. Trends Endocrinol Metab, 2018, 29(9): 651-666.
[22] WEISBERG S P, MCCANN D, DESAI M, et al. Obesity is associated with macrophage accumulation in adipose tissue [J]. J Clin Invest, 2003, 112(12): 1796-1808.
[23] XU H, BARNES G T, YANG Q, et al. Chronic inflammation in fat plays a crucial role in the development of obesity-related insulin resistance[J]. J Clin Invest, 2003, 112(12): 1821-1830.
[24] KOTZBECK P, GIORDANO A, MONDINI E, et al. Brown adipose tissue whitening leads to brown adipocyte death and adipose tissue inflammation[J]. J Lipid Res, 2018, 59(5): 784-794.
[25] GIANNULIS I, MONDINI E, CINTI F, et al. Increased density of inhibitory noradrenergic parenchymal nerve fibers in hypertrophic islets of Langerhans of obese mice[J]. Nutr Metab Cardiovasc Dis, 2014,24(4):384-392.
[26] VILLARROYA F, CEREIJO R, VILLARROYA J, et al. Brown adipose tissue as a secretory organ[J]. Nat Rev Endocrinol, 2017, 13(1): 26-35.
[27] LI Y, SCHNABL K, GABLER S M, et al. Secretin-activated brown fat mediates prandial thermogenesis to induce satiation[J]. Cell, 2018, 175(6): 1561-1574.
[28] CHEVALIER C, STOJANOVIC O, COLIN D J, et al. Gut microbiota orchestrates energy homeostasis during cold[J]. Cell, 2015, 163(6): 1360-1374.
[29] HIMMS-HAGEN J. Thermoregulatory feeding in newborn infants: an update[J]. Obesity (Silver Spring), 2006, 14 (9): 1479-1480.
[30] CINTI S. Anatomy and physiology of the nutritional system[J]. Mol Aspects Med, 2019, 68: 101-107.
[31] Murano, I. et al. The Adipose Organ of Sv129 mice contains a prevalence of brown adipocytes and shows plasticity after cold exposure[J]. Adipocytes, 2005, 1 (2), 121-130.
[32] Cinti, S. et al. Adipocyte death defines macrophage localization and function in adipose tissue of obese mice and humans [J]. J Lip Res, 2005, 46: 2347-2355.

推荐阅读

[1] CINTI S. Transdifferentiation properties of adipocytes in the adipose organ[J]. Am J Physiol Endocrinol Metab, 2009, 297(5): E977-E986.
[2] CINTI S. The adipose organ at a glance[J]. Dis Model Mech, 2012, 5(5): 588-594.
[3] CINTI S. Adipose organ development and remodeling[J]. Compr Physiol, 2018, 8(4): 1357-1431.
[4] CINTI S. Pink adipocytes[J]. Trends Endocrinol Metab, 2018, 29(9): 651-666.
[5] GIORDANO A, FRONTINI A, CINTI S. Convertible visceral fat as a therapeutic target to curb obesity[J]. Nat Rev Drug Discov, 2016, 15(6): 405-424.

第 18 章

老年人口咽性吞咽障碍

Lina Spirgienė, Rebecca Lindhe, and Gytė Damulevičienė

版本：独立翻译稿
译者：陈佳丽　宁　宁　章紫薇　胡三莲　刘民辉

【摘要】老年人吞咽障碍会对其营养和水分摄入、生活质量、发病率、死亡率和医疗费用产生巨大的负面影响。团队协作对老年人吞咽障碍的识别和治疗是最有效的。团队成员应包括护士、医生、语言治疗师、营养师和康复治疗师。但是，每个成员的工作内容可能受不同地区的标准、职责、资源的影响而存在差异。

【关键词】吞咽障碍；营养不良；误吸；吞咽功能紊乱；口咽部

【学习目标】

- 描述口咽性吞咽障碍的症状，并能识别有口咽性吞咽障碍风险的老年人；
- 了解吞咽障碍的原因以及吞咽障碍对老年人及其照顾系统的影响；
- 解释针对吞咽障碍患者的口咽部筛查、临床和仪器评估；
- 基于当地标准、职责和资源，酌情为吞咽障碍患者或有吞咽障碍风险的人群提供跨学科干预治疗。

18.1　口咽性吞咽障碍：患病率和结局

吞咽是一个快速、复杂的生理过程。它是需要精确地依次协调口腔、咽、喉和食管内超过 30 条神经肌肉的意志性和反射性运动。正常的口咽吞咽动作需要主动将食物从口腔转移入咽部，然后快

本章隶属于第二部分：老年营养学专题。

有关本书章节划分依据，请参见第一章：老年病学和老年骨科营养护理概览。

L. Spirgiene（＊）
Faculty of Nursing, Department of Nursing and Care, Medical Academy, Lithuanian University of Health Sciences, Kaunas, Lithuania
e-mail: lina.spirgiene@lsmuni.lt

R. Lindhe
The Prince Charles Hospital, Brisbane, QLD, Australia
e-mail: Rebecca.Lindhe@health.qld.gov.au

G. Damulevičiene
Department of Geriatrics, Lithuanian University of Health Sciences, Kaunas, Lithuania
e-mail: gyte.damuleviciene@lsmuni.lt

Ó. G. Geirsdóttir, J. J. Bell (eds.), Interdisciplinary Nutritional Management and Care for Older Adults, Perspectives in Nursing Management and Care for Older Adults, https://doi.org/10.1007/978-3-030-63892-4_18

速将食团转移至食管上部。吞咽障碍(dysphagia)是描述在吞咽时出现困难或无法吞咽的医学术语，被国际疾病分类(international classification of diseases，ICD)ICD-10 归类为消化系统疾病[1, 2]。吞咽障碍工作组的专家目前认为吞咽障碍是一种老年综合征，其定义是指不能安全有效地将食物由口送至食管。从解剖学上讲，吞咽障碍可能是由口咽或食管损伤引起的，从生理学角度来看，可能是功能性或结构性原因[3]。本章重点关注口咽性吞咽障碍。

吞咽障碍患者可能表现出一种或多种症状，不仅仅是吸吮困难、咀嚼困难或出现吞咽、唾液分泌、服药或气道保护性咳嗽等问题。患者的主诉还可能包括进食或饮水时咳嗽、食物或药物卡在喉咙、声音变化、呼吸困难、鼻反流、非刻意减肥导致体重下降或饮食习惯变化。口咽性吞咽障碍引起的并发症根据其严重程度可分为轻度困难、中度困难到完全无法吞咽[1, 4-6]。

吞咽障碍与主要存在的营养和呼吸系统并发症有关，尤其是在老年患者中，可导致多种健康问题。最常见的是增加营养不良和脱水、虚弱、窒息、吸入性肺炎和死亡的风险。吞咽障碍也可导致抑郁症、社会孤立和健康相关生活质量下降[1, 6-11]。吞咽障碍是一种越来越常见的老年综合征，它会增加发病率、死亡率、住院时间及相关住院费用[11-13]。在许多医院，口咽性吞咽障碍导致的营养和呼吸系统等相关并发症，与吞咽障碍患者可利用的人力物力资源不足有关[1, 8]。

老年人口咽性吞咽障碍的患病率在不同情况下存在差异。研究表明，30%～40%独立生活的老年人、44%接受急症护理的老年人、60%住院的老年人存在吞咽障碍[4, 6, 8, 14, 15]。口咽性吞咽障碍已被证明在行动不便、功能障碍、认知能力下降、虚弱、多重用药和多病共存的老年人群中更为普遍[16]。随着年龄增长，口咽性吞咽障碍的发生风险也会随之增加。这可以归因于头颈部解剖学变化、控制吞咽的神经和生理机制的变化(例如肌肉量和功能的下降、组织弹性下降、唾液分泌减少和颈椎退行性变化)，以及患有存在吞咽障碍症状或不良反应的疾病[8, 10, 16]。

18.2　口咽性吞咽障碍的原因

口咽性吞咽障碍的常见原因是神经系统性疾病、神经退行性疾病、肌肉/神经肌肉疾病和头颈部或食管区域的局部或结构性病变[17]。

脑卒中：脑卒中后吞咽障碍的发生率为 23%～65%[6, 18]。尽管有近 50%的急性脑卒中患者会出现吞咽障碍，但大多数患者在 1 个月后可恢复正常的吞咽功能。脑卒中后吞咽障碍可导致死亡风险增加 3 倍，吸入性肺炎的风险增加 6～7 倍。因此，应针对每个脑卒中患者进行吞咽障碍筛查。

头颈癌：在考虑病变部位、严重程度和治疗类型的同时，大约有 50%的头颈癌患者存在口咽性吞咽障碍[8]。

痴呆症：口咽性吞咽障碍是各类型痴呆症患者的常见情况，包括痴呆症早期阶段。据估计，有 45%的痴呆症患者会出现某种程度的吞咽障碍，症状因临床表现和痴呆症类型而异。患者通常会表现出吞咽过程减慢，导致进餐时间延长，增加营养不良和脱水的风险。患者还可能表现出反应性差、注意力不集中、刺激和感觉减退，进而可能导致其口含食物、过度咀嚼和厌恶食物质地或温度。认知障碍可导致患者自行进食的能力下降、食欲不振或拒绝进食，从而增加营养不良的风险，进一步导致患者肺炎感染率增加[19, 20]。

帕金森病：口咽性吞咽障碍是神经系统疾病患者的常见症状。特别是神经退行性疾病，例如帕金森病和其他相关疾病，随着病情发展，吞咽障碍的发生率也迅速增加[21]。然而，早期发现吞咽障碍并不容易，因为它可能是无症状的，并且患者的自我意识也较差[8, 21]。

药物：患者的药物治疗是导致吞咽障碍常被忽视的原因之一。几类药物与口咽性吞咽障碍有关，这种通常被称为药物性吞咽障碍。其主要机制为：①药物不良反应导致吞咽障碍；②吞咽障碍是药物治疗的并发症；③药物引起了食管损伤。已发现几种类型的药物会导致吞咽障碍，包括引起口干症(口腔干燥)的药物、抗胆碱能药(例如阿托品、苯海索、异丙托溴铵)、血管紧张素转换酶

(angiotensin-converting enzyme，ACE)抑制剂、抗心律失常药、抗组胺药和抗精神病药物(如氯氮平、喹硫平、利培酮)，还包括加巴喷丁、丙戊酸、地西泮、可待因以及可引起食管损伤的药物(例如布洛芬、维生素 C、红霉素)[10, 22]。更多药物之间的相互作用，请查阅第 20 章。

18.3 口咽性吞咽障碍的筛查和诊断

吞咽的筛查和评估是不同的过程，通常由不同的医疗卫生专业人员在不同的时间进行。吞咽筛查以前被定义为一种微创评估，可迅速检查出以下内容：①吞咽障碍的可能性；②进一步吞咽评估的需求；③患者口服摄入的安全性；④对替代营养支持的需求。在吞咽评估中，通常包括病史(与吞咽问题有关)、口腔、咽部和喉部解剖学的深入检查，感觉和运动功能以及行为、认知和语言能力的评估，适当情况下还会进行口服/喂食试验[11, 12]。

18.3.1 筛查

口咽性吞咽障碍的临床筛查应当是快速、低风险和低成本的，旨在识别需要进一步评估的高风险患者[1]。基于特殊患者人群，国内外目前已经开发和研究了多种筛查工具。任何单一工具均缺乏强有力的老年队列研究证据的支撑。团队选择哪个筛查工具将取决于疾病的特殊情况(如脑卒中与痴呆症)、国家或国际指南和(或)当地政策/流程和(或)协议等。

本章不涉及评价或推荐适用的工具。我们建议当地团队与患者合作，共同探索及设计适用于特定环境和人群，既有效又可行的吞咽障碍筛查流程和工具。在目前尚缺乏规范的状态下，我们发现自我报告问卷 EAT-10 是一个快速、简便的筛查工具。该工具已被证明可以有效识别吞咽障碍风险的个体(https://www. nestlenutrition - institute. org/resources/nutrition - tools/details/swallowing - assessment-tool)[23]。同样，耶鲁吞咽方案(Yale swallow protocol)[24]也是一种循证方案，满足了团队想通过工具识别误吸风险的需要。该工具无须进一步的仪器评估，只需要口服特定的饮食即可进行评估，可靠、易于操作且适用于各种环境，包括急症护理场所、康复机构及疗养院[24, 25]。

18.3.2 评估

临床评估的目的是评估吞咽的安全性和有效性，并在床旁识别误吸风险。临床评估须由专业人员执行，并根据疾病的进展定期重新评估。

18.3.3 诊断

在许多临床环境中，床旁诊断须由有资质的临床工作人员使用临床吞咽检查方法(clinical swallowing examination，CSE)进行诊断，例如语言治疗师或医务人员。尽管全球不同机构使用不同的 CSE 方法，但这些方法都应适应当地的管理流程[26-28]。

对于临床观察或检查后怀疑有吞咽障碍的患者，可能需要进行仪器检查以便确认诊断和(或)制订治疗计划。吞咽造影录像检查(video fluoroscopy swallowing study，VFSS)和吞咽纤维内镜检查(fibre-optic endoscopic evaluation of swallowing，FEES)是两种用于评估吞咽安全性和有效性的仪器检查方法。这些方法被认为是口咽性吞咽障碍诊断的金标准，有助于判断代偿策略和不同康复治疗方法的有效性[1, 4, 10, 26]。

18.4 口咽性吞咽障碍的干预

没有任何一项治疗措施适用于所有的口咽性吞咽障碍患者。总体目标是在既能有效控制症状又能满足患者营养需求的条件下治疗潜在的病理变化。这一目标可以通过跨学科治疗来实现，包括：

①维持充足的营养、水分摄入和合理的食物选择；②膳食调整；③最大限度保障口腔卫生和口腔健康。经过培训的专业人员如 SLP 或医务人员，还应该考虑使用代偿策略和康复技术。出于教学目的，口咽性吞咽障碍的干预措施应以患者群体为导向，理想的专科指南应该由老年人、SLP 以及医生、护士和其他医疗卫生专业人员共同提出。

18.5　充足的营养、水分摄入和合理的饮食选择

对于有口咽性吞咽障碍或存在口咽性吞咽障碍风险的患者，任何必要的改变都须循证和基于患者的需求。由于有吞咽障碍的老年患者营养不良和脱水的风险会增加，因此，应对所有吞咽障碍患者进行营养不良和营养状况（包括水分）的筛查[29]。如果存在营养不良，根据不同患者情况制订个性化的营养计划，平衡饮食与生活质量之间的关系。这对于确诊为认知障碍、缺乏医疗决策能力的患者来说更复杂[11]。

如果患者的吞咽安全和效率不能达到良好的状态或吞咽功能不足以支持营养和水分的补充，治疗团队可能会推荐替代的营养和（或）液体支持疗法（第 5 章）。

18.6　膳食调整

调整膳食质地已成为吞咽障碍最常见的干预措施之一，大家普遍认为，调整膳食质地的做法对促进患者吞咽安全，顺利完成吞咽非常重要[11]。膳食调整的目标是提高口腔摄入的安全性和（或）便利性，从而确保安全和充足的食物和液体的摄入[30]。改变食物和液体的稠度是一种常见的针对吞咽障碍患者完成吞咽的有效辅助措施[6]。然而，医疗卫生专业人员应该意识到，随着食物和液体黏稠度的改变，患者可能因为食物的口味、质地和外观的改变导致对其接受度降低。固体和液体黏稠度的变化也可能会导致患者依从性降低、营养不良和（或）脱水风险增加[31]。多项研究强调，调整饮食后会导致热量摄入降低[11]。

国际吞咽障碍食物标准行动委员会（International Dysphagia Diet Standardisation Initiative，IDDSI）提出了一个更新的饮食分级系统。它是一个全球标准，描述了吞咽障碍膳食从 0 级到 7 级的分级方法[11]。虽然这个系统基于最新的循证，但考虑到全球各地情况不同，我们建议当地团队与患者合作形成或审查当地使用的膳食调整建议、定义、系统和流程。

18.7　口腔卫生与健康

虽然这不是本章的重点，但值得特别注意的是，对于有吞咽障碍或存在吞咽障碍风险的患者，应注意口腔卫生和口腔健康。

吞咽的第一阶段——口腔阶段（咀嚼、形成食团和推进过程）——依赖于良好的口腔状态；口腔卫生差、缺牙和不合适的假牙是老年人营养不良的风险因素[5]。口腔的生理功能随着年龄的增长而变化，老年人经常会遇到牙齿脱落、唾液减少（口干）、肌肉和结缔组织弹性降低等问题。口腔卫生差、缺牙和不合适的假牙会引起患者疼痛和不适，并且提示其可能存在未确诊的口咽性吞咽障碍。这些问题一方面会导致患者进食时间延长，进食更容易疲劳，另一方面易导致患者自行调整饮食进行代偿，增加营养不良的风险。事实证明，良好的口腔护理对减少吸入性肺炎的发生至关重要[11]。

18.7.1　吞咽策略和吞咽训练

改变躯体和（或）头部体位是一种减少误吸或口腔残留物的代偿方式。改变体位的目的是通过改变食团的流动速度和方向来保护气道、提高吞咽的安全性。

同样，吞咽训练旨在优化正常吞咽从而提高吞咽的安全性或效率。许多吞咽训练方法已被推荐用来解决不同的生理吞咽障碍。虽然吞咽训练可以作为一种短期代偿策略，但许多操作也被用作吞咽康复技术。吞咽训练方法旨在解决各种各样不同的吞咽障碍。例如，声门上和超声门上吞咽法都包含了自主屏气和呼吸道入口关闭，以便在吞咽时保护气道。需要注意的是，存在认知障碍的患者可能难以实施吞咽策略或训练[11]。

在进行全面的个性化评估后，吞咽策略和(或)训练应始终由 SLP、吞咽治疗师或经过适当培训的医务人员针对患者进行个性化制定[6]。

18.7.2 吞咽障碍跨学科管理

虽然没有专门适用于所有老年口咽性吞咽障碍患者的“一刀切”方案，但一些通用方案同样适用于跨学科团队来帮助识别和治疗口咽性吞咽障碍，见表 18.1[32]，这些方案仅用于教学；当地的治疗团队应确保制定恰当的流程，以支持患有口咽性吞咽障碍或存在口咽性吞咽障碍风险的老年患者获得足够的营养和液体摄入。

表 18.1 吞咽障碍跨学科治疗的潜在机会[4, 30]

- 使用当地批准的、经过验证的筛查工具(例如 EAT-10、耶鲁吞咽方案或其他对人群/环境可行且有效的工具)
- 在适当的情况下转诊给专科医生进行评估和干预，当反复筛查或临床判断表明需要专科评估时可再次转诊
- 对患者及其照护人员进行教育并鼓励他们参与其中，教育内容包括吞咽障碍治疗的基本理论、食品和液体调整策略、吞咽障碍自我监控、营养不良和脱水等
- 用餐时给予支持和帮助
- 确保患者的体位和吞咽动作与当地的安全吞咽建议和个性化建议一致
- 在允许和恰当的情况下，鼓励患者坐直或下床用餐
- 在困倦、匆忙或疲劳时避免进食或饮水
- 鼓励和协助患者一次性少量进食或进饮
- 缓慢进食以控制进食速度
- 消除干扰，吞咽时需专注
- 交替摄入液体(黏稠度适当)和固体来清除口腔和咽部的残留物
- 如果口腔单侧无力，请将食物放在口腔内力量较强的一侧
- 使用酱汁、调味品和肉汁(黏稠度适当)以促进黏性食团的形成
- 避免进食和饮水同时进行
- 提供适当的餐具和器皿

18.7.3 总结

口咽性吞咽障碍影响全球许多老年人的营养和水分摄入、发病率、死亡率和生活质量。目前，没有单一策略来管理与治疗老年患者的口咽性吞咽障碍；跨学科合作是诊断和治疗的基础[33]。当地必须形成相关的循证证据和指南，从而支持跨学科团队与老年人一起协作，以提高口腔摄入安全性，改善吞咽困难，从而确保充足的食物与液体摄入。建议团队在共同决策和知情同意的基础上，在管理策略与促进充足的营养摄入、患者整体健康和生活质量之间取得平衡。

总结要点

- 吞咽障碍在社区、医院和老年机构的老年人群中常见，并伴有诸多不良后果。

- 导致吞咽障碍的原因多种多样；吞咽障碍筛查可由不同的医疗机构进行，然而最终诊断需要咨询专业人士。
- 依据当地的循证实践与流程，跨学科团队具有很好的优势来管理吞咽障碍患者的营养和液体摄入。

参考文献

[1] JUKES S, CICHERO J A, HAINES T, et al. Evaluation of the uptake of the Australian standardized terminology and definitions for texture modified foods and fluids[J]. Int J Speech Lang Pathol, 2012, 14(3): 214-225.

[2] TAGLIAFERRI S, LAURETANI F, PELÁ G, et al. The risk of dysphagia is associated with malnutrition and poor functional outcomes in a large population of outpatient older individuals[J]. Clin Nutr, 2019,38(6): 2684-2689.

[3] ROFES L, ARREOLA V, ALMIRALL J, et al. Diagnosis and management of oropharyngeal Dysphagia and its nutritional and respiratory complications in the elderly[J]. Gastroenterol Res Pract, 2011, 2011: 818979.

[4] WIRTH R, DZIEWAS R, BECK A M, et al. Oropharyngeal dysphagia in older persons - from pathophysiology to adequate intervention: a review and summary of an international expert meeting[J]. Clin Interv Aging, 2016, 11: 189-208.

[5] OTT AVN, DAMULEVIČIENĖ G, KASIUKIEWICZ A, et al. Oral health and dysphagia in the older population[J]. Eur Geriatr Med, 2017, 8(2): 191-195.

[6] SURA L, MADHAVAN A, CARNABY G, et al. Dysphagia in the elderly: management and nutritional considerations [J]. Clin Interv Aging, 2012, 7: 287-298.

[7] MADHAVAN A, LAGORIO L A, CRARY M A, et al. Prevalence of and risk factors for dysphagia in the community dwelling elderly: a systematic review[J]. J Nutr Health Aging, 2016, 20(8): 806-815.

[8] JONES E, SPEYER R, KERTSCHER B, et al. Health-related quality of life and oropharyngeal dysphagia: a systematic review[J]. Dysphagia, 2018, 33(2): 141-172.

[9] SHAW S M, MARTINO R. The normal swallow: muscular and neurophysiological control[J]. Otolaryngol Clin North Am, 2013, 46(6): 937-956.

[10] NAWAZ S, TULUNAY-UGUR O E. Dysphagia in the older patient[J]. Otolaryngol Clin North Am, 2018, 51(4): 769-777.

[11] THIYAGALINGAM S, KULINSKI A E, THORSTEINSDOTTIR B, et al. Dysphagia in older adults[J]. Mayo Clin Proc, 2021, 96(2): 488-497.

[12] JIANG J L, FU S Y, WANG W H, et al. Validity and reliability of swallowing screening tools used by nurses for dysphagia: a systematic review[J]. Ci Ji Yi Xue Za Zhi, 2016, 28(2): 41-48.

[13] ETGES C L, SCHEEREN B, GOMES E, et al. Screening tools for dysphagia: a systematic review[J]. Codas, 2014, 26(5): 343-349.

[14] LIN L C, WU S C, CHEN H S, et al. Prevalence of impaired swallowing in institutionalized older people in Taiwan [J]. J Am Geriatr Soc, 2002, 50(6): 1118-1123.

[15] CLAVE P, ROFES L, CARRION S, et al. Pathophysiology, relevance and natural history of oropharyngeal dysphagia among older people[J]. Nestle Nutr Inst Workshop Ser, 2012, 72: 57-66.

[16] CARRIÓN S, CABRÉ M, MONTEIS R, et al. Oropharyngeal dysphagia is a prevalent risk factor for malnutrition in a cohort of older patients admitted with an acute disease to a general hospital[J]. Clin Nutr, 2015,34(3):436-442.

[17] SHAKER R, KERN M, BARDAN E, et al. Augmentation of deglutitive upper esophageal sphincter opening in the elderly by exercise[J]. Am J Physiol, 1997, 272(6 Pt 1): G1518-G1522.

[18] DANIELS S K, BRAILEY K, FOUNDAS A L. Lingual discoordination and dysphagia following acute stroke: analyses of lesion localization[J]. Dysphagia, 1999, 14(2): 85-92.

[19] FOROUZANFAR M H, ALEXANDER L, ANDERSON H R, et al. Global, regional, and national comparative risk assessment of 79 behavioural, environmental and occupational, and metabolic risks or clusters of risks in 188 countries, 1990-2013: a systematic analysis for the Global Burden of Disease Study 2013[J]. Lancet, 2015, 385(10010): 2287

-2323.

[20] ORTEGA O, CABRÉ M, CLAVÉ P. Oropharyngeal dysphagia: aetiology and effects of ageing[J]. J Gastroenterol Hepatol Res, 2014, 3(5): 1049-1054.

[21] KWON M, LEE J H. Oro-Pharyngeal Dysphagia in Parkinson's disease and related movement disorders[J]. J Mov Disord, 2019, 12(3): 152-160.

[22] AL-SHEHRI A. Dysphagia as a drug side effect[J]. Int J Otolaryngol, 2001, 1(2): 1-7.

[23] BELAFSKY P C, MOUADEB D A, REES C J, et al. Validity and reliability of the Eating Assessment Tool (EAT-10) [J]. Ann Otol Rhinol Laryngol, 2008, 117(12): 919-924.

[24] WARD M, SKELLEY-ASHFORD M, BROWN K, et al. Validation of the Yale Swallow Protocol in Post-Acute Care: A prospective, double-blind, multirater study[J]. Am J Speech Lang Pathol, 2020, 29(4): 1937-1943.

[25] SUITER D M, SLOGGY J, LEDER S B. Validation of the Yale Swallow Protocol: a prospective double-blinded videofluoroscopic study[J]. Dysphagia, 2014, 29(2): 199-203.

[26] HORIGUCHI S, SUZUKI Y. Screening tests in evaluating swallowing function[J]. JMAJ, 2011, 54(1): 31-34.

[27] OHKUMA R, FUJISHIMA I, KOJIMA C, et al. Development of a questionnaire to screen dysphagia[J]. Jpn J Dysphagia Rehabil, 2002, 6(1): 3-8.

[28] KAWASHIMA K, MOTOHASHI Y, FUJISHIMA I. Prevalence of dysphagia among community-dwelling elderly individuals as estimated using a questionnaire for dysphagia screening[J]. Dysphagia, 2004, 19(4): 266-271.

[29] VOLKERT D, BECK A M, CEDERHOLM T, et al. ESPEN guideline on clinical nutrition and hydration in geriatrics [J]. Clin Nutr, 2019, 38(1): 10-47.

[30] STEELE C M, ALSANEI W A, AYANIKALATH S, et al. The influence of food texture and liquid consistency modification on swallowing physiology and function: a systematic review[J]. Dysphagia, 2015, 30(1): 2-26.

[31] REBER E, GOMES F, DAHN I A, et al. Management of dehydration in patients suffering swallowing difficulties[J]. J Clin Med, 2019, 8(11): 1923.

[32] NEY D M, WEISS J M, KIND A J, et al. Senescent swallowing: impact, strategies, and interventions[J]. Nutr Clin Pract, 2009, 24(3): 395-413.

[33] SORDI M, MOURAO L F, SILVA A A, et al. Interdisciplinary evaluation of dysphagia: clinical swallowing evaluation and videoendoscopy of swallowing[J]. Braz J Otorhinolaryngol, 2009, 75(6): 776-787.

推荐阅读

[1] BAIJENS L W, CLAVE P, CRAS P, et al. European Society for Swallowing Disorders-European Union Geriatric Medicine Society white paper: oropharyngeal dysphagia as a geriatric syndrome[J]. Clin Interv Aging, 2016, 11: 1403-1428.

[2] WIRTH R, DZIEWAS R, BECK A M, et al. Oropharyngeal dysphagia in older persons-from pathophysiology to adequate intervention: a review and summary of an international expert meeting[J]. Clin Interv Aging, 2016, 11: 189-208.

[3] International Dysphagia Diet Standardisation Initiative IDDSI. https://www.iddsi.org/.

[4] Swallowing screening tool EAT-10 in different languages. https://www.nestlenutrition-institute.org/resources/nutrition-tools/details/swallowing-assessment-tool.

第 19 章

营养与谵妄

Alison Mudge, Adrienne Young, Margaret Cahill, Elise Treleaven, and Lina Spirgienė

版本：独立翻译稿
译者：王立群　宁　宁　章紫薇　丁俊琴　刘民辉

【摘要】谵妄是住院老年人常见且严重的并发症。营养不良和脱水既是谵妄的危险因素，也是谵妄的后果。本章将讨论谵妄的临床表现和护士在识别、预防和管理谵妄这种严重并发症中的作用。本章还将提供实用的方法来保障谵妄或有谵妄风险患者的营养和水分摄入。

【关键词】谵妄；认知障碍；预防谵妄；营养不良；餐时护理

【学习目标】

- 描述谵妄的过程和后果。
- 认识谵妄的常见危险因素。
- 认识到充分的营养支持与维持体液平衡有助于预防谵妄。
- 对谵妄或有谵妄风险的患者实施营养改善策略。

本章隶属于第二部分：老年营养学专题。

有关本书章节划分依据，请参见第一章：老年病学和老年骨科营养护理概览。

A. Mudge（*）
Eat Walk Engage Program, Internal Medicine and Aged Care, Royal Brisbane and Women's Hospital, Herston, QLD, Australia
University of Queensland School of Clinical Medicine, RoyalBrisbane and Women's Hospital, Herston, QLD, Australia
e-mail: Alison. Mudge@ health. qld. gov. au
A. Young
Department of Nutrition and Dietetics, Royal Brisbane and Women's Hospital, Herston, QLD, Australia
e-mail: Adrienne. Young@ health. qld. gov. au
M. Cahill
Eat Walk Engage Program, Royal Brisbane and Women's Hospital, Herston, QLD, Australia
e-mail: Margaret. cahill@ health. qld. gov. au
E. Treleaven
Eat Walk Engage Program, Internal Medicine and Aged Care, Royal Brisbane and Women's Hospital, Herston, QLD, Australia
Department of Nutrition and Dietetics, Royal Brisbane and Women's Hospital, Herston, QLD, Australia
e-mail: Elise. Treleaven@ health. qld. gov. au
L. Spirgiene
Faculty of Nursing, Department of Nursing and Care, Medical Academy, Lithuanian University of Health Sciences, Kaunas, Lithuania
e-mail: lina. spirgiene@ lsmuni. lt

Ó. G. Geirsdóttir, J. J. Bell (eds.), Interdisciplinary Nutritional Management and Care for Older Adults, Perspectives in Nursing Management and Care for Older Adults, https://doi.org/10.1007/978-3-030-63892-4_19

19.1 什么是谵妄

谵妄是一种令人痛苦且严重的急性神经精神系统综合征，通常发生于急性疾病、手术或躯体损伤时，会使患者的病情更复杂。谵妄在以下人群中很常见，老年急诊患者中谵妄患病率为 8%～17%，老年内科住院患者中患病率为 18%～35%，老年外科住院患者中患病率为 11%～51%，而重症监护患者中患病率高达 82%，临终患者中发生率可达 75%[1, 2]。其核心的诊断特征是注意力障碍与意识障碍，并伴有由于疾病、药物和(或)精神活性物质引起的急性认知(如记忆力、定向力、言语、推理或感知能力)损害[3]。表 19.1 展示了这些症状的示例及评估方法。一些结构化工具(如 4A 测试[4]或意识模糊评估法[5])有助于对谵妄的识别。临床工作者常因患者出现的症状较轻微、不典型而漏诊[6]，因此这些工具显得十分重要。

谵妄患者常常难以理解别人提供的信息，并且可能存在令人不安的知觉障碍，如幻觉。这些经历会给患者带来恐惧和痛苦[7]，并且由于语言障碍，与人沟通更加困难。这会引发以不配合、易激惹和攻击性行为为特征的活动亢进型谵妄。因此，参与护理的医务人员和家属可能会使用约束手段或镇静剂，而这会带来严重的医源性伤害风险[8]。谵妄还可能以淡漠、定向力障碍、日间嗜睡和运动迟缓为表现(抑制型谵妄)，这组症状通常会被忽视，从而增加压力性损伤、废用综合征、静脉血栓栓塞、吸入性肺炎和其他因不能活动造成的伤害。大部分患者的临床表现在亢进型与抑制型之间波动。谵妄的这两种分型都会增加 2～3 倍的死亡率，增加出院后对护理、就医的需求，增加未来患痴呆症的风险[9]。

表 19.1 谵妄的临床评估

意识障碍与注意力障碍(评估期间观察)	患者处于昏睡还是高度警觉状态 他们是否难以回答您的问题或易分心 简易的注意力测试：如倒叙背诵一年中的月份
认知变化(使用简单的认知筛查量表)	定向力障碍：患者是否知道现在的日期、时间和地点 记忆：回忆最近发生的事情是否有困难 语言：词汇是否贫乏，思维是否连贯 知觉：是否容易被不能看见、听见的影像或声音分散注意力
意识急性改变或波动(通过其他人员采集病史)	熟悉患者的人(如家庭成员、全科医生、疗养院工作人员或社区服务人员)是否注意到其最近的认知或行为变化
潜在疾病、药物或精神活性药物使用的证据	针对诱发因素进行全面的病史采集、查体和调查(表 19.2)

19.2 哪些人群有谵妄风险

道格拉斯，77 岁，男性，因尿潴留导致的泌尿系统感染和腹痛入院。因患有包括抑郁症、高血压病、糖尿病和慢性肾脏疾病在内的一系列疾病，他正在服用 8 种药物。道格拉斯的视听力受损，他通过佩戴眼镜与双耳助听器进行矫正。他女儿提到最近他的记忆力出现了问题，不能独立购物、做饭，并且几个月前他在医院时出现过意识模糊。护士在评估过程中发现，道格拉斯最近有非计划的体重下降，相比平时进食、饮水减少，并且自述感觉虚弱、疲倦。

这是个典型的案例，患者有营养不良风险(体重下降、进食减少)，同时伴有一些会导致谵妄的危险因素(表 19.2)[1, 9-11]。营养不良与谵妄往往同时发生。营养不良和脱水都被认为是谵妄的危险因素[12, 13]，因大脑是高代谢需求器官，必须有足够稳定的血流量[14-16]，这个观点不足为奇。然而，谵妄也会增加经口摄入不足的风险[17, 18]，形成恶性循环[19]。应在患者入院时使用已验证过的工具进行营养不良筛查[如营养不良筛查工具(MST)[20]、营养风险筛查量表(NRS 2002)[21]、营养不良通用筛查工具(MUST)[22]](第3章)。筛查应每周进行一次，因为发生营养不良的风险会随着住院时间的延长而增加。

所有65岁及以上或已存在认知障碍(例如痴呆症)的住院患者，或经历了非常严重的疾病或损伤(包括髋部骨折和大型手术)的住院患者，都应被视为谵妄高风险人群[11, 23, 24]。他们应该在入院时使用经验证的谵妄筛查工具进行常规筛查，并在身体状况或行为发生变化时再次筛查。如果筛查结果为阳性，应由专业人员(如医生、执业护士或职业治疗师)进行评估，以明确谵妄诊断，并立即调查发生谵妄的根本原因[23, 24](表19.2)。

表19.2 谵妄危险因素[1, 10]

谵妄通常是由多种因素造成的。案例中存在的易感因素和诱发因素用星号(＊)表示
易感因素 • 大于65岁＊ • 认知功能障碍(如痴呆症)或既往谵妄病史＊ • 身体衰弱和功能依赖＊ • 感觉障碍＊ • 共病(如慢性或终末期心脏、肺或肾脏疾病)＊ • 多重用药＊ • 酒精滥用史
诱发因素 • 脱水状态＊ • 药物，尤其是镇静催眠药(如苯二氮䓬类药物、抗胆碱能药物、抗精神病药物) • 感染＊ • 营养不良＊ • 疼痛＊ • 缺氧 • 代谢紊乱(如低钠血症、高钠血症、高钙血症) • 任何严重疾病(如心肌梗死、髋部骨折)或大手术
持续因素 • 约束(如留置导尿管、静脉输液管、氧疗)＊ • 睡眠剥夺 • 食物及液体摄入不足＊ • 不易定向的环境(如没有时钟或窗户的病房、不熟悉的日常活动、频繁的床位更换)

护士是识别患者营养不良和谵妄风险的理想人选，在标准护理评估、日常护理计划和用餐期间均应进行上述情况的筛查。在入院文书和日常护理计划模板中加入已验证过的筛查工具有利于常态化筛查[18]。让照护团队中的其他成员(医生、专职医疗人员)接受如何识别营养不良、摄入不足和认知变化的培训也很重要，以确保整个团队保持警惕并合作制定恰当的预防和管理策略[23]。

19.3 如何预防和管理谵妄

道格拉斯在4 A测试中得分仅为2分，说明他存在认知障碍(但不是谵妄)，根据MST量表，他被诊断为有营养不良的风险。他似乎还有脱水的表现。医生通过静脉通道输入抗菌药物和液体，并留置导尿管缓解尿潴留，予以低剂量口服阿片类药物来治疗腹痛。道格拉斯的女儿担心他会像上次住院一样变得意识模糊，并询问护士可以采取什么方法来预防。

目前还没有任何药物可以预防或治疗谵妄[24-26]。多组分多学科预防项目可减少医院中30%~50%的谵妄发生率[27, 28]。项目的重点是优化营养和体液平衡、增加躯体活动、鼓励患者参与有意义的活动[29]、管理疼痛、管理睡眠障碍和减少或停用不适当的药物[30]。护士在提供以上基本护理方面发挥着关键作用，但在繁忙、复杂的急症病房中，基础护理往往被忽视[31, 32]。结构化、系统化的项目可以帮助病房团队开展工作，如已经成熟的医院老年人生活计划(hospital elder life program)[33]，可以促进预防谵妄的多学科策略的实施。这些项目需要投入，但反馈的效果很显著[34]。尽管缺乏证据表明多组分干预可以减少谵妄的持续时间或减轻严重程度，但相同的原则对谵妄患者的安全和以患者为中心的管理非常重要。管理谵妄的关键是识别和解除所有医疗因素(见表19.2)并提供良好的基础护理。此外，护士还需要意识到，治疗有时也是谵妄持续存在的原因(见表19.2)。例如，在我们的案例中，静脉留置针和留置导管都是一种约束，可能会增加患者的痛苦并降低其活动能力，而阿片类药物虽然可以缓解疼痛但也有镇静的不良反应。因此持续评估是否需要继续进行这些治疗至关重要。

食物和液体摄入不足是谵妄的重要诱因和持续因素(表19.2)。保证食物和液体摄入是谵妄预防计划中的核心策略[19, 24]。然而，这对于有认知障碍[35]和(或)严重疾病(重要的谵妄风险因素)的患者来说可能具有挑战性，对于已确诊的谵妄患者来说更是如此。护士应预估谵妄或有谵妄风险的患者在饮食摄入上是否需要帮助，并将其纳入日常工作流程中(表19.3)。在送餐前，可能需要团队其他成员(例如医务人员、物理治疗师、患者支持人员)一起协助患者进行适当的餐前准备，如缓解疼痛、恶心，及时如厕和保持适当的体位。而护士需要在用餐时间出现在病房，劝阻其他成员在此期间打扰患者(紧急临床干预除外)，鼓励并帮助患者进食[36]。由于营养不良筛查工具不能准确识别摄入量不足的患者，因此，还应在每餐时监测并记录食物和液体的摄入量，以便及早发现谵妄高风险人群的摄入量不足[37]。谵妄患者因沉睡、不安或定向力障碍而不进食是很常见的。为了确保患者在清醒并安静状态时能补上错过的膳食，病房工作人员在规定用餐时间之外提供各种食物和饮料十分重要(第3~5章)。

按时进餐具有重要的社会和现实意义[38]，对预防谵妄也有正向意义。然而，不规律的生活安排、独自进食和不熟悉的食物可能会影响进餐。熟悉的生活日常、医疗团队、家人及其他患者的鼓励和支持也非常重要[39]。集体用餐或在家人陪伴下进食有助于使用餐体验更舒适，且增加进食量[40, 41]。志愿者和护士助理也可以在协调用餐和改善用餐体验方面发挥作用[42-44]。

护士一直在监测道格拉斯的进食量和液体摄入量，并观察到他过去3天的饮食和饮水状况不佳。尤其是护士注意到很难在饭点叫醒他，他经常因为睡觉错过了用餐时间。吃饭时，他不能独立进食，即便在护士的帮助下，咀嚼和吞咽的速度也很慢，而且经常坐在椅子上就睡着了。他只吃了不到1/3的饭菜，仍然需要肠外营养来维持体液平衡。护士向医生报告了这些情况，医生为道格拉斯做了检查并诊断他患有抑制型谵妄，停用阿片类药物并复查肾功能和电解质。护士想知道鼻饲饮食是否有助于他的康复。

表 19.3 优化谵妄患者的餐时护理

最大限度地提高舒适度	• 餐前如厕 • 确保假牙在位且合适 • 在饭前根据需要提供镇痛或抗恶心药物，并避免服用镇静药物 • 确保充足的照明并戴上眼镜 • 保持直立姿势，最好能坐在椅子上，保持用餐场所整洁 • 提供水或合适的液体来润湿食物，特别是当患者口干或有吞咽障碍时 • 营造愉快的环境(例如播放轻音乐)
给予暗示	• 引导患者："早上好！今天是个美好的春日，这是您的早餐。" • 取下盖子和包装，以便患者看到饭菜，并让食物的香味刺激食欲 • 有些患者可能需要口头提示或躯体暗示，如将刀具放在他们的手中，或提示在入口前用叉子叉起食物 • 与其他人(家人或其他患者)一起吃饭可以增强社会支持 • 家人带来患者最喜欢的食物
保持专注	• 尽量减少分心(例如关掉电视) • 减少用餐过程中不必要的干扰 • 一次只提供一种食物以减轻混乱(如只把主餐放在托盘上) • 对于疲惫或注意力不集中的患者，从患者喜欢的和(或)高能量食物开始，即使是首先要吃冰激淋 • 提供口头鼓励、安慰和言语/身体提示 • 谈论熟悉的话题
尽可能独立进食	• 需要时，帮助患者选择膳食(如在所有医疗团队成员都可以访问信息的地方询问和记录最喜欢的食物) • 调整托盘的高度和位置，以锻炼手部功能、力量和伸展范围 • 需要时，帮助准备餐食，如打开包装或容器，将食物切成易于处理的小块 • 如果患者使用餐具困难，准备便于用手指取食的食物 • 留出足够的时间让患者完成用餐 • 需要时提供改良餐具、护板和其他杯子(即防溅、带把手或吸管的杯子) • 需要时提供吸管
监测摄入情况	• 记录饮食量、喜欢的食物类型和不吃饭的原因，并与临床营养师讨论以尝试定制膳食

19.4 肠内营养的作用

保持充足的营养和水分摄入在预防和治疗谵妄以及其他疾病方面发挥着重要作用。因此，当患者不能通过饮食满足营养需求，可以考虑使用鼻胃管进行肠内营养。尽管护理人员会尽量改善餐时护理，但在谵妄患者中有一些情况很常见，如患者往往因为过于困或存在功能性吞咽障碍，导致其营养需求无法满足[45, 46]。肠内营养可以提高摄入量，预防不良的临床结局[47]。然而，必须对鼻饲饮食的风险和补充营养的益处进行权衡。作为外加的管道，它可能会使谵妄持续或导致谵妄[48]。如果患者反复移动或拔出鼻胃管，可能会给患者带来痛苦，并让护理人员产生挫败感。不应通过施加物理或化学等约束措施来促进肠内营养。约束措施会导致活动减少从而引起机体失能，而营养治疗的目标却是为了维持肌肉量，显然两者是背道而驰的[19]。

谵妄患者的肠内营养决策很复杂，必须根据患者的治疗目标和疾病预后进行个体化设计(见第21章)，需要包括营养师、SLP、医务人员，及家属或其他合适的决策者在内的多学科团队参与[19]。

即便使用了鼻饲管，保持患者的合适体位对于降低误吸风险仍然很重要。相较于连续喂食，间断推注的方法会更合适，它可以减少使用约束措施和对患者活动的限制。降低鼻饲管移位风险的方法包括使用束带和其他分散注意力的活动。在安全情况下，患者清醒并能够保持直立坐位时，持续保持少量的口服摄入有助于促进吞咽功能和食欲，带来幸福感并维持生活的意义。一旦可以恢复足够的口服摄入量，应立即移除鼻饲管。

尽管道格拉斯出现了谵妄，但通过优质护理和多学科团队合作，他的精神状态越来越好。正如预期的那样，他丢失了大量的肌肉存量和力量，需要在康复中心恢复功能后才能回家。

19.5 出院后支持

急性病程后的康复中，谵妄是普遍发生且持续存在的。这与功能恢复较差相关[49]。这充分说明在整个护理过程中都需要增强对谵妄的预防和筛查的意识，这有助于促进出院后认知和功能的最佳康复效果。这包括关注患者出院时的营养摄入和状态，因为社区环境中持续的营养摄入量下降非常常见[50]。促进出院后康复的关键策略有：让护理人员和患者家属共同参与并支持患者的出院计划和持续营养护理；通过社区健康和支持服务，在购物和膳食准备方面提供实际帮助；提供口服营养补充剂(如果可以接受)并确保社区对患者的营养状况及时监测和随访[51, 52]。出院计划应涉及患者、护理人员和其他医疗保健专业人员，根据需要将患者转诊到社区健康服务中心，并应在出院后24小时内清楚记录并确保有社区工作人员对接。

19.6 总结

- 谵妄是一种常见并发症，尤其在老年住院患者中。它困扰着患者及其照护者，并对健康和医疗保健需求产生严重不良影响。
- 脱水、营养不良、年龄、认知和感觉障碍以及严重疾病是谵妄的危险因素。
- 有效的预防计划可以将谵妄的发生率降低30%~50%，但需要综合考虑，包括良好的营养支持和体液平衡在内的多方面内容。
- 护士需要调整工作方法来满足认知障碍患者的营养与液体需求并确保充足的摄入量。

参考文献

[1] INOUYE S K, WESTENDORP R G, SACZYNSKI J S. Delirium in elderly people[J]. Lancet, 2014, 383(9920): 911-922.

[2] AGAR M R. Delirium at the end of life[J]. Age Ageing, 2020, 49(3): 337-340.

[3] American Psychiatric Association. Diagnostic and statistical manual of mental disorders: DSM-5[M/OL]. 5th ed. Washington: American Psychiatric Publishing, 2013. [2023-09-20]. https://doi. org/10. 1176/appi. books. 9780890425596.

[4] MACLULLICH A M, SHENKIN S D, GOODACRE S, et al. The 4 "A"s test for detecting delirium in acute medical patients: a diagnostic accuracy study[J]. Health Technol Assess, 2019,23(40): 1-194.

[5] INOUYE S K, VAN DYCK C H, ALESSI C A, et al. Clarifying confusion: the confusion assessment method. a new method for detection of delirium[J]. Ann Intern Med, 1990,113(12): 941-948.

[6] CLEGG A, WESTBY M, YOUNG J B. Under-reporting of delirium in the NHS[J]. Age Ageing, 2011, 40(2): 283-286.

[7] BREITBART W, GIBSON C, TREMBLAY A. The delirium experience: delirium recall and delirium-related distress in hospitalized patients with cancer, their spouses/caregivers, and their nurses[J]. Psychosomatics, 2002,43(3): 183-

194.
[8] INOUYE S K, MARCANTONIO E R, METZGER E D. Doing damage in delirium: The hazards of antipsychotic treatment in elderly persons[J]. Lancet Psychiatry, 2014, 1(4): 312-315.
[9] MARCANTONIO E R. Delirium in hospitalized older adults[J]. N Engl J Med, 2017, 377(15): 1456-1466.
[10] AHMED S, LEURENT B, SAMPSON E L. Risk factors for incident delirium among older people in acute hospital medical units: a systematic review and meta-analysis[J]. Age Ageing, 2014, 43(3): 326-333.
[11] National Institute for Health and Care Excellence. Delirium: prevention, diagnosis and management[EB/OL]. (2010-07-28)[2023-09-21]. https://www.nice.org.uk/guidance/cg103/evidence/full-guideline-134653069.
[12] INOUYE S K, CHARPENTIER P. Precipitating factors for delirium in hospitalized elderly persons: Predictive model and interrelationships with baseline vulnerability[J]. JAMA, 1996, 20(275): 852-857.
[13] WILSON M M, MORLEY J E. Impaired cognitive function and mental performance in mild dehydration[J]. Eur J Clin Nutr, 2003, 57 Suppl 2: S24-S29.
[14] LAWLOR P G. Delirium and dehydration: some fluid for thought? [J]. Support Care Cancer, 2002, 10(6): 445-454.
[15] SUGITA Y, MIYAZAKI T, SHIMADA K, et al. Correlation of nutritional indices on admission to the Coronary Intensive Care Unit with the development of delirium[J]. Nutrients, 2018, 10(11): 1712.
[16] ROSTED E, PROKOFIEVA T, SANDERS S, et al. Serious consequences of malnutrition and delirium in frail older patients[J]. J Nutr Gerontol Geriatr, 2018, 37(2): 105-116.
[17] MUDGE A M, ROSS L J, YOUNG A M, et al. Helping understand nutritional gaps in the elderly (HUNGER): a prospective study of patient factors associated with inadequate nutritional intake in older medical inpatients[J]. Clin Nutr, 2011, 30(3): 320-325.
[18] SOLA-MIRAVETE E, LOPEZ C, MARTINEZ-SEGURA E, et al. Nursing assessment as an effective tool for the identification of delirium risk in older in-patients: a case-control study[J]. J Clin Nurs, 2018, 27(1-2): 345-354.
[19] VOLKERT D, BECK AM, CEDERHOLM T, et al. ESPEN guideline on clinical nutrition and hydration in geriatrics [J]. Clin Nutr, 2019, 38(1): 10-47.
[20] FERGUSON M, CAPRA S, BAUER J, et al. Development of a valid and reliable malnutrition screening tool for adult acute hospital patients[J]. Nutrition, 1999, 15(6): 458-464.
[21] KONDRUP J, RASMUSSEN H, HAMBURG O, et al. Nutritional risk screening (NRS2002): a new method based on an analysis of controlled clinical trials[J]. Clin Nutr, 2003, 22(3): 321-336.
[22] STRATTON RJ, HACKSTON A, LONGMORE D, et al. Malnutrition in hospital outpatients and inpatients: prevalence, concurrent validity and ease of use of the "malnutrition universal screening tool" ("MUST") for adults[J]. Br J Nutr, 2004, 92(5): 799-808.
[23] Australian Commission on Safety and Quality in Health Care. Delirium clinical care standard[EB/OL]. (2016-07-18)[2023-09-26]. https://www safetyandquality. gov. au/sites/default/files/2021-11/delirium_ccs_pdf_final_13_july_2016. pdf.
[24] DAVIS D, SEARLE S D, TSUI A. The scottish intercollegiate guidelines network: risk reduction and management of delirium[J]. Age and Ageing, 2019,48(4): 485-488.
[25] OH E S, NEEDHAM D M, NIKOOIE R, et al. Antipsychotics for preventing delirium in hospitalized adults: a systematic review[J]. Ann Intern Med, 2019, 171(7): 474-484.
[26] NIKOOIE R, NEUFELD K J, OH E S, et al. Antipsychotics for treating delirium in hospitalized adults: a systematic review[J]. Ann Intern Med, 2019, 171(7): 485-495.
[27] LUDOLPH P, STOFFERS-WINTERLING J, KUNZLER A M, et al. Non-pharmacologic multicomponent interventions preventing delirium in hospitalized people[J]. J Am Geriatr Soc, 2020, 68(8): 1864-1871.
[28] ABRAHA I, TROTTA F, RIMLAND J M, et al. Efficacy of Non-pharmacological interventions to prevent and treat delirium in older patients: a systematic overview[J]. PLoS One, 2015, 10(6): e123090.
[29] MUDGE A M, MCRAE P, CRUICKSHANK M. Eat walk engage: an interdisciplinary collaborative model to improve care of hospitalized elders[J]. Am J Med Qual, 2015, 30(1): 5-13.

[30] INOUYE S K, BOGARDUS S T, CHARPENTIER P, et al. A multicomponent intervention to prevent delirium[J]. New Engl J Med, 1999, 340: 669-676.

[31] PISCOTTY R, KALISCH B. Lost opportunities... the challenges of "missed nursing care"[J]. Nurs Manage, 2014, 45(10): 40-44.

[32] BAIL K, GREALISH L. "Failure to maintain": a theoretical proposition for a new quality indicator of nurse care rationing for complex older people in hospital[J]. Int J Nurs Stud, 2016, 63: 146-161.

[33] HSHIEH T T, YANG T, GARTAGANIS S L, et al. Hospital Elder Life Program: systematic review and meta-analysis of effectiveness[J]. Am J Geriatr Psychiatry, 2018, 26(10): 1015-1033.

[34] AKUNNE A, MURTHY L, YOUNG J. Cost-effectiveness of multi-component interventions to prevent delirium in older people admitted to medical wards[J]. Age Ageing, 2012, 41(3): 285-291.

[35] Dementia Australia. Personal care: eating[EB/OL]. [2023-09-21]. https://www.dementia.org.au/information/about-you/i-am-a-carer-family-member-or-friend/personal-care/eating.

[36] YOUNG A, ALLIA A, JOLLIFFE L, et al. Assisted or protected mealtimes? Exploring the impact of hospital mealtime practices on meal intake[J]. J Adv Nurs, 2016, 72(7): 1616-1625.

[37] YOUNG A M, KIDSTON S, BANKS M D, et al. Malnutrition screening tools: comparison against two validated nutrition assessment methods in older medical inpatients[J]. Nutrition, 2013, 29(1): 101-106.

[38] BECK M, BIRKELUND R, POULSEN I, et al. Supporting existential care with protected mealtimes: patients' experiences of a mealtime intervention in a neurological ward[J]. J Adv Nurs, 2017, 73(8): 1947-1957.

[39] LEE-STEERE K, LIDDLE J, MUDGE A, et al. "You've got to keep moving, keep going": understanding older patients' experiences and perceptions of delirium and nonpharmacological delirium prevention strategies in the acute hospital setting[J]. J Clin Nurs, 2020, 29(13-14): 2363-2377.

[40] BECK M, MARTINSEN B, BIRKELUND R, et al. Raising a beautiful swan: a phenomenological-hermeneutic interpretation of health professionals' experiences of participating in a mealtime intervention inspired by protected mealtimes[J]. Int J Qual Stud Health Well-Being, 2017, 12(1): 1360699.

[41] MCLAREN-HEDWARDS T, D'CUNHA K, ELDER-ROBINSON E, et al. Effect of communal dining and dining room enhancement interventions on nutritional, clinical and functional outcomes of patients in acute and sub-acute hospital, rehabilitation and aged-care settings: a systematic review[J]. Nutr Diet, 2022, 79(1): 140-168.

[42] PRITCHARD E, SOH S E, MORELLO R, et al. Volunteer programs supporting people with dementia/delirium in hospital: systematic review and meta-analysis[J]. Gerontologist, 2021, 61(8): e421-e434.

[43] SAUNDERS R, SEAMAN K, GRAHAM R, et al. The effect of volunteers' care and support on the health outcomes of older adults in acute care: a systematic scoping review[J]. J Clin Nurs, 2019, 28(23-24): 4236-4249.

[44] YOUNG A M, MUDGE A M, BANKS M D, et al. Encouraging, assisting and time to EAT: improved nutritional intake for older medical patients receiving Protected Mealtimes and/or additional nursing feeding assistance[J]. Clin Nutr, 2013, 32(4): 543-549.

[45] NAMASIVAYAM-MACDONALD A M, RIQUELME L F. Presbyphagia to dysphagia: multiple perspectives and strategies for quality care of older adults[J]. Semin Speech Lang, 2019, 40(3): 227-242.

[46] BODE L, ISLER F, FUCHS S, et al. The utility of nursing instruments for daily screening for delirium: Delirium causes substantial functional impairment[J]. Palliat Support Care, 2020, 18(3): 293-300.

[47] CRENITTE MR, APOLINARIO D, CAMPORA F, et al. Prognostic effect of enteral nutrition in hospitalized older adults with delirium[J]. J Am Geriatr Soc, 2018, 66(suppl 2): S1-S369.

[48] LEE C, SNELL K, BERGER A, et al. Route of nutrition associated with delirium in acute malnutrition[J]. Crit Care Med, 2019, 47(1): 202.

[49] MARCANTONIO E R, SIMON S E, BERGMANN M A, et al. Delirium symptoms in post-acute care: prevalent, persistent, and associated with poor functional recovery[J]. J Am Geriatr Soc, 2003, 51(1): 4-9.

[50] YOUNG A M, MUDGE A M, BANKS M D, et al. From hospital to home: limited nutritional and functional recovery for older adults[J]. J Frailty Aging, 2015, 4(2): 69-73.

[51] YOUNG A M, MUDGE A M, BANKS M D, et al. Improving nutritional discharge planning and follow up in older

medical inpatients: hospital to home outreach for malnourished elders[J]. Nutr Diet, 2018, 75(3): 283-290.
[52] MARSHALL S, REIDLINGER D P, YOUNG A, et al. The nutrition and food-related roles, experiences and support needs of female family carers of malnourished older rehabilitation patients[J]. J Hum Nutr Diet, 2017, 30(1): 16-26.

推荐阅读

[1] BECK M, BIRKELUND R, POULSEN I, et al. Supporting existential care with protected mealtimes: patients' experiences of a mealtime intervention in a neurological ward[J]. J Adv Nurs, 2017, 73(8): 1947-1957.
[2] LUDOLPH P, STOFFERS-WINTERLING J, KUNZLER A M, et al. Non-pharmacologic multicomponent interventions preventing delirium in hospitalized people[J]. J Am Geriatr Soc, 2020, 68(8): 1864-1871.
[3] MARCANTONIO ER. Delirium in hospitalized older adults[J]. N Engl J Med, 2017, 377(15): 1456-1466.
[4] MCLAREN-HEDWARDS T, D'CUNHA K, ELDER-ROBINSON E, et al. Effect of communal dining and dining room enhancement interventions on nutritional, clinical and functional outcomes of patients in acute and sub-acute hospital, rehabilitation and aged-care settings: a systematic review[J]. Nutr Diet, 2022, 79(1): 140-168.
[5] ROSTED E, PROKOFIEVA T, SANDERS S, et al. Serious consequences of malnutrition and delirium in frail older patients[J]. J Nutr Gerontol Geriatr, 2018, 37(2): 105-116.

第 20 章

老年人的食物—药物相互作用

Björn Vidar Aöalbjörnsson and Alfons Ramel

版本：独立翻译稿

译者：杨　莹　陈亚萍　章紫薇　丁俊琴　刘民辉

【摘要】 本章的重点是老年人的食物—药物相互作用。我们将讨论食物如何影响药物代谢，以及药物如何影响饮食摄入和营养状况。

【关键词】 老年人；食物—药物相互作用；草药—药物相互作用；营养状况

【学习目标】

- 了解食物与药物相互作用的重要性。
- 了解相互作用是如何发生的。
- 描述可能影响药物代谢的常见食物和草药产品。
- 阐述某些药物对营养状况的影响。

20.1 引言

为保证安全性和有效性，药物必须正确使用。药物通常含有以各种方式与人体新陈代谢发生反应的活性成分，而这种药物特性会经常受到某些膳食成分的影响。例如，当一种营养物质或食物可以增强、降低或改变一种药物的活性时，就会发生所谓的食物—药物相互作用。此外，药物相互作用可以产生一种新的药效，而这种药效不会自行发生。通常，可以在药物和食物之间(食物—药物相互作用)或药物和草药之间(草药—药物相互作用)观察到这种相互作用[1]。

食物与药物的相互作用通常是因为意外误用或对涉及相互作用的物质认识不足而导致的。在许多情况下，草药、水果和酒精可以改变特定药物干预的效果，产生不良后果。大多数情况下，食品—药物相互作用会改变药物的生物利用度[1]。

然而，同样重要却很少被提及的一点是，相互作用也可以反过来，即药物也可以影响营养物质

本章隶属于第二部分：老年营养学专题。

关于本书章节划分依据，请参见第一章：老年病学和老年骨科营养护理概览。

B. V. Aðalbjörnsson (＊) · A. Ramel

Department of Food Science and Nutrition, School of Health, University of Iceland, Reykjavík, Iceland

e-mail: bva@ hi. is; alfonsra@ hi. is

Ó. G. Geirsdóttir, J. J. Bell (eds.), Interdisciplinary Nutritional Management and Care for Older Adults, Perspectives in Nursing Management and Care for Older Adults, https://doi.org/10.1007/978-3-030-63892-4_20

的吸收。因为药物和营养物质通常采用相同的吸收机制，并通过相同的方式进行代谢转化和排泄，经常使用某些药物可能会对营养状况产生负面影响[1, 2]。

20.2　食品和草药与药物的相互作用

药物与药物之间的相互作用是众所周知的，并且会在药物说明书、临床数据库和指南等处进行详细说明。以往很少讨论食物与药物之间的相互作用，但这一问题在近十年逐渐被重视。因为口服药物十分常见，食物与药物的相互作用也就成为一个重要的研究领域。食物—药物之间的相互作用可能是由于药物动力学、肠道运输、代谢和分布的变化而产生的。临床试验已证实食物对药物摄入的影响存在，并提出了相应的服药建议。有研究尝试将这种影响量化，但现实中人们食物摄入量的不同，给此类研究增加了难度。不过仍有一些研究重点探讨了老年人食物摄入量对药效的影响[3-8]。

食物—药物相互作用是一个复杂的主题，可能发生在消化系统(如摄取障碍或与药物结合)或代谢抑制中(如肝酶)[9, 10]。有几个因素在这些相互作用中起着重要作用。患者的一般情况需要重点关注，例如年龄、既往病史、器官功能障碍和多重用药。食物和草药本身的条件影响了其成分、特性、提炼、加工、烹调和储存。食物和草药与药物的相互作用取决于吸收分布及代谢分布。

食物摄入量因不同年龄、文化、社会经济环境和机构而不同。各种常见食品和草药产品已显示出不良反应[11, 12]。这些不良反应可能是由于水果和蔬菜等常见食物的过量食用导致的[13]。补充剂通常是食物的浓缩成分，如大蒜油或草药。即使服用高浓度的食物和草药补充剂，患者也认为是安全的。与食物和药物相比，补充剂的监管环境不同，在世界范围内复杂且缺乏统一的标准，这可能会使消费者感到困惑[14]。补充剂的使用很常见，随着人们对实际或感知到的健康益处的认识、关注和市场营销的增加，这种情况可能会在未来几年继续增加。然而，Boullata 和 Hudson(2012)在综述中指出，有 12%~45%的人同时服用了药物和补充剂，其中 6%~29%存在有害相互作用的风险[7]。在另一项包括 1795 名患者的研究中，40%的患者使用了补充剂[15]。在潜在的临床食物—药物相互作用中，超过 2/3 与大蒜、缬草、卡瓦、银杏和贯叶连翘有关，目前已确定的具有潜在相互作用的天然产物有 107 种，均与抗血栓药、抗抑郁药、抗糖尿病药和镇静剂等常见药物具有相互作用的风险。

另外，患者可能在医务人员不知情的情况下服用草药，但因为各种理由而刻意隐瞒治疗。公众认为草药是安全的(例如，人们通常使用银杏叶、大蒜、人参、贯叶连翘、紫锥菊、锯末棕榈、月见草和姜)，因此患者可能不会告知医务人员正在使用补充剂或草药。由于补充铁可以增加四环素的生物利用度，所以生物利用度受到的影响并不总是负面的[16]。因此，医务人员和患者之间的坦诚沟通和互相理解十分重要。

食物和草药与药物之间的相互作用是一个复杂的问题，下面提供一些常见的食物和草药与药物相互作用的案例。

20.2.1　常见食物

牛奶可降低抗生素等药物的生物利用度(如四环素、强力霉素和青霉素)。如茶或咖啡中含有的少量牛奶可使四环素的生物利用度降低 49%[17]。四环素和强力霉素不仅受牛奶的影响，还会因食品而导致其生物利用度显著降低[18, 19]。这些相互作用通常为医务人员所知，但患者可能并不了解这些常见食物对药物疗效的影响程度。例如，对于习惯以一顿饭和补充剂开始新一天的患者来说，空腹服药较难，但如果患者在早餐后服药，很可能会产生不良影响(比如恢复速度较慢)。为患者提供明确指导并陈述潜在后果，可能会提高其对处方指导的依从性，并最终提高疗效。

其他常见食品包括葡萄柚汁和蔓越莓汁。葡萄柚汁和药物之间的相互作用几十年来一直为人所知，但在近年来，报告的病例数量有所增加[20]。葡萄汁对环孢素的影响包括使血药浓度—时间曲线下降(30%)和增加清除率(50%)[21]。其他果汁也可以影响药物效力，包括增加和降低生物利用度[22]。蔓越莓汁经常被推荐用于治疗幽门螺旋杆菌和尿道感染。虽然蔓越莓汁被认为是安全的，而且服用剂量很大，但必须谨慎服用。Griffiths 等人在 2008 年报道了一例心包出血和胃肠道出血的死亡病例，在该病例中，葡萄柚汁和酶之间的相互作用导致华法林的清除时间延长[23]，该患者也在事故发生前 6 周每天服用 300~400 毫升的蔓越莓汁。

大蒜在许多文化传统中是一种常见食物，也越来越多地被用作一种替代性的天然药用补充剂。

大蒜在化学、药理学和临床特性等方面均被广泛研究，主要的研究热点在于抗癌、抗菌和心血管作用领域[24, 25]。大蒜中的含硫化合物被认为是产生各种生物活性的原因。大蒜素是其中几种化合物的前体；当大蒜组织被破坏、切割或捣碎时，蒜氨酸酶就会被激活。新鲜大蒜和冻干大蒜中常包含这些不稳定的含硫化合物，这些化合物可以导致 CYP450 3A4 酶代谢的底物被抑制，例如他汀类药物(如阿托伐他汀、辛伐他汀)[13, 26]。

在长期大量使用大蒜的传统环境下，患者往往会服用大蒜以期让自己快速康复。在常见的民间传说、博客和保健网站上，大蒜以有助于人群从普通感冒甚至是癌症中康复而闻名[25, 26]，这至少得到了部分证据的支持。虽然大蒜被认为是一种食物，但强有力的证据表明大蒜对血小板有抑制作用[27]，所以一般不建议老年人过多食用大蒜。存在静脉血栓或正在接受抗凝治疗的患者在服用大蒜时要特别谨慎。大蒜并不是唯一案例，其实与抗凝药物相互作用的食品种类也越来越多。Holbrook 等人(2005)的一项系统综述表明，其他几种草药、天然产品和食物也与抗凝药物存在相互作用[28]。

20.2.2 草药

银杏、贯叶连翘、人参和缬草等是比较常见的草药补充剂。当讨论草药时，其与药物的相互作用问题似乎更为明显，但它们可以替代或作为常规药物的补充。草药不仅影响患者的饮食，还会与药物发生相互作用。人参是一种历史悠久的传统草药，被认为具有“生理调节”功能，既能作为中枢神经抑制剂，又能作为中枢神经兴奋剂，同时能够平衡身体机能。人参的功效看起来是相互矛盾的，但分离化合物的研究结果却证实了这一传统功效[29]。通常情况下，人体对该类制剂的耐受性良好，但仍建议要谨慎使用。药物相互作用的一个例子是与抗凝剂[30]和抗血小板抗凝作用的不良反应[31]。另一个例子是贯叶连翘具有有趣的抗抑郁作用。金丝桃素通过 CYPIA2、CYP2C9、CYP2C19、CYP3A、CYP2E1 和 P-gp 作用于肝脏和小肠[32]。贯叶连翘可以导致药物血浆浓度显著下降，如苯丙咪唑(抗凝剂)。其他受金丝桃素摄入影响的药物包括辛伐他汀、硝苯地平、地高辛、维拉帕米、达比加群、利伐沙班、阿哌沙班和伊度沙班[32-34]。草药产品的应用之所以具有挑战性，是因为不同生产商的化学成分不同，而且很难预测其效力。对美国不同贯叶连翘产品的分析研究显示，金丝桃素的浓度在 0.01%~1.89%之间，其中许多产品的含量低于抗抑郁作用建议用量[35]。

20.3 药物对营养状况的影响

20.3.1 药物可能会对营养摄入/营养状态产生不良影响

一般来说，药物会对营养素的生物利用度和总体营养状况产生负面影响[36]。因此，定期使用某些药物可能会使营养状况恶化，而药物对整体营养状况的影响往往是多方面的[2, 3, 36]。

最有可能影响营养状况的药物通常服用时间较长[36]。据冰岛医学理事会称，老年人最常用的处方药是 β 受体阻滞剂、治疗消化性溃疡和胃食管反流的药物、安眠药和镇静剂、阿片类药物、β-内酰胺类抗菌药和青霉素类、抗抑郁药、降脂药、抗血栓药、抗炎和抗风湿药物以及选择性钙离子通道阻滞剂[37]。

药物对营养状况的不良影响是药物的药效学和不良反应特性共同作用的结果[38]，而在社区和临床环境中的老年人由于同时接受多种药物治疗而面临更高的营养风险[39]。

通常，药物通过直接影响消化和代谢功能[7]，对膳食摄入产生负面影响。主要是通过减少饮食摄入和降低必需营养素（如维生素、微量元素和电解质）的生物利用度来影响老年人的营养状况[1, 2, 36]。

为了最大限度地促进药物吸收，许多药物都有关于饮食的详细说明（如多种抗生素、抗真菌药物[36]）。这可能会改变患者日常饮食习惯和进餐频率，因此，可能会减少患者总体能量和营养物质的摄入，这在老年人群中十分常见[40, 41]。

厌食症是药物治疗的一种常见不良反应，会导致体重减轻；营养不良的老年人在开始服用使味觉减退和有味觉障碍不良反应的药物时必须密切追踪（如二甲双胍、左旋多巴、锂）（第 3、4 和 5 章）[36, 40, 41]。

药物经常通过消化道的直接作用干扰老年人的营养状况[36, 41]。一些常用药物可导致口干症（如抗胆碱能药物、抗抑郁药和抗精神病药物、利尿剂、抗高血压药、镇静剂、镇痛药、抗组胺药）、恶心和呕吐（如抗生素、阿片类药物、左旋多巴、选择性 5-羟色胺再摄取抑制剂），味觉异常（如安非他明、氨苄西林、阿司匹林、皮质类固醇、地尔硫卓、左旋多巴、二甲双胍、三环类抗抑郁药、文拉法辛）以及嗅觉障碍（如 ACE 血管紧张素转换酶抑制剂、阿莫西林、β 受体阻滞剂、钙离子通道阻滞剂、皮质类固醇、左旋多巴、他汀类药物、链霉素、舒马曲坦）、胃肠动力下降（三环类抗抑郁药、阿片类药物）和腹泻（如广谱抗生素、质子泵抑制剂、抗病毒和抗逆转录病毒药物、镁盐、铁、锂、二甲双胍），甚至药物的难闻气味也会减少食物摄入[40]。

此外，由于胃酸改变，营养吸收减少，药物也有可能对维生素或微量元素的吸收产生负面影响，对肠道菌群产生负面影响，并导致消化道黏膜炎症（例如抗酸剂、抗生素、泻药、抗炎药、降糖药、降脂药、抗抑郁药、利尿剂）。

当药物治疗对营养状况的负面作用可能具有临床意义时，可以通过使用膳食补充剂来纠正营养不足（例如，吡哆醇与异烟肼合用，异烟肼是一种用于治疗结核病的抗生素）。尽管营养缺乏综合征的典型症状并不常见，但营养不足仍可能与临床表现有关。在一些情况下，某种药物对营养状况的负面影响被认为是药物不良反应。例如，药物性骨软化症是一些抗癫痫药物对维生素 D 代谢产生负面影响的结果[42–44]。此外，药物诱导的肝毒性和高氨血症（如丙戊酸，一种治疗某些类型癫痫的药物）被认为是肉碱缺乏的结果[45, 46]。

目前尚不清楚哪种药物和营养相互作用的膳食补充剂是可行的解决方案[47, 48]，这个领域需要更多的研究，以便能够推荐预防性营养补充剂。此外，有些药物确实与营养状况的改善有关[49, 50]。

老年人可能会使用损害听力、视力、记忆力和活动能力的药物，导致缺乏药物依从性或使用错误的剂量[36]。这种间接的药物作用会影响购买和准备食物的能力，或在没有帮助的情况下影响进食的能力，从而影响食物的摄入量[51–54]。

20.4　有些药物可能会使体重增加

为了确保内容的完整性，本节也简单介绍一下药物在增加体重方面的作用。例如，众所周知，药物的活性成分可以改变老年人的新陈代谢，抗精神病药物常引发代谢不良，导致体重增加、高血糖和血脂异常[41, 55]，这些改变与第二类抗精神病药物的使用尤其相关[55–57]。其他常用药物如 β 受体阻滞剂和类固醇也被证明会增加体重[56, 58, 59]。

体重的增加并不一定总是由于体内脂肪的增加。有几个潜在的机制可以解释药物相关的体重增加：食欲增加（类固醇[59]和抗抑郁药[58]）、体液潴留（吡格列酮[60]）、脂肪储存增加（胰岛素刺激脂肪细胞的生长[61]）、代谢减慢（β-受体阻滞剂[62]）和活动量减少（抗组胺药会使患者困乏，阿米替林与呼吸困难有关）。

虽然老年人可以通过药物保持体重甚至增加体重而受益，但由药物引起的身体成分和代谢的变化通常不是正向的，因为它们与肌肉量或身体功能的良性变化无关[57]。如果不谨慎对待，可能会导致肌少型肥胖症和对超重或肥胖以及营养不良人群的识别和治疗不足(第7章和第16章)[63]。

20.4.1 总结

临床专家必须认识到药物和饮食摄入具有相互作用，并且会影响老年人的健康。在过去几年中，相互作用受到了更多关注，并在临床实践中得到了更深入的理解[34]。对这一问题的认识和广泛理解是老年人护理优化迈出的重要一步[33]。为了解决药物对营养的负面影响，临床医生必须采用系统的方法，并花时间倾听老年人的观点。在充分沟通的情况下，预测药物与食物之间不良相互作用并解决问题[33]。

医务工作者应接收相关培训(准确识别食物与药物不良反应)，以便向老年人提供药物、食物和饮品方面的指导。专业人士必须评估患者的临床表现，以识别患者营养状况是否正在恶化或是否与药物引起的并发症有关。治疗方案中的药物剂量或药物种类的调整必须考虑患者饮食习惯的改变。最后，也是最重要的一点，医务工作者应该与老年人合作，提供最有可能改善老年人健康结局、体验和生活质量的食物和药物方案。

总结要点：

- 草药、水果和酒精可以改变特定药物干预的效果，并产生不良后果。
- 在大多数情况下，相关的食物与药物相互作用会改变药物的生物利用度。
- 牛奶、葡萄柚汁、蔓越莓汁以及大蒜是影响药物代谢的最常见食物。
- 许多常见的药物会导致体重减轻或增加，并对老年人的营养状况产生不利影响。

参考文献

[1] WHITE R. Drugs and nutrition: how side effects can influence nutritional intake[J]. Proc Nutr Soc, 2010, 69(4): 558-564.

[2] LOMBARDI L R, KREYS E, GERRY S, et al. Nutrition in the age of polypharmacy[M/OL]// BENDICH A, DECKELBAUM R J. Preventive nutrition: the comprehensive guide for health professionals. Totowa: Humana Press, 2010: 79-123 [2023-09-21]. https://doi.org/10.1007/978-1-60327-542-2_4.

[3] ASED S, WELLS J, MORROW L E, et al. Clinically significant food-drug interactions[J]. Consult Pharm, 2018, 33(11): 649-657.

[4] AGBABIAKA T B, WIDER B, WATSON L K, et al. Concurrent use of prescription drugs and herbal medicinal products in older adults: a systematic review[J]. Drugs Aging, 2017, 34(12): 891-905.

[5] KOZIOLEK M, ALCARO S, AUGUSTIJNS P, et al. The mechanisms of pharmacokinetic food-drug interactions: A perspective from the UNGAP group[J]. Eur J Pharm Sci, 2019, 134: 31-59.

[6] HEUBERGER R. Polypharmacy and food-drug interactions among older persons: a review[J]. J Nutr Gerontol Geriatr, 2012, 31(4): 325-403.

[7] BOULLATA J I, HUDSON L M. Drug-nutrient interactions: a broad view with implications for practice[J]. J Acad Nutr Diet, 2012, 112(4): 506-517.

[8] RAATS M, DE GROOT CPGM, VAN ASSELT D. Food for the aging population[M]. 2nd ed. Duxford: Woodhead Publishing, 2017 [2023-09-22].

[9] NAKANISHI T, TAMAI I. Interaction of drug or food with drug transporters in intestine and liver[J]. Curr Drug Metab, 2015, 16(9): 753-764.

[10] DENG J, ZHU X, CHEN Z, et al. A Review of food-drug interactions on oral drug absorption[J]. Drugs, 2017, 77(17): 1833-1855.

[11] ABUHELWA A Y, WILLIAMS D B, UPTON R N, et al. Food, gastrointestinal pH, and models of oral drug absorption

[J]. Eur J Pharm Biopharm, 2017, 112: 234-248.

[12] ULBRICHT C, CHAO W, COSTA D, et al. Clinical evidence of herb-drug interactions: a systematic review by the natural standard research collaboration[J]. Curr Drug Metab, 2008, 9(10): 1063-1120.

[13] RODRIGUEZ-FRAGOSO L, MARTINEZ-ARISMENDI J L, OROZCO-BUSTOS D, et al. Potential risks resulting from fruit/vegetable-drug interactions: effects on drug-metabolizing enzymes and drug transporters[J]. J Food Sci, 2011, 76(4): R112-R124.

[14] THAKKAR S, ANKLAM E, XU A, et al. Regulatory landscape of dietary supplements and herbal medicines from a global perspective[J]. Regul Toxicol Pharmacol, 2020, 114: 104647.

[15] SOOD A, SOOD R, BRINKER F J, et al. Potential for interactions between dietary supplements and prescription medications[J]. Am J Med, 2008, 121(3): 207-211.

[16] LEYDEN J J. Absorption of minocycline hydrochloride and tetracycline hydrochloride. Effect of food, milk, and iron [J]. J Am Acad Dermatol, 1985, 12(2 Pt 1): 308-312.

[17] JUNG H, PEREGRINA A A, RODRIGUEZ J M, et al. The influence of coffee with milk and tea with milk on the bioavailability of tetracycline[J]. Biopharm Drug Dispos, 1997, 18(5): 459-463.

[18] WELLING P G, KOCH P A, LAU C C, et al. Bioavailability of tetracycline and doxycycline in fasted and nonfasted subjects[J]. Antimicrob Agents Chemother, 1977, 11(3): 462-469.

[19] MEYER F P, SPECHT H, QUEDNOW B, et al. Influence of milk on the bioavailability of doxycycline: new aspects [J]. Infection, 1989, 17(4): 245-246.

[20] BAILEY D G, DRESSER G, ARNOLD J M. Grapefruit-medication interactions: forbidden fruit or avoidable consequences? [J]. CMAJ, 2013, 185(4): 309-316.

[21] OLIVEIRA-FREITAS V L, DALLA C T, MANFRO R C, et al. Influence of purple grape juice in cyclosporine bioavailability[J]. J Ren Nutr, 2010, 20(5): 309-313.

[22] deMORAIS C, OLIVEIRA B, AFONSO C, et al. Nutritional risk of European elderly[J]. Eur J Clin Nutr, 2013, 67(11): 1215-1219.

[23] GRIFFTHS A P, BEDDALL A, PEGLER S. Fatal haemopericardium and gastrointestinal haemorrhage due to possible interaction of cranberry juice with warfarin[J]. J R Soc Promot Heal, 2008, 128(6): 324-325.

[24] ANSARY J, FORBES-HERNANDEZ T Y, GIL E, et al. Potential health benefit of garlic based on human intervention studies: a brief overview[J]. Antioxidants (Basel), 2020, 9(7): 619.

[25] CHOO S, CHIN V K, WONG E H, et al. Review: antimicrobial properties of allicin used alone or in combination with other medications[J]. Folia Microbiol (Praha), 2020, 65(3): 451-465.

[26] BLALOCK S J, GREGORY P J, PATEL R A, et al. Factors associated with potential medication-herb/natural product interactions in a rural community[J]. Altern Ther Health Med, 2009, 15(5): 26-34.

[27] BRADLEY J M, ORGAN C L, LEFER D J. Garlic-derived organic polysulfides and myocardial protection[J]. J Nutr, 2016, 146(2): 403S-409S.

[28] HOLBROOK A M, PEREIRA J A, LABIRIS R, et al. Systematic overview of warfarin and its drug and food interactions[J]. Arch Intern Med, 2005, 165(10): 1095-1106.

[29] LIM J W, CHEE S X, WONG W J, et al. Traditional Chinese medicine: herb-drug interactions with aspirin[J]. Singapore Med J, 2018, 59(5): 230-239.

[30] PETERSEN M J, BERGIEN S O, STAERK D. A systematic review of possible interactions for herbal medicines and dietary supplements used concomitantly with disease-modifying or symptom-alleviating multiple sclerosis drugs[J]. Phytother Res, 2021, 35(7): 3610-3631.

[31] LAU A J, TOH D F, CHUA T K, et al. Antiplatelet and anticoagulant effects of Panax notoginseng: comparison of raw and steamed Panax notoginseng with Panax ginseng and Panax quinquefolium[J]. J Ethnopharmacol, 2009, 125(3): 380-386.

[32] MOULY S, LLORET-LINARES C, SELLIER P O, et al. Is the clinical relevance of drug-food and drug-herb interactions limited to grapefruit juice and Saint-John's Wort? [J]. Pharmacol Res, 2017, 118: 82-92.

[33] BORRELLI F, IZZO A A. Herb-drug interactions with St John's wort (Hypericum perforatum): an update on clinical

observations[J]. AAPS J, 2009, 11(4): 710-727.

[34] RUSSO E, SCICCHITANO F, WHALLEY B J, et al. Hypericum perforatum: pharmacokinetic, mechanism of action, tolerability, and clinical drug-drug interactions[J]. Phytother Res, 2014, 28(5): 643-655.

[35] de LOS R G, KODA R T. Determining hyperforin and hypericin content in eight brands of St. John's wort[J]. Am J Health Syst Pharm, 2002, 59(6): 545-547.

[36] VAN ZYL M. The effects of drugs on nutrition[J]. South Afr J Clin Nutr, 2011, 24(suppl 3): 38-41.

[37] DIRECTORATE I M. Prescription medicines register[EB/OL]. (2017-04-05)[2023-09-22]. http://www.landlaeknir.is/tolfraedi-og-rannsoknir/gagnasofn/gagnasafn/item12455/Lyfjagagnagrunnur-(Prescription-Medicines-Register).

[38] GERVASIO J M. Drug-induced changes to nutritional status[M]// BOULLATA J, ARMENTI V. Handbook of drug-nutrient interactions. Nutrition and Health. Totowa: Humana Press, 2010: 427-445.

[39] KNIGHT-KLIMAS T C, BOULLATA J I. Drug-nutrient interactions in the elderly[M]// BOULLATA J I, ARMENTI V T. Handbook of drug-nutrient interactions. Totowa: Humana Press, 2004: 363-410.

[40] PELLETIER A L, BUTLER A M, GILLIES R A, et al. Metformin stinks, literally[J]. Ann Intern Med, 2010, 152(4): 267-268.

[41] BRIXNER D I, SAID Q, COREY-LISLE P K, et al. Naturalistic impact of second-generation antipsychotics on weight gain[J]. Ann Pharmacother, 2006, 40(4): 626-632.

[42] PASCUSSI J M, ROBERT A, NGUYEN M, et al. Possible involvement of pregnane X receptor-enhanced CYP24 expression in drug-induced osteomalacia[J]. J Clin Invest, 2005, 115(1): 177-186.

[43] OSCARSON M, ZANGER U M, RIFKI O F, et al. Transcriptional profiling of genes induced in the livers of patients treated with carbamazepine[J]. Clin Pharmacol Ther, 2006, 80(5): 440-456.

[44] XU Y, HASHIZUME T, SHUHART M C, et al. Intestinal and hepatic CYP3A4 catalyze hydroxylation of 1alpha, 25-dihydroxyvitamin D_3: implications for drug-induced osteomalacia[J]. Mol Pharmacol, 2006, 69(1): 56-65.

[45] VAN WOUWE J P. Carnitine deficiency during valproic acid treatment[J]. Int J Vitam Nutr Res, 1995, 65(3): 211-214.

[46] WERNER T, TREISS I, KOHLMUELLER D, et al. Effects of valproate on acylcarnitines in children with epilepsy using ESI-MS/MS[J]. Epilepsia, 2007, 48(1): 72-76.

[47] MORROW L E, WEAR R E, SCHULLER D, et al. Acute isoniazid toxicity and the need for adequate pyridoxine supplies[J]. Pharmacotherapy, 2006, 26(10): 1529-1532.

[48] De VIVO D C, BOHAN T P, COULTER D L, et al. L-carnitine supplementation in childhood epilepsy: current perspectives[J]. Epilepsia, 1998, 39(11): 1216-1225.

[49] DRAIN P K, KUPKA R, MUGUSI F, et al. Micronutrients in HIV-positive persons receiving highly active antiretroviral therapy[J]. Am J Clin Nutr, 2007, 85(2): 333-345.

[50] NOSE S, WASA M, TAZUKE Y, et al. Cisplatin upregulates glutamine transport in human intestinal epithelial cells: the protective mechanism of glutamine on intestinal mucosa after chemotherapy[J]. JPEN J Parenter Enteral Nutr, 2010, 34(5): 530-537.

[51] TAWARA Y, NISHIKAWA T, KOGA I, et al. Transient and intermittent oral dyskinesia appearing in a young woman ten days after neuroleptic treatment[J]. Clin Neuropharmacol, 1997, 20(2): 175-178.

[52] HALFORD J C, BLUNDELL J E. Pharmacology of appetite suppression[J]. Prog Drug Res, 2000, 54: 25-58.

[53] ZADAK Z, HYSPLER R, TICHA A, et al. Polypharmacy and malnutrition[J]. Curr Opin Clin Nutr Metab Care, 2013, 16(1): 50-55.

[54] BOULLATA J I. Drug and nutrition interactions: not just food for thought[J]. J Clin Pharm Ther, 2013, 38(4): 269-271.

[55] YOON S, NOH J S, CHOI S Y, et al. Effects of atypical antipsychotic drugs on body weight and food intake in dopamine D2 receptor knockout mice[J]. Biochem Biophys Res Commun, 2010, 393(2): 235-241.

[56] WILLIAMS S G, ALINEJAD N A, WILLIAMS J A, et al. Statistically significant increase in weight caused by low-dose quetiapine[J]. Pharmacotherapy, 2010, 30(10): 1011-1015.

[57] CVD, DKA, FDA, FGAs, SDAs Consensus development conference on antipsychotic drugs and obesity and diabetes [J]. Diabetes Care, 2004, 27(2): 596-601.
[58] ALAM A, VORONOVICH Z, CARLEY J A. A review of therapeutic uses of mirtazapine in psychiatric and medical conditions[J]. Prim Care Companion CNS Disord, 2013, 15(5): PCC. 13r01525.
[59] UDDÉN J, BJÖRNTORP P, ARNER P, et al. Effects of glucocorticoids on leptin levels and eating behaviour in women [J]. J Intern Med, 2003, 253(2): 225-231.
[60] YANG T, SOODVILAI S. Renal and vascular mechanisms of thiazolidinedione-induced fluid retention[J]. PPAR Res, 2008, 2008: 943614.
[61] KAHN B B, FLIER J S. Obesity and insulin resistance[J]. J Clin Invest, 2000, 106(4): 473-481.
[62] WHARTON S, RAIBER L, SERODIO K J, et al. Medications that cause weight gain and alternatives in Canada: a narrative review[J]. Diabetes Metab Syndr Obes, 2018, 11: 427-438.
[63] BELL J J, PULLE R C, LEE H B, et al. Diagnosis of overweight or obese malnutrition spells DOOM for hip fracture patients: A prospective audit[J]. Clin Nutr, 2021, 40(4): 1905-1910.

推荐阅读

[1] GERVASIO JM. Drug-Induced Changes to Nutritional Status[M]// BOULLATA J, ARMENTI V. Handbook of Drug-Nutrient Interactions. 2nd ed. Totowa: Humana Press, 2010: 427-445.
[2] HEUBERGER R. Polypharmacy and food-drug interactions among older persons: a review[J]. J Nutr Gerontol Geriatr, 2012, 31(4): 325-403.

第 21 章

生命终结和饮食、进水的停止：护理的伦理准则

Stefano Eleuteri, Arianna Caruso and Ranjeev C. Pulle

版本：独立翻译稿

译者：张　莉　陈亚萍　章紫薇　丁俊琴　刘民辉

【摘要】临终关怀是老年人面临营养极度脆弱的重要情境。对晚期痴呆症患者是继续人工喂养还是选择管饲喂养的决策往往会在家庭成员中引发道德和伦理问题。尽管饥饿和脱水并不会导致患者在临终时的痛苦，事实上可能会使患者舒适地离世，但是否提供人工营养和补水（ANH）的伦理问题仍然是激烈争论的焦点。然而，在过去 20 年中，越来越多的人认为自行终止饮食和进水（VSED）已经从最后的姑息手段转为一种有意加速意识清醒的重症患者死亡的有效手段。在全球许多环境中，当口服摄入被认为存在风险时，停止口服喂养和放弃人工营养的决定被认为是符合伦理和道德的。

有能力的患者或患者法律认可的替代决策者作出的决定，将受法律认可。临终时的决策包括对法律、伦理、文化、宗教和个人价值观的认识和权衡。本章试图说明在临终时考虑营养治疗（通过口服和人工手段）的独特复杂性。

【关键词】临终；伦理；人工营养；水合；自愿停止饮食和进水；老年人

21.1 引言

当面对一些急性的、能构成健康威胁的情况或者应激时，营养不良的老年人身体储备能力下降，其恢复强劲体力的能力也因此受限。老年人的脆弱性常常引起更多的并发症，导致老年人住院时间延长，住进养老院，最终走向生命的尽头[1]。

本章隶属于第二部分：老年营养学专题。

关于本书章节划分依据，请参见第一章：老年病学和老年骨科营养护理概览。

S. Eleuteri (*)

Fragility Fracture Network, Sapienza University of Rome, Rome, Italy

e-mail: stefano. eleuteri@ uniroma1. it

A. Caruso

Academy of Social and Legal Psychology, Rome, Italy

R. C. Pulle

Internal Medicine Services, The Prince Charles Hospital, Brisbane, Australia

e-mail: ChrysRanjeev. Pulle@ health. qld. gov. au

Ó. G. Geirsdóttir, J. J. Bell (eds.), Interdisciplinary Nutritional Management and Care for Older Adults, Perspectives in Nursing Management and Care for Older Adults, https://doi. org/10. 1007/978-3-030-63892-4_21

脆弱意味着什么？在健康环境中，易感因素的背景决定了个人应对压力源或诱因的反应能力。相对于保护性因素（如肌肉量或脂肪储存），脆弱的老年人将面对更多的有害易感因素（如多种疾病、肥胖和有限的社会支持）。当出现急性应激时，例如因脓毒症或手术住院，患者无法迅速恢复，可能永远不会完全恢复到应激前的水平[1]。“营养衰弱”一词很容易使人联想到一个典型的例子，即社区老年居民在资源有限和（或）医疗并发症的共同作用下，无法摄入充足的饮食。当然，在生命即将结束之前，应该关注这一老年人群营养方面的情况。然而，老年人生命末期面临一系列的动态挑战导致了老年人的营养脆弱性。

21.2 与营养脆弱性相关的因素

许多因素影响社区老年人膳食摄入的质量和数量（第 4 章）。老年人缺乏运动会导致总能量需求和静息能量需求下降，肌肉量减少及脂肪量增加，这会造成食物摄入量逐渐减少。而维生素和矿物质需要量却维持不变或增加，老年人因此容易出现营养不足[2]。此外，生物医学、社会心理、环境和经济因素也严重影响老年人的营养状况。在生理学意义上，脆弱性与一个更熟悉的用于描述年龄相关的术语密切相关，即“衰弱”（第 8 章）。衰弱是一种与衰老相关的生理衰退临床综合征，其特征是明显容易受到不良健康后果的影响，增加出现不良后果的风险，包括急性疾病、残疾、跌倒、住院、需长期护理和死亡[3]。导致食物摄入量减少的社会心理因素包括抑郁、社会孤立和孤独等。抑郁症是老年人群中的一种普遍现象，7%的老年人患有重度抑郁症，存在临床显著抑郁症状的老年人高达 17%[4]。老年抑郁的风险因素包括女性、文化程度低、丧偶、认知能力下降、慢性健康问题和身体功能下降[5]。营养不良和抑郁症之间的关系是多方面和复杂的。

社会孤立（客观测量）和孤独（主观测量）在独居、有功能障碍、缺乏交通工具、情绪低落、社交网络受限的社区老年人中很常见[6]。此外，社会孤立和孤独与慢性健康问题、认知障碍、自我报告的健康状况不佳以及睡眠障碍有关[7]。经历过这些社会心理决定因素的老年人更有可能独自进食，且往往存在长期营养摄入不足，这使他们营养不良的风险大大增加[8]。丧偶或单身的老年男性尤其需要关注，他们通常与配偶以外的人亲密关系较少，缺乏烹饪技能，或因身体情况无法准备食物[9]。

对于大多数人来说，与营养脆弱性相关的因素将更多地在生命末期集中出现；这需要各类医务人员关注，以确保符合营养护理的伦理准则。

21.3 营养不良：公认的生命终结的前兆

食物无保障的定义是“充足的营养和安全的食物供应是有限或不确定的，或以社会认可的方式获得满意食物的能力是有限或不确定的”，不仅包括缺乏获得营养充足的食物的经济基础，还包括不具备获得食物并妥善使用的能力。根据美国农业部的数据，2013 年，美国 14.3%的家庭存在食物无保障问题。在老年人中，8.7%有老年人的家庭和 9.0%的独居老年人食物没有保障[10]。

食物无保障的多维现象在老年人群中是特有的[11, 12]。在老龄人口中，食物无保障的原因不仅仅是财政资源的限制。功能障碍、没有住房保障、孤立、性别、财务状况不佳和健康状况差与食物无保障在统计学上有显著关联。这些联系表明，应考虑到老年人和年轻人在食物使用方面的差异。这些造成食物无保障的重要风险因素往往同时存在，从而导致老年人口面临更高的食物无保障风险；这一问题往往在生命终末期更加突出[11, 13, 14]。

过去用于评估营养状况的方法存在缺陷，不利于描述临床环境中老年人营养不良及营养风险的程度。如微型营养评价（MNA）这样的评估工具并未在临床环境中常规应用，而血清白蛋白水平虽然作为营养状况的唯一指标被严重依赖，但实际上主要反映的是炎症状态，而不是身体真正储存的必要营养物质[15]（第 3 章）。幸运的是，如第 3 章所述，描述营养不良的新方式最近正在被开发和编写[16-18]。这些方法更准确地反映了营养状况与疾病之间的密切关系，极大地提高了营养不良诊断的准确性，并有望使人们更好地理解如何应对未来营养状况的挑战[1]。

长期以来，医院营养不良一直是一个普遍关注的问题，近年来受到了更多的科学关注，最近的一些研究和社论证实了这一点[19, 20]。截至 2013 年，美国 65 岁以上人口占 14.1%，但这一相对较小的群体的医疗服务利用率却占最大比例。老年人占所有住院人数的 34.9%，其平均住院时间和每次住院费用均高于其他任何年龄组[21]。这是因为老年人有更多的导致并发症和残疾的易感条件。营养不良如今被视为一种重要的合并症，被认为是住院期间发生不良事件的预测因素，如跌倒、压力性损伤、出院转归不佳、非计划再入院、死亡率和医疗费用增加[15, 22-25]。临终患者虽然是医疗资源的高消耗人群，但我们仍需进一步调查了解临终患者在住院和治疗费用上的差异是否源于现有临终关怀在数量和质量上的差异，例如，确定是否有管理营养脆弱性的有效流程[26, 27]。

这种易感性和抗压能力降低均会导致不良的长期结果，通常会导致患者丧失独立性，这是衰弱的标志(第 8 章)。在许多情况下，所有这些生理参数的下降都可能与能量摄入的减少直接相关。当由于饥饿、急性疾病或慢性疾病/残疾而导致能量摄入不足以满足身体需要量时，营养不良就会成为导致机体功能进一步恶化和无法从疾病中恢复的驱动因素[1](第 2~5 章)。

最近几篇研究老年患者营养风险的文章[28, 29]发现，住院老年患者的营养不良与 3 个月死亡风险增加相关。这些研究进一步阐明了营养不良包括多种临床特征，具体包括饮食困难(第 18 章)和其他功能限制、抑郁、多重药物治疗(第 20 章)、压力性损伤(第 15 章)、认知障碍，以及社会因素和医院因素，如不必要的长期医嘱、要求患者禁食(NPO)、用餐频繁中断以及对所提供食物的接受度低(第 1~6 章)[29]。在住院过程中应尽早认识到营养不良和营养不良的风险，由一个跨专业团队来解决所有跟营养不良相关的医疗、心理和躯体因素，重点关注患者在食物选择、用餐时间和(或)其个人社会环境下自我决策方面的偏好[1]。

21.3.1 生命终结时的营养

老年人极端的营养脆弱性往往在临终护理时最为明显。例如，晚期癌症或晚期痴呆症患者的喂养决策往往会引发家庭成员痛苦的道德和伦理问题，他们要考虑是否继续使用人工喂养的方式补充营养，甚至考虑管饲。这些也许并不能延长生命和提高生命质量，或者从医学角度上讲可能是徒劳的[1, 30]。

因此，我们从一开始就注意到，在生命这一阶段的营养干预策略应该是个性化的[30]，特别是在没有明确的标准来确定死亡阶段开始的情况下。

对于生命末期(存活数天或数周)的患者，人工补水和人工营养是临床、伦理和后勤方面的困境，支持和反对此类干预的争论依然很多[30]。没有强有力的证据支持使用“人工”管饲，例如，为绝症患者提供肠外营养或肠内管饲以补充水分和营养，关于这一问题的研究很少[30-32]。在生命的最后几天或几周，患者经常出现厌食症，口服摄入量减少，导致骨骼肌减少和明显虚弱，表现为体重下降、肌肉量和脂肪组织减少。此外，癌症患者可能会出现消化道机械性梗阻，且胃肠道或恶性肿瘤转移患者多见，这不利于维持肠内营养[33]。虽然这些情况可能会令患者的照护者或家人感到困扰，但对这些患者而言，治疗目标通常应该是针对症状管理，而不是扭转营养不足。对大多数人来说，品尝食物的乐趣以及和家人、朋友一同进食的社会效益，比单纯摄入热量更重要[31]。当患者在生命终末期时，通常会严格限制经口摄入食物和液体。关于临终营养护理最重要的原则，不仅应该围绕患者之前的意愿进行干预，还应围绕舒适度采取相应措施[32]。不管怎样，不能在临终阶段自动停止为老年人提供人工营养和水分。

21.4 人工营养与水分

尽管我们了解饥饿和脱水在临终阶段并不会导致患者痛苦，反而可能有助于其更舒适地离世，但关于是否提供人工营养和水分（artificial nutrition and hydration，ANH）的伦理争议依然备受关注[34]。人工营养和水分（ANH）是指针对那些因无法通过口服方式满足日常需求而出现营养不良、电解质异常和（或）代谢紊乱的患者，所采取的一系列医学治疗手段。ANH 的提供方式包括静脉补液和静脉肠外营养、鼻饲喂养以及留置外科喂养设备，旨在为患者补充必要的水分和营养。

对于生命终末期（预计存活数天至数周）的患者而言，营养支持，尤其是人工补水，在临床操作、伦理判断及后勤保障等方面均面临诸多挑战，并由此引发了社会各界的广泛争议[30]。尽管目前尚缺乏强有力的证据支持对绝症患者使用“人工”管饲喂养（如肠外或肠内管饲）来补充营养和水分[30-32]，但在实际临床实践中，我们也观察到，在某些特定情况下，人工营养支持已成为姑息治疗的一部分[32]。作为医学治疗手段，无论是开始、终止还是维持人工营养和水分补充（ANH），都必须同时具备医学和伦理上的合理性[32, 35]。大量研究表明，临终患者大多不会感到明显的口渴和饥饿，通过使用口腔润滑剂、提供冰片以及做好口腔清洁护理，即可有效缓解口渴不适。因此，我们应大力鼓励患者经口进食和饮水，这不仅能为患者带来舒适、愉悦的感受，更能维护其自主选择的权利和生命尊严，是临终关怀中不可或缺的重要环节[34]。

对于 ANH 的应用，不同群体持有不同观点。部分伦理学者强调，口渴症状需得到妥善处理，否则可能引发患者意识模糊、烦躁不安或肌无力等问题，进而降低生活质量。也有人指出，肾功能下降的临终患者接受人工补液后，可能因分泌物增多、肺水肿或腹水而面临窒息风险[36]。此外，尽管为吞咽困难患者提供自由饮食可能增加误吸或窒息风险，但这也能给予终末期患者基本的舒适感，甚至被视为其最后的生命权利体现。

在实施 ANH 时，往往需要借助导尿管、鼻饲管等辅助医疗器具，这些措施对患者生活质量的影响需结合个体情况酌情考虑。例如，精神障碍患者可能会试图拔除管路，若强行维持治疗而使用约束或镇静措施，反而会不恰当降低患者的生活质量[37]。

患者家属通常认为，补液能够减轻患者痛苦、补充体力、增强药物疗效，从身心两方面改善患者状态。在临终阶段，家属更会将持续补液视为维护亲人尊严的重要方式。然而，有时家属在实施 ANH 补给前就坚持要求为患者进行营养支持以延续生命，这种做法可能适得其反。家属对补充营养和水分重要性的强烈认知，一方面会让他们觉得自己在尽力帮助患者[37]，另一方面，患者拒绝进食也会加剧家属的无助感。此外，家属对营养补液的重视程度还会影响他们对医疗团队工作的评价，若认为医疗团队未充分关注患者营养和水分的补给，可能会产生医护工作疏忽的误解[37]。因此，临床团队与家属之间保持良好沟通至关重要，双方需要共同探讨治疗目标和护理方向（第 10、11 和 13 章）。

临终患者常出现食欲减退、身体疲劳、外形改变以及消化功能下降等情况，这些症状与心理压力密切相关[38]。部分患者认为，若无法经口进食，ANH 能够通过防止脱水、增强体力帮助自己延续生命；也有患者担心胃造口术或鼻胃管会降低生活质量，若无法治愈疾病，便会拒绝 ANH[36]。还有患者将 ANH 视为家人关爱的象征，是自身获得悉心照料的重要体现[39]。

在实际临床中，有些患者和家属选择接受 ANH，而有些则拒绝管饲[33, 40, 41]。需要特别强调的是，从医学伦理角度出发，ANH 的实施必须符合患者利益（有利原则），避免造成伤害（非恶意原则），尊重患者自主意愿（自主原则），同时还要合理分配医疗资源（公正原则），确保同等情况的患者都能获得相应资源[32, 37]。ANH 的确可能带来改善患者生活质量、提升营养状况、降低压疮及感染发生率等益处[35]。但也存在诸多风险，如导致体液失衡、电解质/代谢紊乱、吸入性肺炎或增加感染风险[42]。而且喂养装置的置入过程本身也可能引发并发症甚至危及生命[43]。因此，在决定实施 ANH 前，临床医生必须向患者及其家属充分说明该项治疗的优点与潜在风险。

事实上，在很多情况下，是否选择人工喂养并非单纯取决于治疗的利与弊，而是临终患者及其家属能否从情感上真正接受患者即将离世的现实[31]。在临床实践中，是否采用肠外或肠内管饲必须结合患者具体病情个体化考量，并与整体护理目标相一致[41, 44]。

21.5 自行终止饮食和进水

在过去20年里，自行终止饮食和进水(voluntary stopping eating and drinking，VSED)从曾经被视为最后的姑息手段[45]，逐渐被部分人视为能够有意加速意识清醒重症患者死亡的方式[32, 46, 47]，但这样的认知与中国国情存在较大差异。

需要特别明确的是，VSED与临终患者自然出现的食欲和饮水意愿下降截然不同[48]。从定义上看，VSED指的是“患有晚期疾病或身体极度虚弱、且意识清醒的患者，经过慎重思考后，主动选择不再经口进食或饮水，从而期望加速死亡进程的行为”[49]。过往有研究总结，选择VSED患者的动机往往包括求死意愿、认为生活失去意义、生活质量低下，以及希望掌控死亡过程等[48]。

尽管在过去的10年中，人们进行了大量的法律和伦理分析来确定VSED的合理合法性，但围绕其使用的持续争议和不确定性主要集中在以下方面：为接受VSED的患者提供标准的姑息治疗，而不被视为“协助” 他们自杀，这合法吗？如果支持VSED是合法的，那么医生是否可以出于良心反对并拒绝支持提出请求的患者？向患者提供关于VSED的建议，作为其中一种选择，会被理解为“鼓励自杀”吗[48]？如果患者及其家属选择VSED，是否说明患者已进入晚期或姑息状态？这些问题都应该根据当地的情况、患者的意愿以及他们的知情同意权来提出及考虑[32]。

我们在结束本节内容时注意到欧洲临床营养和代谢协会(ESPEN)关于人工营养和水合作用的伦理方面的指南第14条“放弃食物和水可以被视为通过对自己生命的自主 决定来表达自主的死亡，但不应与严重抑郁或与疾病相关的食欲不足相混淆”，和34条“自愿停止 饮食和进水是一个有能力的患者在患有预后不良的疾病情况下和临终时作出的法律和医学上可接受的决定。

21.6 对无能力患者停止口服营养

当经口进食有安全风险道德和法律认可由有能力的患者或法律承认的替代决策者作出的停止口服喂养和放弃人工营养的决定。但常出现家属在患者能安全经口喂养时，要求停止补水或营养支持的情况。家属多因误解患者既往意愿提出要求，而患者之前的表述往往未明确涉及人工喂养。家属可能将人工喂养视为延长生命的干预措施，可医疗团队认为随意答应家属要求，会忽视患者生命权益，违背医护职责[51]。因此，医疗团队必须与患者及家属充分沟通护理目标。暂停或终止患者营养支持的决定艰难，需与家属、照护者深入讨论。沟通过程中要说明病情、继续支持的意义与风险，以及停止支持的后果。即便如此，各方仍可能因观念差异产生矛盾[32]。

21.7 总结

临终决策涉及对法律、伦理、文化、宗教和个人价值观的了解和考虑。本章阐述了在生命结束时考虑营养治疗(通过口服和人工手段)的独特性及复杂性。由于我们的目标是使终末期患者舒适地离世，因此这些问题在当今世界变得尤为尖锐[52]。当患者接受姑息治疗或进入生命末期时，需要制定明确的护理目标。

参考文献

[1] PORTER S K, MCDONALD S R, BALES C W. Nutritional vulnerability in older adults: a continuum of concerns[J]. Curr Nutr Rep, 2015, 4(2): 176-184.

[2] BERNSTEIN M, MUNOZ N. Position of the Academy of Nutrition and Dietetics: food and nutrition for older adults: promoting health and wellness[J]. J Acad Nutr Diet, 2021, 112(8): 1255-1277.

[3] GIELEN E, VERSCHUEREN S, O'NEILL T W, et al. Musculoskeletal frailty: a geriatric syndrome at the core of fracture occurrence in older age[J]. Calcif Tissue Int, 2012, 91(3): 161-177.

[4] LUPPA M, SIKORSKI C, LUCK T, et al. Age- and gender-specific prevalence of depression in latest-life-systematic review and meta-analysis[J]. J Affect Disord, 2012, 136(3): 212-221.

[5] DJERNES J K. Prevalence and predictors of depression in populations of elderly: a review[J]. Acta Psychiatr Scand, 2006, 113(5): 372-387.

[6] COYLE C E, DUGAN E. Social isolation, loneliness and health among older adults[J]. J Aging Health, 2012, 24(8): 1346-1363.

[7] STEPTOE A, SHANKAR A, DEMAKAKOS P, et al. Social isolation, loneliness, and all-cause mortality in older men and women[J]. Proc Natl Acad Sci U S A, 2013, 110(15): 5797-5801.

[8] ROMERO-ORTUNO R, CASEY A M, CUNNINGHAM C U, et al. Psychosocial and functional correlates of nutrition among community-dwelling older adults in Ireland[J]. J Nutr Health Aging, 2011, 15(7): 527-531.

[9] HOLWERDA T J, BEEKMAN A T, DEEG D J, et al. Increased risk of mortality associated with social isolation in older men: only when feeling lonely? Results from the Amsterdam Study of the Elderly (AMSTEL)[J]. Psychol Med, 2012, 42(4): 843-853.

[10] ALISHA COLEMAN-JENSEN C G, SINGH A. Household food security in the United States in 2013, in economic research report number 173[EB/OL]. (2014-09-01)[2023-09-22]. https://www.ers.usda.gov/webdocs/publications/45265/48787_err173.pdf.

[11] LEE J S, JOHNSON M A, BROWN A, et al. Food security of older adults requesting older Americans Act Nutrition Program in Georgia can be validly measured using a short form of the U.S.[J]. J Nutr, 2011, 141(7): 1362-1368.

[12] LEE J S, FRONGILLO E J. Factors associated with food insecurity among U.S. elderly persons: importance of functional impairments[J]. J Gerontol B Psychol Sci Soc Sci, 2001, 56(2): S94-S99.

[13] LEE J S, FRONGILLO E J. Nutritional and health consequences are associated with food insecurity among U.S. elderly persons[J]. J Nutr, 2001, 131(5): 1503-1509.

[14] VILAR-COMPTE M, MARTÍNEZ-MARTÍNEZ O, ORTA-ALEMÁN D, et al. Functional limitations, depression, and cash assistance are associated with food insecurity among older urban adults in Mexico City[J]. J Health Care Poor Underserved, 2016, 27(3): 1537-1554.

[15] JENSEN G L. Inflammation as the key interface of the medical and nutrition universes: a provocative examination of the future of clinical nutrition and medicine[J]. JPEN J Parenter Enteral Nutr, 2006, 30(5): 453-463.

[16] JENSEN G L, CEDERHOLM T, CORREIA M, et al. GLIM criteria for the diagnosis of malnutrition: a consensus report from the global clinical nutrition community[J]. JPEN J Parenter Enteral Nutr, 2019, 43(1): 32-40.

[17] WHITE J V, GUENTER P, JENSEN G, et al. Consensus statement: Academy of Nutrition and Dietetics and American Society for Parenteral and Enteral Nutrition[J]. J Parenter Enteral Nutr, 2012, 36(3): 275-283.

[18] CEDERHOLM T, BOSAEUS I, BARAZZONI R, et al. Diagnostic criteria for malnutrition: an ESPEN consensus statement[J]. Clin Nutr, 2015, 34(3): 335-340.

[19] TAPPENDEN K A, QUATRARA B, PARKHURST M L, et al. Critical role of nutrition in improving quality of care: an interdisciplinary call to action to address adult hospital malnutrition[J]. JPEN J Parenter Enteral Nutr, 2013, 37(4): 482-497.

[20] CORKINS M R, GUENTER P, DIMARIA-GHALILI R A, et al. Malnutrition diagnoses in hospitalized patients: United States, 2010[J]. JPEN J Parenter Enteral Nutr, 2014, 38(2): 186-195.

[21] WEISS A J, ELIXHAUSER A. Overview of hospital stays in the United States, 2012[M/OL]// Healthcare Cost and Utilization Project (HCUP) Statistical Briefs [Internet]. Rockville: Agency for Healthcare Research and Quality (US), 2012. [2023-09-20]. https://pubmed.ncbi.nlm.nih.gov/25506966/.

[22] FERNANDEZ H M, CALLAHAN K E, LIKOUREZOS A, et al. House staff member awareness of older inpatients' risks for hazards of hospitalization[J]. Arch Intern Med, 2008, 168(4): 390-396.

[23] BELL J J, PULLE R C, CROUCH A M, et al. Impact of malnutrition on 12-month mortality following acute hip fracture[J]. ANZ J Surg, 2016, 86(3): 157-161.

[24] LACKOFF A S, HICKLING D, COLLINS P F, et al. The association of malnutrition with falls and harm from falls in hospital inpatients: fndings from a 5-year observational study[J]. J Clin Nurs, 2020, 29(3-4): 429-436.

[25] NESS S J, HICKLING D F, BELL J J, et al. The pressures of obesity: The relationship between obesity, malnutrition and pressure injuries in hospital inpatients[J]. Clin Nutr, 2018, 37(5): 1569-1574.

[26] DIERNBERGER K, LUTA X, BOWDEN J, et al. Healthcare use and costs in the last year of life: a national population data linkage study[J]. BMJ Support Palliat Care, 2021, BMJSPCARE-2020-002708.

[27] FRENCH E B, MCCAULEY J, ARAGON M, et al. End-of-life medical spending in last twelve months of life is lower than previously reported[J]. Health Aff (Millwood), 2017, 36(7): 1211-1217.

[28] CERRI A P, BELLELLI G, MAZZONE A, et al. Sarcopenia and malnutrition in acutely ill hospitalized elderly: Prevalence and outcomes[J]. Clin Nutr, 2015, 34(4): 745-751.

[29] HEERSINK J T, BROWN C J, DIMARIA-GHALILI R A, et al. Undernutrition in hospitalized older adults: patterns and correlates, outcomes, and opportunities for intervention with a focus on processes of care[J]. J Nutr Elder, 2010, 29(1): 4-41.

[30] VOLKERT D, BECK A M, CEDERHOLM T, et al. ESPEN guideline on clinical nutrition and hydration in geriatrics [J]. Clin Nutr, 2019, 38(1): 10-47.

[31] DEV R, DALAL S, BRUERA E. Is there a role for parenteral nutrition or hydration at the end of life? [J]. Curr Opin Support Palliat Care, 2012, 6(3): 365-370.

[32] DRUML C, BALLMER P E, DRUML W, et al. ESPEN guideline on ethical aspects of artificial nutrition and hydration [J]. Clin Nutr, 2016, 35(3): 545-556.

[33] DUERKSEN DR, TING E, THOMSON P, et al. Is there a role for TPN in terminally ill patients with bowel obstruction? [J]. Nutrition, 2004, 20(9): 760-763.

[34] HEUBERGER R A. Artificial nutrition and hydration at the end of life[J]. J Nutr Elder, 2010, 29(4): 347-385.

[35] VAN DE VATHORST S. Artificial nutrition at the end of life: ethical issues[J]. Best Pract Res Clin Gastroenterol, 2014, 28(2): 247-253.

[36] CASARETT D, KAPO J, CAPLAN A. Appropriate use of artificial nutrition and hydration: fundamental principles and recommendations[J]. N Engl J Med, 2005, 353(24): 2607-2612.

[37] MARCOLINI E G, PUTNAM A T, AYDIN A. History and perspectives on nutrition and hydration at the end of life [J]. Yale J Biol Med, 2018, 91(2): 173-176.

[38] DEL R M, SHAND B, BONATI P, et al. Hydration and nutrition at the end of life: a systematic review of emotional impact, perceptions, and decision-making among patients, family, and health care staff[J]. Psychooncology, 2012, 21(9): 913-921.

[39] CHIU T Y, HU W Y, CHUANG R B, et al. Terminal cancer patients' wishes and influencing factors toward the provision of artificial nutrition and hydration in Taiwan[J]. J Pain Sympto m Manage, 2004, 27(3): 206-214.

[40] COHEN M Z, TORRES-VIGIL I, BURBACH B E, et al. The meaning of parenteral hydration to family caregivers and patients with advanced cancer receiving hospice care[J]. J Pain Symptom Manage, 2012, 43(5): 855-865.

[41] KING P C, BARRIMORE S E, PULLE R C, et al. "I wouldn't ever want it": a qualitative evaluation of patient and caregiver perceptions toward enteral tube feeding in hip fracture inpatients[J]. J Parenter Enteral Nutr, 2019, 43(4): 526-533.

[42] JONES B J. Ethics and artificial nutrition towards the end of life[J]. Clin Med (Lond), 2010, 10(6): 607-610.

[43] RAHNEMAI-AZAR A A, RAHNEMAIAZAR A A, NAGHSHIZADIAN R, et al. Percutaneous endoscopic gastrostomy: indications, technique, complications and management[J]. World J Gastroenterol, 2014, 20(24): 7739-7751.

[44] MON A S, PULLE C, BELL J. Development of an "enteral tube feeding decision support tool" for hip fracture patients: a modified Delphi approach[J]. Australas J Ageing, 2018, 37(3): 217-223.

[45] QUILL T E, LO B, BROCK D W. Palliative options of last resort: a comparison of voluntarily stopping eating and drinking, terminal sedation, physician-assisted suicide, and voluntary active euthanasia[J]. JAMA, 1997, 278(23): 2099-2104.

[46] QUILL T E, GANZINI L, TRUOG R D, et al. Voluntarily stopping eating and drinking among patients with serious advanced illness-clinical, ethical, and legal aspects[J]. JAMA Intern Med, 2018, 178(1): 123-127.
[47] JOX R J, BLACK I, BORASIO G D, et al. Voluntary stopping of eating and drinking: is medical support ethically justified? [J]. BMC Med, 2017, 15(1): 186.
[48] MCGEE A, MILLER FG. Advice and care for patients who die by voluntarily stopping eating and drinking is not assisted suicide[J]. BMC Med, 2017, 15(1): 222.
[49] POPE T M, WEST A. Legal briefing: voluntarily stopping eating and drinking[J]. J Clin Ethics, 2014, 25(1): 68-80.
[50] SALADIN N, SCHNEPP W, FRINGER A. Voluntary stopping of eating and drinking (VSED) as an unknown challenge in a long-term care institution: an embedded single case study[J]. BMC Nurs, 2018, 17: 39.
[51] MEIER C A, ONG T D. To feed or not to feed? a case report and ethical analysis of withholding food and drink in a patient with advanced dementia[J]. J Pain Symptom Manage, 2015, 50(6): 887-890.
[52] HENRY B. End of life feeding: ethical and legal considerations[J]. Physiol Behav, 2020, 217: 112800.

推荐阅读

[1] HENRY B. End of life feeding: ethical and legal considerations[J]. Physiol Behav, 2020, 217: 112800.
[2] DRUML C, BALLMER PE, DRUML W, et al. ESPEN guideline on ethical aspects of artifcial nutrition and hydration [J]. Clin Nutr, 2016, 35(3): 545-556.
[3] QUILL T E, GANZINI L, TRUOG R D, et al. Voluntarily stopping eating and drinking among patients with serious advanced illness-clinical, ethical, and legal aspects[J]. JAMA Intern Med, 2018, 178(1): 123-127.

规范化词表

A

艾滋病 HIV

B

鼻胃管 nasogastric tube(NGT)

C

肠内营养 Enteral Nutrition(EN)
肠外营养 Parenteral Nutrition(PN)
磁共振成像 Magnetic Resonance Index(MRI)

D

蛋白质-能量营养不良 protein-energy malnutrition
德国营养医学学会 German Society for Nutritional Medicine(DGEM)
短肠综合征 short bowel syndrome

E

恶病质 Cachexia

G

高蛋白质/高能量支持 high-protein/high-energy(HP/HE) support
骨骼肌质量指数 skeletal muscle mass index
骨密度 bone mineral density (BMD)
管饲肠内营养 Enteral Tube Feeding(ETF)
管饲饮食 tube feeding

H

国际骨质疏松基金会 International Osteoporosis Foundation(IOF)
国际疾病分类 International Classification of Diseases(ICD)
国家早期预警评分 National Early Warning Score(NEWS)
宏量营养素 Macronutrients
患者自评-主观全面评定 Patient-Generated Subjective Global Assessment(PG-SGA)

J

肌少症 sarcopenia
基础代谢率 Basal Metabolic Rate(BMR)
急性护理综合营养方法 Integrated Nutrition Pathway for Acute Care(INPAC)
急性肾损伤 acute kidney injury(AKI)
急诊室 emergency department(ED)
计划可持续性评估工具 Program Sustainability Assessment Tool(PSAT)
计算机断层成像 Computerized Tomography(CT)
经皮内镜下胃造口术 Percutaneous Endoscopic Gastrostomy(PEG)
经皮内镜下空肠造口术 Percutaneous Endoscopic Jejunostomy(PEJ)
经皮内镜下胃空肠造口术 Percutaneous Endoscopic gastrojejunostomy(PEGJ)

K

口服营养补充剂 Oral Nutritional Supplements(ONS)
跨专业教育 Interprofessional Education(IPE)
跨专业团队策略和工具以提高绩效和患者安全 interprofessional team strategies and tools to enhance performance and patient safety(TeamSTEPPS)

L

老年人营养不良决定因素模型 Determinants of Malnutrition in Aged Persons(DoMAP)
联合国粮食及农业组织 Food and Agriculture Organization(FAO)

M

慢性阻塞性肺疾病 Chronic Obstructive Pulmonary Disease(COPD)
美国肠外和肠内营养学会 American Society for Parenteral and Enteral Nutrition(ASPEN)

O

欧洲老年肌少症工作组 European Working Group on Sarcopenia in Older People(EWGSOP)
欧洲临床营养和代谢学会 European Society for Clinical Nutrition and Metabolism(ESPEN)

Q

全球营养不良领导力倡议 Global Leadership Initiative on Malnutrition(GLIM)

S

生物电阻抗分析法 Bioelectrical Impedance Analysis(BIA)
适宜摄入量 Adequate Intake(AI)
衰弱 frailty
双能 X 射线吸收法 dual-energy X-ray absorptiometry(DEXA)

T

体力活动水平 Physical Activity Level(PAL)
体质指数 Body Mass Index (BMI)
体重 Body Weight(BW)

W

微量营养素 micronutrients
微型营养评价 mini nutritional assessment(MNA)
胃残余量 Gastric Residual Volumes(GRVs)
胃排空 Gastric Emptying
胃轻瘫 Gastroparesis
去脂体质指数 Fat Free Mass Index(FFMI)

X

系统化的跨学科营养不良路径在医院的实施和评估 Systematized, Interdisciplinary Malnutrition Pathway for impLementation and Evaluation(SIMPLE)

Y

炎性肠病 Inflammatory Bowel Disease(IBD)
以团队为基础的学习 team-based learning(TBL)
营养管 feeding tube
营养护理程序 Nutrition Care Process(NCP)
营养强化食品 fortifed foods
营养相关症状 Nutrition Impact Symptoms(NIS)

Z

再喂养综合征 Refeeding Syndrome
住院时间 length of stay（LOS）
作业治疗师 occupational therapists

图书在版编目(CIP)数据

老年人群跨学科营养管理：基于循证的护士实践指南／(冰)奥拉夫·G. 盖尔斯多蒂尔，(澳)杰克·J. 贝尔主编；彭伶丽，高远，刘民辉主译. --长沙：中南大学出版社，2025. 5. --ISBN 978-7-5487-6265-2

Ⅰ. R153. 3-62

中国国家版本馆 CIP 数据核字第 2025K9R925 号

老年人群跨学科营养管理：基于循证的护士实践指南

LAONIAN RENQUN KUAXUEKE YINGYANG GUANLI:
JIYU XUNZHENG DE HUSHI SHIJIAN ZHINAN

主编 [冰岛]奥拉夫·G. 盖尔斯多蒂尔(Ólöf G. Geirsdóttir)
[澳大利亚]杰克·J. 贝尔(Jack J. Bell)

主译 彭伶丽 高 远 刘民辉

□出 版 人 林绵优
□策划编辑 陈海波
□责任编辑 陈 娜
□责任印制 李月腾
□出版发行 中南大学出版社
社址：长沙市麓山南路 邮编：410083
发行科电话：0731-88876770 传真：0731-88710482
□印 装 广东虎彩云印刷有限公司

□开 本 889 mm×1194 mm 1/16 □印张 14 □字数 409 千字
□版 次 2025 年 5 月第 1 版 □印次 2025 年 5 月第 1 次印刷
□书 号 ISBN 978-7-5487-6265-2
□定 价 98 元